Janusgesicht Glucose

Janusgesicht Glucose

Die Bedeutung der Maillard-Reaktion für das Altern, diabetische Folgeerkrankungen sowie degenerative und entzündliche Krankheitsprozesse

Mit 25 Abbildungen und 32 Tabellen

Prof. Dr. med. Sven Krantz
Ehemals Institut für Medizinische Biochemie und Molekularbiologie,
Medizinische Fakultät der Ernst-Moritz-Arndt-Universität Greifswald

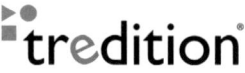

www.tredition.de

© 2010 Sven Krantz
Verlag: tredition GmbH
Satz: Tamara Pirschalawa
Printed in Germany

ISBN: 978-3-86850-776-8

In Dankbarkeit für Professor Dr. H. G. Gassen, Darmstadt und für Professor Dr. V. M. Monnier, Cleveland, Ohio, USA

Inhaltsverzeichnis

Liste häufig verwendeter Abkürzungen

Aß: Amyloid-ß-Peptid
ADP: Adenosindiphosphat
AGE: advanced glycation end product
AGE-R: AGE-Rezeptor-Komplex
ALE: Advanced lipoxidation end product
Apo: Apolipoprotein
APP: amyloid ß precursor protein
ATP: Adenosintriphosphat
ß2M: $ß_2$-Microglobulin
DNA: Desoxyribonucleinsäure (desoxyribonucleic acid)
EAGLE: either advanced glycation or lipoxidation end product
EGF: endothelial growth factor
FGF: fibroblast growth factor
GSH: reduziertes Glutathion
HDL: Lipoproteine hoher Dichte (high density lipoprotein)
HLA: human leukocyte antigen
HSPG: Heparansulfatproteoglycan
ICAM: intercellular adhesion molecule
IGF: insulin like growth factor
Ig: Immunglobulin
IL: Interleukin
LDL: Lipoprotein niedriger Dichte (low density lipoprotein)
Lp(a): Lipoprotein (a)
LPS: Lipopolysaccharid
MAPK: Mitogen-aktivierte Proteinkinase
MCP: monocyte chemoattractant protein
NAD(P): Nicotinsäureamid-dinucleotid(phosphat)

NF-κB: Nuclearfaktor κB
NFT: neurofibrilläre Tangles (neurofibrillatory tangles)
PAI: Plasminogenaktivator-Inhibitor
PEDF: pigment epithel derived factor
PDGF: platelet derived growth factor
PECAM: platelet-endothelial cell adhesion molecule
PTK: Protein-Tyrosinkinase
RAGE: Rezeptor für AGE
RNA: Ribonucleinsäure (ribonucleic acid)
SAPK/Janus-Kinasen: stress activated protein kinase/ c-Jun-NH_2-terminale Kinase
TGF: transforming growth factor
TNF: tumor necrosis factor
UV: ultraviolet
VCAM: vascular cellular adhesion molecule
VEGF: vascular endothelial growth factor
VLDL: Lipoprotein sehr niedriger Dichte (very low density lipoprotein)

Vorwort

Der Diabetes mellitus ist eine Volkskrankheit. Bei seiner Diagnose im Erwachsenenalter sind häufig schon erste Schäden an Gefäßen und Nerven feststellbar. Die Pathogenese der diabetischen Folgeerkrankungen ist trotz intensiver Forschungen noch nicht umfassend geklärt. Außer Zweifel steht jedoch, dass der erhöhte Blutglucosespiegel, die Hyperglycämie, verbunden mit oxidativem Stress eine entscheidende Rolle spielt. Die Behandlung des Diabetes mellitus und seiner Folgen stellen hohe Anforderungen an das Gesundheitswesen. Durch Vermeidung oder Minderung der Folgen einer chronischen Hyperglycämie können die Lebensqualität der Erkrankten verbessert und erhebliche Kostenreduktionen erreicht werden.

Eine Ursache der diabetesspezifischen Komplikationen ist die gesteigerte Maillard-Reaktion, d.h. die nichtenzymatische Umsetzung von Proteinen, Lipiden und Nucleinsäuren vor allem mit Glucose, die als Blutzucker die Hauptenergiequelle für alle Zellen darstellt. Die größten Schäden treten in Organen und Geweben mit einem hohen Collagengehalt sowie in Organen auf, deren Glucoseaufnahme nicht durch Insulin reguliert wird, wie Niere, Retina und das Endothel. Diese Befunde stützen die Glycierungshypothese als wesentlicher pathogenetischer Prozess diabetischer Folgeerkrankungen. Aber auch die Arteriosclerose, cardiovasculäre Erkrankungen als Folge einer chronischen Niereninsuffizienz, die Hämodialyse-assoziierte Amyloidose beim chronischen Nierenversagen und degenerative Hirnerkrankungen, wie der Morbus Alzheimer, weisen Beziehungen zur Maillard-Reaktion auf. Bedingt durch die demographische Entwicklung werden Diabetes, Arteriosclerose und degenerative Hirnerkrankungen in Ländern mit einer hohen Lebenserwartung weiter zunehmen. Ebenso zu berücksichtigen ist das physiologische Altern, welches ebenfalls auf einer Akkumulation von Glucose-Addukten beruht. Zellphysiologischen Aspekte der Maillard-Reaktion sind gerade in den letzten Jahren in den Vordergrund dieser Forschungen getreten.

Die zahlreichen Publikationen seit den 70er Jahren zu der in vivo ablaufenden Maillard-Reaktion umfassen Themen aus der Chemie, Biochemie, Physiologie, Pathologie, Pharmakologie und Pharmazie, der klinischen Medizin und den Ernährungswissenschaften, die in vielen Zeitschriften erschienen sind. Die Erlangung von umfassenden Informationen ist deshalb aufwändig. Eine moderne Monographie zu dieser Thematik gibt es nicht.

Wissenschaftliche Erkenntnisse über die molekularen Grundlagen von Krankheiten werden zunehmend schneller erhalten. Damit wächst die Kluft zwischen der Erlangung und der Weitergabe dieser Erkenntnisse von den Grundlagenwissenschaften an den praktizierenden Arzt. Ebenso groß ist die Lücke, die zwischen Erkenntnisgewinn und seiner Vermittlung an eine wissenschaftlich interessierte Bevölkerung besteht. Die Monografie wendet sich deshalb an Ärzte und Naturwissenschaftler, die an biochemischen Grundlagen diabetischer Folgeerkrankungen, der Prozesse des Alterns, an Fragen seniler Demenz, aber auch an Problemen zu Osteoarthritis und Osteoporose interessiert sind. Ich würde mich freuen, wenn ich Interessierte finden und Patienten mit diesem Buch ansprechen könnte.

Die Kapitel 2 bis 4 nach der Einleitung befassen sich mit den chemischen und biochemischen Grundlagen der Maillard-Reaktion. Die Kapitel 5 und 6 sind den zellulären Wirkungen von Maillard-Addukten und dem biologischen Altern zugeordnet. Kapitel 7 umfasst die Bedeutung der Maillard-Reaktion für die Pathogenese diabetischer Folgeerkrankungen. Kapitel 8 beschreibt Möglichkeiten zur Überwachung des diabetischen Stoffwechsels über die Bestimmung glycierter Proteine. Im Abschnitt 9 wird die Rolle von Maillard-Addukten bei degenerativen Hirnerkrankungen besprochen. Das Kapitel 10 beschäftigt sich mit Prinzipien zur medikamentösen Prävention und Therapie der Folgen der Maillard-Reaktion. Die Kapitel sind mit einer Zusammenfassung versehen, die einen schnellen Überblick über die Inhalte vermittelt. Die einzelnen Themengebiete sind so gestaltet, dass sie unabhängig voneinander gelesen werden können. Ein größeres Wissen über die Chemie und Biochemie der Maillard-Reaktion ist nicht erforderlich, um die nachfolgenden Kapitel zu verstehen.

Frau Dr. R. Brandt, Greifswald, hat mich bei der Gestaltung der Abbildungen unterstützt. Dafür sei ihr herzlich gedankt.

Frau T. Pirschalawa, Frankfurt, danke ich für ihre unersetzliche Hilfe bei der endgültigen Formatierung des Manuskripts.
Ebenso danke ich Frau Jutta Sammet für ihre Geduld und Unterstützung beim Schreiben dieses Buches.

Düsseldorf, 10.07.2010
Sven Krantz

Kapitel 1 - Einleitung

Der Diabetes mellitus ist die häufigste Stoffwechselerkrankung. Weltweit leiden etwa 250 Millionen Menschen an Diabetes. Nach einer Prognose der Weltgesundheitsorganisation wird sich bis zum Jahr 2030 die Zahl der an Diabetes Erkrankten auf 366 Millionen erhöhen, wobei in den Industrieländern der stärkste Zuwachs bei den über 65-Jährigen und in den Schwellenländern bei den 45- bis 65-Jährigen liegt. Zunehmend erkranken auch Jugendliche an Typ 2-Diabetes infolge Überernährung und Bewegungsmangel. In Deutschland sind etwa 7% der Bevölkerung von dieser Krankheit betroffen. In der Population der über 70-Jährigen sind es 20%, wobei diabetische Frauen überwiegen. Jede vierte bis fünfte Frau dieser Altersgruppe ist an Diabetes erkrankt. Mit rund 30 Milliarden Euro pro Jahr ist der Diabetes mellitus einer der größten Ausgabenposten im deutschen Gesundheitswesen.

Der Diabetes mellitus ist durch eine Hyperglycämie gekennzeichnet, die durch einen absoluten oder relativen Insulinmangel bedingt wird. Das Hyperglycämie-Syndrom wird in vier Hauptkategorien eingeteilt: Der Typ 1-Diabetes wird durch eine autoimmunologische Zerstörung der Insulin produzierenden ß-Zellen des Pankreas verursacht, welche zu einem absoluten Insulindefizit führt. Der Typ 2 beruht primär auf einem relativen Insulinmangel, welcher auf ein Sekretionsdefizit der ß-Zellen und/oder auf eine Insulin-Resistenz vor allem in Fettgewebe und Muskulatur zurückgeführt werden kann. Auch beim Typ 2 kommt es im Verlauf der Erkrankung besonders bei Adipositas zu einer Verminderung der Insulin-produzierenden Zellen, wodurch die Insulin-Resistenz nicht mehr kompensiert werden kann. Der Typ 3, der sekundäre Diabetes, ergibt sich aus genetischen, endokrinologischen, toxischen und infektiösen Ursachen. Typ 4 ist der Schwangerschaftsdiabetes.

Mehr als 90% der Erkrankten in Deutschland sind Typ 2-Diabetiker. Bei etwa der Hälfte der Typ 2-Diabetiker sind schwerwiegende Komplikationen zu beobachten. Die Zahl der nicht diagnostizierten Typ 2-Diabetiker in der Bevölkerung ist wahrscheinlich hoch und wird mit der zunehmenden Überalterung weiter ansteigen. Letztendlich verstreichen etwa 5 Jahre bis zur Diagnosestellung, weil die ersten Phasen der Erkrankung relativ symptomlos verlaufen.

Die Morbidität und Mortalität der Diabetiker wird wesentlich durch die diabetischen Folgeerkrankungen bestimmt, deren Manifestation und Progredienz, abgesehen von genetischen Faktoren, entscheidend von der Hyperglyämie abhängt (belegt durch die Studien DCCT für Typ 1- und UKPDS für Typ 2-Diabetes (116, 117, 125, 126)). Häufige Folgeerkrankungen des Diabetes sind die Makro- und Mikroangiopathien, die Neuropathien, die Cardiomyo- und Lentopathien sowie Bewegungseinschränkungen der Gelenke. Die Makroangiopathie ist durch arteriosklerotische Veränderungen der Arterien insbesondere des Herzens, des Halses und des Hirns sowie der unteren Extremitäten gekennzeichnet. Die Mikroangiopathie manifestiert sich als Retinopathie mit der Gefahr der Erblindung oder als Nephropathie mit einem möglichen Verlust der Nierenfunktion. Die periphere Neuropathie bewirkt das Auftreten von Ulcerationen an den Füßen, die ggf. Amputationen notwendig machen. Die autonome Neuropathie verursacht gastrointestinale, cardiovasculäre und urogenitale Störungen. Diabetische Cataracte können ebenfalls zu einer Erblindung führen. Diabetes ist die Hauptursache für Erblindung in der Bevölkerungsgruppe der 20- bis 74-Jährigen und für die chronische Niereninsuffizienz, welche eine jahrelange Dialyse-Behandlung bzw. Nierentransplantationen erforderlich macht. Eine verminderte Wundheilung, höhere Infektanfälligkeit sowie ein 3- bis 4-fach erhöhtes Risiko für Parodontopathien sind weitere Komplikationen des Diabetes. Die Lebenserwartung der Diabetiker ist um 7 bis 10 Jahre im Vergleich zu Nichtdiabetikern verkürzt. In den letzten drei Jahrzehnten wurde zweifelsfrei festgestellt, dass Glucose, obwohl als Blutglucose die Hauptenergiequelle für alle Zellen, in höheren Konzentrationen toxisch ist. Als Ursache der Glucose-Toxizität werden die folgenden Mechanismen diskutiert (siehe auch Tabelle 1):

- eine gesteigerte Verwertung der Glucose über die Sorbitol- und Hexosamin-Stoffwechselwege;
- eine Anhäufung von Diacylglycerol und eine gesteigerte Akti-

vität von Proteinkinase C;
- die Zunahme der Glycierung von Makromolekülen;
- ein direkter Einfluss auf die Proteinsynthese von Endothelien und mesangialen Zellen der Niere;
- oxidativer Stress.

Diese Mechanismen sind nicht isoliert, sondern stehen in intensiven Wechselwirkungen miteinander.

Tabelle 1 - Ursachen der Glucosetoxizität

Erhöhte Aldose-Reductase-Aktivität
Sorbitol- und Fructose-Akkumulation, Hyperosmolarität; Verarmung von Nerven- und Muskelzellen an myo-Inositol, herabgesetzte Aktivität der Na^+/K^+-ATPase; Veränderung des Oxidoreduktionspotenzials der Zellen durch Erhöhung des $NADH_2/NAD$-Quotienten durch die Sorbitol-Dehydrogenase („reduktiver Stress", Pseudohypoxie); verminderter $NADPH_2$-Gehalt; Aktivierung des Hexosamin-Stoffwechsels.

Gesteigerte Bildung von Aminozuckern
als Alternative für eine verminderte Glucoseverwertung in Fett- und Muskelgeweben mit einer reduzierten Glucoseaufnahme in diese Zellen (Insulinresistenz).

Erhöhte Diacylglycerol-Konzentrationen und Proteinkinase C-Aktivität
Veränderte Kontraktilität und Hormonreaktivität der glatten Gefäßmuskulatur; erhöhte Permeabilität der Endothelien; Freisetzung von Arachidonsäure aus der Zellmembran mit vermehrter Bildung von Prostaglandinen.

Beschleunigte und erhöhte Glycierung von Proteinen, Lipiden und DNA
Veränderte Eigenschaften von Plasma-, Matrix-, Membran-, Basalmembran- und intrazellulären Proteinen; Wechselwirkungen mit spezifischen Rezeptoren auf unterschiedlichen Zellen: Aktivierung verschiedener Signaltransduktionswege, Bildung von Gewebefaktor, Regulatorproteinen des fibrinolytischen Systems, Endothelin, Cytokinen, Wachstumsfaktoren, Zelladhäsions- und Matrixproteinen.

Gesteigerte Proteinsynthese
z.B. Basalmembranproteine Collagen Typ IV, Fibronectin und Laminin; Plasminogenaktivator-Inhibitor-1 (PAI-1) durch Endothelien und mesangiale Zellen.

Intra- und extrazellulärer oxidativer Stress
Gesteigerter Elektronenfluss durch die mitochondriale Atemkette mit vermehrter Bildung von Superoxid-Anionen; Erzeugung reaktiver Sauerstoffspecies durch direkte (Metall-katalysierte) Glucoseoxidation. Ursache für gesteigerten Polyol-Stoffwechsel, erhöhte Proteinkinase C-Aktivität, vermehrte Glyc- und Lipoxidation mit Aktivierung von NF-κB.

Posttranslationale Modifikationen von Proteinen, d.h. Veränderungen nach deren Biosynthese durch Anlagerungen z.B. von Kohlenhydraten sind von physiologischer Bedeutung für ihre Struktur und Funktion. Diese Reaktionen werden durch Enzyme katalysiert. Jedoch konnte ebenfalls in den letzten drei Jahrzehnten der Nachweis erbracht werden, dass auch nichtenzymatische Reaktionen zu Modifikationen von Proteinen, Lipiden und DNA in vivo führen. Hierbei spielen vor allem die Umsetzungen von Aldehyden oder Ketonen mit Aminen eine wichtige Rolle. Diese kovalenten Modifikationen bilden die pathologische Grundlage für gestörte physiologische Prozesse.

In der vorliegenden Monografie wird die nichtenzymatische Umsetzung von biologisch wichtigen Makromolekülen (Proteine, DNA, Lipide) mit Glucose, Glucosemetaboliten, anderen Monosacchariden, Oxoaldehyden und Lipoxiden (Carbonylen) und deren Bedeutung für die Pathogenese diabetischer Folgeerkrankungen, aber auch für physiologische Alterungsprozesse und degenerative Erkrankungen beschrieben.

Glycierung ist zunächst eine physiologische, nichtenzymatische, posttranslationale Modifikation, die bei einer chronischen Hyperglycämie pathogenetische Bedeutung für die Entstehung diabetischer Spätschäden erlangt (17, 70). Aber nicht nur der chronisch erhöhte Blutzuckerspiegel, sondern auch die hohen postprandialen Glucosewerte beim Diabetes führen zu einer vermehrten Glycierung und steigern das Risiko für die Entwicklung von vasculären Komplikationen. Die Maillard-Reaktion umfasst die Kondensation von Carbonylverbindungen, wie z.B. Glucose, mit Aminen unter Ausbildung von Amadori-Produkten (Glycierung) sowie die Bildung von zum Teil braun gefärbten, fluoreszierenden Endprodukten, die einerseits aus Amadori-Addukten, andererseits aus intermediär gebildeten Carbonylen entstehen.

In den letzten Jahren sind Untersuchungen zu Amadori-modifizierten Proteine zugunsten der späten Maillard-Addukte (advanced glycation endproducts, AGEs) in den Hintergrund der Pathogeneseforschung zu den diabetischen Spätschäden getreten. Zahlreiche Befunde geben jedoch Hinweise, dass auch schon die frühen Produkte einer Glucosemodifikation von Makromolekülen eine Bedeutung in der Pathogenese der diabetischen Folgeerkrankungen besitzen.

Die Maillard-Reaktion spielt nicht nur in der Pathogenese diabetischer Komplikationen eine Rolle, sondern auch beim physiologischen Altern, bei der allgemeinen Arteriosclerose, chronischen Entzündungen, degenerativen Erkrankungen des Zentralnervensystems, des Bewegungsapparates sowie bei Parodontopathien.

Kapitel 2 - Die Biochemie der Maillard-Reaktion und ihrer Produkte – die häufigste nicht durch Enzyme katalysierte Reaktion des Organismus

Der französische Chemiker L.C. Maillard veröffentlichte 1912 die erste Beschreibung einer Umsetzung von Aminosäuren mit Glucose unter Bildung braun gefärbter Kondensate, die Melanoidine genannt wurden. Er postulierte, dass nichtenzymatische Reaktionen zwischen Zuckern und Aminen auch von physiologischer und pathophysiologischer Signifikanz beim Menschen sein könnten. Diese weitsichtige Schlussfolgerung aus seinen Untersuchungen blieb Jahrzehnte lang unberücksichtigt. Die Reaktionen zwischen Kohlenhydraten und Proteinen begannen Lebensmittelchemiker in den USA während des 2. Weltkrieges zu interessieren. Die als Maillard-Reaktion benannte nichtenzymatische Umsetzung von Aminosäuren und Proteinen mit reduzierenden Zuckern findet beim Kochen, Braten und Konservieren von Lebensmitteln statt und ist von großer Bedeutung für deren Aussehen, Geruch, Geschmack und die biologische Wertigkeit der Nahrungsproteine. Einen prinzipiellen neuen Impuls erhielt die Forschung zur Maillard-Reaktion, als Ende der 60er Jahre bei Untersuchungen zu „abnormen" Hämoglobinen bei Diabetikern entdeckt wurde, dass nichtenzymatische Reaktionen zwischen Glucose und Proteinen auch in vivo ablaufen. Der Nachweis Borhydrid-reduzierbarer Kohlenhydrate in Collagenen stützte diese Befunde.

Man bezeichnet die nichtenzymatische Reaktion von reduzierenden Sacchariden mit Aminosäuren, Proteinen, Lipiden und Nucleinsäuren als Glycierung (engl. glycation) und die vielfältigen, komplizierten, zum Teil noch unbekannten Reaktionsabläufe, die bis zu braungelben, fluoreszierenden Verbindungen führen, als Maillard-Reaktion (Bräunungsreaktion). Die verschiedenen Reaktionsprodukte werden in frühe (Aldimine, Amadori-Produkte) und späte Maillard-Produkte eingeteilt (Tabelle 2). Die späten Reaktionsprodukte der Maillard-Reaktion werden **AGEs** genannt, resultierend aus der Abkürzung von „**a**dvanced **g**lycation **e**nd products" (70). Die Produkte der Reaktion von Carbonylen aus der Lipidperoxidation mit Proteinen, Lipiden und DNA werden als **ALEs** bezeichnet (**a**dvanced **l**ipoxidation **e**nd products). Da Maillard-Addukte aus Carbonylen gebildet werden, die sowohl im Kohlenhydrat- als auch im Fettsäuremetabolismus entstehen, wurde für diese die Abkürzung **EAGLEs** (**e**ither **AGE**s or **ALE**s) vorgeschlagen. Im allgemeinen Sprachgebrauch werden AGEs und ALEs zusammengefasst als AGEs bezeichnet.

Kapitel 2.1 - Der erste Schritt der Maillard-Reaktion: die Bildung von Amadori-Produkten

Die Glycierung beginnt mit einer Kondensationsreaktion zwischen einer unprotonierten nucleophilen Aminogruppe und einer electrophilen Carbonylgruppe aus einer Aldose oder Ketose (Abbildung 1). Dabei liegt das reagierende Monosaccharid in der azyklischen Kettenkonfiguration vor.

23

Tabelle 2 - Produkte der Maillard-Reaktion

1. Frühe Maillard-Produkte
   Aldimine = Schiff'sche Basen (N-Glycosylamine)
   Aminoketosen = Amadori-Produkte (1-Amino-1-desoxyketosen)

2. Reaktive Carbonylverbindungen (intermediäre Maillard-Produkte)

   Oxidationsprodukte von Aldosen und Ketosen
   3-Desoxyglucoson (3-Desoxy-D-erythro-hexos-2-ulose)
   Methylglyoxal
   Glyoxal
   Glyceraldehyd
   Glycolaldehyd

   Oxidationsprodukte polyungesättigter Fettsäuren
   Acrolein
   Malondialdehyd
   4-Hydroxy-2,3-nonenal
   Glyoxal

   Aldehyde aus oxidativem Aminosäureabbau
   Glycolaldehyd

3. Späte Maillard-Produkte
   Advanced glycation endproducts (AGEs)
   Glycoxidationsprodukte
   Advanced lipoxidation endproducts (ALEs)
   Lipoxidationsprodukte
   Sowohl im Kohlenhydrat-, als auch im Lipidstoffwechsel
   entstehende späte Maillard-Produkte (EAGLEs)

In vivo sind es vor allem die N-terminalen α-Amino- und die ε-Aminogruppen des Lysins der Proteine, in Lipiden (Glycerophosphatiden) die Aminogruppe des Phosphatidylethanolamins und in der

DNA die Aminogruppe des Guanins, die mit Glucose oder anderen Carbonylen reagieren. Weitere Zucker wie Fructose, Galactose, Ribose sowie Ascorbinsäure, Stoffwechselmetabolite der Glucose (Hexose- und Triosephosphate) und Carbonylverbindungen wie 3-Deoxyglucoson, Glyoxal, Methylglyoxal, Glyceraldehyd und Glycolaldehyd können glycierend wirken. Die Oxidationsprodukte polyungesättigter Fettsäuren wie Acrolein, Malondialdehyd und Hydroxyalkenale, wie z.B. 4-Hydroxy-2,3-nonenal sind ebenfalls in die Bildung von AGEs bzw. ALEs einbezogen.

Eine weitere Quelle für Carbonyle sind Aminosäuren. Aktivierte Phagocyten, z.B. in Entzündungsherden, oxidieren mittels ihrer Myeloperoxidase, Wasserstoffperoxid und Chlorid-Ionen über die Bildung von Hypochlorit (OCl⁻) Aminosäuren. Dabei entstehen nach Decarboxylierung und Desaminierung Aldehyde, die mit Aminen weiterreagieren können. Die Myeloperoxidase ist ein Sekretenzym mononuclearer Phagocyten und wurde auch in arteriosklerotischen Plaques nachgewiesen.

Kapitel 2.1.1 - Glucose als wichtigstes glycierendes Monosaccharid

Das unmittelbare Kondensationsprodukt der Glucose, einer Aldose, mit einem Amin ist ein Aldimin (Schiff'sche Base, Aldosamin), das einer Amadori-Umlagerung unterliegt, wobei eine Aminoketose (Amadori-Produkt) entsteht (Abbildung 1).

Bei der Reaktion mit einer Ketose wird das entstandene Addukt als Heyns-Produkt bezeichnet. Die Aminoketose zyklisiert zu einem Hemiketal, wobei beide Enantiomere der Pyranose- und Furanoseformen möglich sind (~61% ß-Pyranose; ~6% α-Pyranose, ~16% α-Furanose, ~15% ß-Furanose und etwa 1 bis 2% der nichtzyklischen Form bei der Umsetzung mit Glucose).

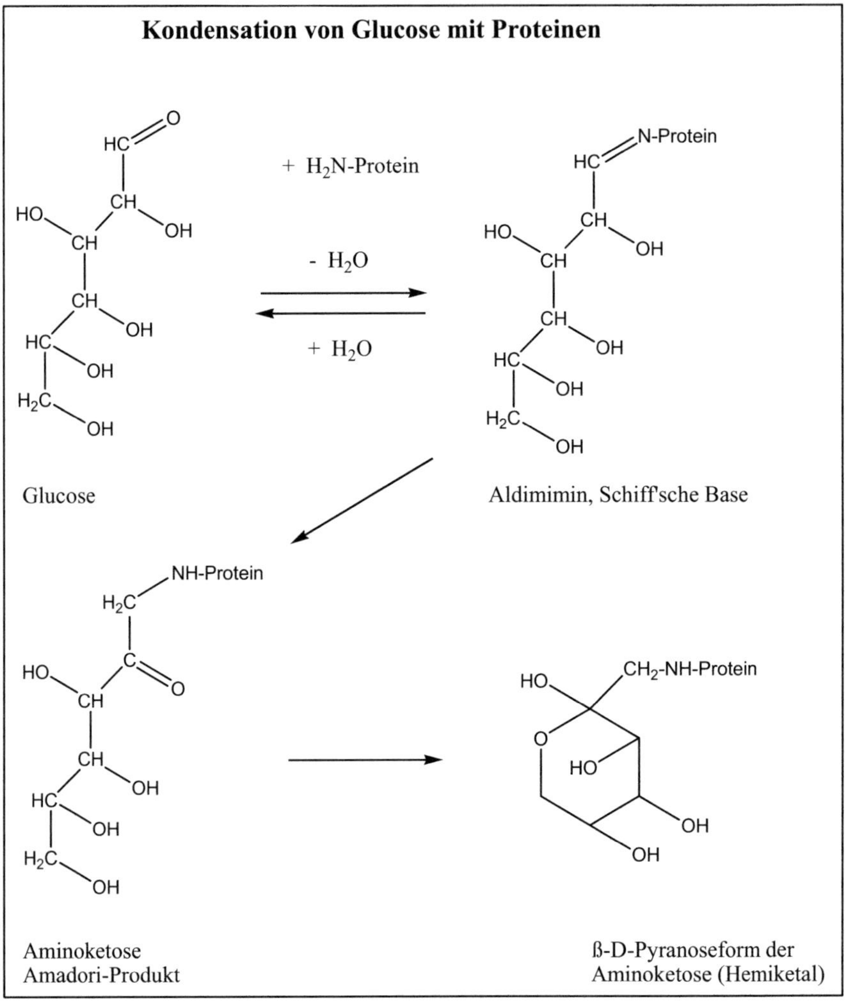

Kondensation von Glucose mit Proteinen

Glucose

+ H_2N-Protein

- H_2O

+ H_2O

Aldimimin, Schiff'sche Base

Aminoketose
Amadori-Produkt

ß-D-Pyranoseform der
Aminoketose (Hemiketal)

Abbildung 1 - Reaktionsschema zur Bildung eines Amadori-Produkts nach Kondensation von Glucose mit der Aminogruppe eines Proteins

Die Bildung des Aldimins läuft bei alkalischen pH-Werten bevorzugt ab, während die Amadori-Umlagerung durch einen leicht sauren pH-Wert begünstigt wird.

Die Bildung des Aldimins ist eine Gleichgewichtsreaktion, die von der Konzentration des reagierenden Kohlenhydrats und den verfügbaren NH_2-Gruppen abhängt. Das Aldimin ist chemisch labil und zerfällt leicht, besonders bei niedrigem pH wieder in seine Ausgangsverbindungen.
Die Amadori-Umlagerung verläuft wesentlich langsamer und ist bei kurzlebigen Proteinen praktisch irreversibel. In Proteinen mit einer langen biologischen Halbwertszeit ist auch die Amadori-Umwandlung mit einer langsamen Reaktionsgeschwindigkeit umkehrbar. Für in vivo-Bedingungen bedeutet dies, dass bei konstanter Menge an Körperproteinen die Glucose-Konzentration und die Zeit die bestimmenden Größen für das Ausmaß gebildeter Amadori-Addukte sind und diese nicht wie die späten Maillard-Produkte akkumulieren.
Das am häufigsten vorkommende Amadori-Produkt ist Fructoselysin (1-Amino-1-desoxy-fructoselysin) (Abbildung 2).

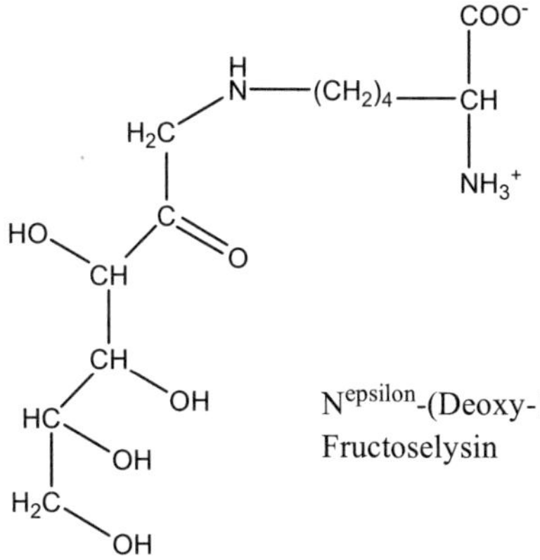

$N^{epsilon}$-(Deoxy-1-D-fructosyl-1)-L-lysin
Fructoselysin

Abbildung 2 - Strukturformel von Fructoselysin

Weitere Faktoren, welche die Glycierung eines Proteins in vivo bestimmen, sind seine biologische Halbwertszeit, die Anzahl unprotonierter Aminogruppen und ihre Beziehungen zu benachbarten Aminosäureresten, die Zugänglichkeit der Aminogruppen innerhalb der Proteinkonformation und gegebenenfalls die Permeabilität der Glucose durch Membranen innerhalb von Organen und Geweben.

Benachbarte Lysyl-, Histidyl- und Carboxylatreste können die Glycierung von Lysinen innerhalb einer Aminosäuresequenz begünstigen.

Die Aldimin-Ketoamin-Umwandlung vollzieht sich über ein intermediäres Endiol. Die Enolbildung erfordert, dass das Proton am C2 des gebundenen Monosaccharids durch eine benachbarte basische Gruppe aufgenommen wird. Solche Gruppen können z.B. Imidazol-, ε-Amino- oder Carboxylatgruppen sein, die in der Aminosäuresequenz benachbart sind oder sich durch die räumliche Anordnung der Polypeptidkette in der Nachbarschaft der zu glycierenden Aminogruppe befinden. Phosphat-Ionen erhöhen die Glycierungsrate von Proteinen infolge eines katalytischen Effekts auf die Amadori-Umlagerung sowie ihrer Fähigkeit, Protonen reversibel zu binden.

Die Glycierung von Proteinen erfolgt deshalb mit einer bemerkenswerten Spezifität. Im glycierten Hämoglobin werden zwei Glucosemoleküle an die N-terminalen Valinreste der ß-Ketten gebunden, in deren Nachbarschaft sich die Imidazolgruppe eines Histidinrestes befindet. Von den 22 Aminogruppen pro $\alpha-\beta$-Protomer werden in vivo nur drei glyciert. Ähnliche Spezifitäten wurden auch für andere Proteine ermittelt, deren glycierte Aminosäuresequenzen bekannt sind (z.B. Albumin, RNase, ß2-Mikroglobulin, Alcohol-Dehydrogenase, Superoxid-Dismutasen). Diese Effekte beruhen auf der Säure-/Basen-Katalyse der Amadori-Umwandlung, die einen Protonenakzeptor in der Nachbarschaft der Schiff'schen Base erfordert (siehe auch Tabelle 3). Nur ein geringer Teil der α- und ε-Aminogruppen wird zufällig glyciert.

Die Reaktionsgeschwindigkeiten der Glycierung von Hämoglobin (HbA_0) sind ermittelt worden. Für den Reaktionsablauf

$$HbA_0 + Glucose \underset{k_{-1}}{\overset{k_1}{\rightleftharpoons}} Aldimin \overset{k_2}{\rightleftharpoons} Amadori\text{-}Produkt\ HbA_{1c}$$

betragen die Geschwindigkeitskonstanten: $k_1 = 0{,}9\ M^{-1}h^{-1}$ (bimolekulare Reaktion zweiter Ordnung), $k_{-1} = 0,33$ h^{-1} (monomolekulare Reaktion erster Ordnung), $k_2 = 0,0075$ h^{-1} (monomolekulare Reaktion erster Ordnung) bei pH 7,4 und 37°C.

Die Reaktionsgeschwindigkeitskonstanten für Albumin sind ähnlich: $k_1 = 1,5$ M^{-1}h^{-1}, $k_{-1} = 0,39$ h^{-1}, $k_2 = 0,0026$ h^{-1} bei 37°C und pH 7,4. Aus diesen Daten wird deutlich, dass die Amadori-Umlagerung der geschwindigkeitsbestimmende Schritt der ersten Phase der Maillard-Reaktion ist. Der Fructoselysingehalt einiger Proteine ist in Tabelle 4 aufgeführt.

An Aminoketosen als sekundäre Amine kann ein weiteres Monosaccharid unter Bildung von z.B. Difructoselysin angelagert werden. Diesen Vorgang bezeichnet man als Diglycierung.

Glucose liegt nur zu 0,002% in der Kettenkonfiguration vor und hat von allen physiologisch wichtigen Monosacchariden das geringste Glycierungspotenzial (siehe Tabelle 5). Daraus wurde die Schlussfolgerung abgeleitet, dass deshalb Glucose in der Evolution als Hauptenergiesubstrat der Zellen bevorzugt wurde. Bei manchen Insekten ist der Zucker in der Hämolymphe die nichtreduzierende Trehalose, ein Disaccharid aus zwei über ihre glycosidischen OH-Gruppen miteinander verbundenen Glucosemolekülen, welches nicht glycieren kann. Dieser Befund stützt die erwähnte Hypothese.

Kapitel 2.1.2 - Glycierungsreaktionen durch Fructose, Galactose und Glucuronsäure

Auch andere Monosaccharide können im Organismus Glycierungsreaktionen eingehen. Sie kommen in wesentlich geringeren Konzentrationen vor, haben aber ein höheres Glycierungspotenzial als Glucose infolge ihres größeren Anteils an der Kettenkonfiguration (Tabelle 5). Glucose wird in Geweben, die einen ausgeprägten Sorbitol-Stoffwechsel besitzen (z.B. Augenlinse, Nerven), in Fructose umgewandelt (siehe Abbildung 3). Damit erhält die Glycierung mittels Fructose eine pathophysiologische Signifikanz bei der Ausbildung diabetischer Cataracte, der Neuropathie oder der Collagenalterung (103).

Tabelle 3 - Spezifität der Glycierung in Proteinen

Protein	Bevorzugte Aminosäure (Motiv)	Benachbarte Aminosäure
Albumin, Mensch	Lys-525	Lys-Lys
Albumin, Rind	Lys-548	Lys-Lys
Alcohol-Dehydrogenase	Lys-231	His
Aldehyd-Reductase	Lys-67, 84, 140	His bei Lys-84, 140
ß$_2$-Mikroglobulin	Ile-1, Lys-58	His-31
	Lys-19, 41, 48	His-13
	Lys-91, 94	His-64
Calmodulin	Lys-13, 21, 30	
Collagen, Typ I		
α$_1$-Kette	Lys-434	
Complementfaktor B	Lys-266	Lys-Lys
Crystallin αA	Lys-78	
Crystallin αB	Lys-90, 92	
Crystallin γB	Gly-1, Lys-2	Gly-1-Lys-2
Crystallin γ–II	Lys-1	Lys-1-Lys-2
Glutathion-Peroxidase	Lys-110	Lys-117, Glu-81
Hämoglobin	ß-Val-1	His-2
	ß-Lys-66	His
	ß-Lys-61	His
Lysozym	Lys-1	
Osteocalcin	Tyr-1	
RNase	Lys-41, 7, 1, 37	His
Superoxid-Dismutase		
extrazellulär	Lys-211, 212	Lys-Lys
Cu, Zn	Lys-122, 128	His
Apolipoprotein A-1	Lys-239	Lys-238, Glu-234, 235
Apolipoprotein E	Lys-75	Glu-70, 77, 79, 80

Daneben werden auch erhebliche Mengen an Fructose u.a. als Disaccharid Saccharose mit der Nahrung und Getränken aufgenommen. Fructosekonzentrationen in den Geweben sind beim Diabetiker erhöht und erreichen Werte, die Glucosekonzentrationen entsprechen. Damit ist Fructose mit seinen Abbauprodukten Glyceraldehyd und Dihydroxyacetonphosphat ein bedeutender intrazellulärer Metabolit für die Bildung von AGEs.

Die Bildung von Fructose aus Glucose über den Polyolstoffwechselweg führt zu einer Verminderung des zellulären $NADPH_2$ und einer Zunahme von $NADH_2$, wodurch die Reduktion oxidierten Glutathions gehemmt wird (oxidativer Stress) und über die Erhöhung des cytosolischen $NADH_2$ (Hyperglycämie bedingter reductiver Stress) die Oxidation des Glyceraldehyd-3-Phosphats durch die Glyceraldehyd-3-Phosphat-Dehydrogenase unterbleibt. DerRückstau der Triosephosphate bewirkt eine gesteigerte AGE-Bildung.

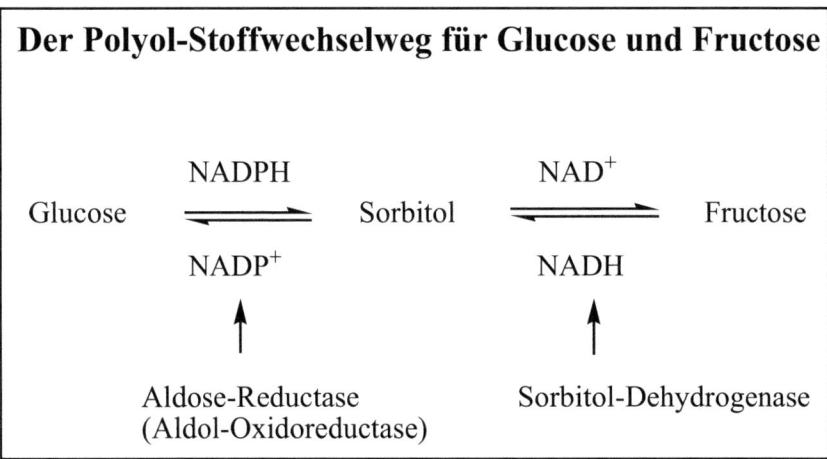

Der Polyol-Stoffwechselweg für Glucose und Fructose

Abbildung 3 - Reaktionsschema der Umsetzung von Glucose im Polyol-Stoffwechselweg. Zunächst wird die Aldose Glucose zum Polyalcohol Sorbitol durch die $NADPH_2$-abhängige Aldose-Reductase hydriert. Sorbitol wird durch die NAD-abhängige Sorbitol-Dehydrogenase zur Fructose dehydriert.

Fütterungsexperimente an Ratten mit einer Langzeitzufuhr von Fructose oder Saccharose führten zu einer Erhöhung des Fructosegehalts, des Cholesterols, der glycierten Serumproteine und des glycierten Hämoglobins im Blut.

Tabelle 4 - Gehalt an Amadori-Produkten in Proteinen gesunder Menschen

Protein	Gehalt (mol Aminoketose/mol Protein)
Hämoglobin	0,04 - 0,06
Albumin	0,24 - 0,49
LDL Apo B	0,31
HDL Apo A-I	0,05
Plasmaproteine (Fructosamine)	160 pmol/mg Protein
Collagen	
Aorta media	22
Aorta intima	13
Collagen	
Haut	4 - 6 mmol/mol Lysin
Linsenproteine	1 - 2 mmol/mol Lysin

Nach Westwood und Thornalley [137]

Der Anteil unlöslichen Hautcollagens, verbunden mit einer Zunahme der AGE-spezifischen Fluoreszenz, war im Vergleich zu Kontrollen ebenfalls erhöht.

Obwohl Fructose insulinunabhängig verwertet wird, ist sie ebenso wie Sorbitol kein unbedenklicher „Zuckerersatz" für den Diabetiker.

Die Umsetzung von Proteinen mit Galactose wird nur unter den Bedingungen einer Galactosämie bedeutungsvoll. Die frühe Cataractbildung bei der Galactosämie wird u.a. durch Glycierung induziert.

Glucuronsäure bildet, wenn auch mit geringerer Effizienz als Glucose, Amadori-Addukte. Dadurch können Acylglucuronide, die durch Esterbindung von Xenobiotika oder endogenem Bilirubin gebildet werden, kovalente Bindungen an Plasmaproteine eingehen. Glycierungen mit Glucuronsäure und Acylglucuronsäureverbindungen reduzierten die Bindungsfähigkeit des Albumins für Diazepam und Warfarin und hemmten die Superoxid-Dismutase-Aktivität. Das Glucuronid der

Valproinsäure, eines Antiepileptikums, setzte sich nichtenzymatisch mit Hirn-Tubulin und seinen assoziierten Proteinen um und verhinderte dadurch die Assemblierung des Tubulins zu Mikrotubuli. Acylglucuronide können auch DNA modifizieren.

Tabelle 5 - Geschwindigkeiten der Reaktionen reduzierender Zucker mit Proteinen

Monosaccharid	Prozent an azyklischer Konfiguration	Geschwindigkeit der Bildung des Aldimins ($k_1 = 10^{-3}$ mM^{-1} h^{-1})	Geschwindigkeit der Bildung von AGEs (relativ zu Glucose)
Hexosen			
Glucose	0,002	0,6	1
Galactose	0,02	2,8	4,6
Mannose	0,005	3,2	3
Fructose	0,7	4,5	10
Hexosephosphate			
Glucose-6-P	<0,4		18
Fructose-6-P	4-5		10
Pentosen			
Xylose	0,02	2,9	7
Ribose	0,05	10,0	129

Nach Bucala et al. [20]

Kapitel 2.1.3 - Glycierungsreaktionen durch Heteroglycane

Glycosaminoglycane mit endständigen glycosidischen OH-Gruppen kondensieren in vitro (Albumin) und in vivo (Antithrombin III, Heparin-Cofaktor II) mit Aminogruppen unter Bildung von Amadori-Addukten. Die Reaktion ist erleichtert, wenn die Heteroglycane ohnehin über elektrostatische Wechselwirkungen mit Proteinen spezifisch reagieren, wie z.B. Heparin oder Heparansulfat mit Antithrombin III oder Heparin-Cofaktor II. Diese Untersuchungen widerlegen die bisherige Annahme, dass schon Oligosaccharide aus drei bis vier Zuckerresten sich mit Proteinen faktisch nicht umsetzen. Andererseits schützen Heparin und Heparansulfat infolge einer spezifischen Bindung den basischen Fibroblastenwachstumsfaktor (bFGF) vor einer Glycierung mit Glyceraldehyd-3-Phosphat.

Kapitel 2.1.4 - Folgen der Glycierung

Amadori-Produkt- (und AGE-) modifizierte Proteine lösen biologische Effekte über geänderte Konformationen und damit geänderten Funktionen aus. Sie induzieren weiterhin eine Aktivierung zellulärer Signaltransduktionsketten über die Bindung an spezifische Membranrezeptoren.

Tabelle 6 - Eigenschaften und Wirkungen von durch Amadori-Addukte modifizierten Proteinen

---

- Veränderung physiko-chemischer und funktioneller Eigenschaften von Proteinen
- veränderte Interaktionen mit Liganden
- erhöhte proteolytische Resistenz
- gesteigerte Transcytose durch Endothelien
- Bindung an Fructoselysin-spezifische Rezeptoren; nach Rezeptorbindung Einflussnahme auf die intrazelluläre Signaltransduktion
- Freisetzung proinflammatorischer Cytokine durch Monocyten
- Induktion einer Synthese von Basalmembranproteinen durch mesangiale Zellen und Endothelien
- Induktion der NO-Synthase in Endothelien und Gefäßmuskulatur
- vermehrte Bildung von Chemokinen in der Retina und Cornea
- Bildung von Autoantikörpern
- Induktion einer Apoptose in polymorphkernigen Leukocyten und Endothelien
- Vorläufer für die Bildung von AGEs
- Bildung reaktiver Sauerstoffspecies und Peroxide.

Amadori-modifizierte Proteine stellen den Hauptanteil der Glycierungsprodukte im Organismus. Sie entstehen vermehrt beim Diabetes mellitus. Glycierte Proteine permeieren leichter durch Endothelschichten. Nach Bindung an spezifische Rezeptoren auf Monozyten und Makrophagen induzieren sie eine Freisetzung von Cytokinen. Sie stimulieren in mesangialen und endothelialen Zellen der Niere die vermehrte Synthese von Basalmembranproteinen. Makrophagen endocytieren glycierte Serumproteine und bauen sie ab, wobei proinflammatorische Cytokine freigesetzt werden.

Die frühen Produkte der Maillard-Reaktion steigern die Glucose-Aufnahme polymorph-kerniger Leukocyten und bewirken ihre Apoptose (programmierter Zelltod). Da diese Leukocyten wichtige Funktionen bei der natürlichen Abwehr als Killerzellen ausüben, führt die gesteigerte Bildung Amadori-modifizierter Proteine zu einer reduzierten Immunabwehr. Amadori-Addukte sind Aktivatoren von NO-Synthasen in Endothelien und bewirken über die gesteigerte NO-Synthese eine Apotose der Zellen (Tabelle 6).

Glycierte Aminosäuren haben antiproliferative und anticancerogene Eigenschaften.

Kapitel 2.1.5 - Autoantikörper gegen Glycierungsprodukte

Nicht nur bei Diabetikern sind Autoantikörper gegen Amadori-Addukte nachgewiesen worden. Ihre Spezifität für Fructoselysin ist gering. Dagegen reagieren sie mit dem Reduktionsprodukt Hexitollysin. Dieser Befund ist schwer zu erklären, da bisher keine Mechanismen bekannt sind, die in vivo eine Reduktion von Fructosyllysin herbeiführen können. Fructoselysin ist eine schwache determinante Gruppe. In Kaninchen erzeugte Antiseren gegen Fructoselysin hatten einen niedrigen Titer und eine geringe Affinität.

Kapitel 2.2 - Amadori-Produkte abbauende Enzyme

Zwei Gruppen von Enzymen bauen Amadori-Produkte der Glucose ab: Fructosylaminosäure-Oxidasen (Amadoriasen) und Fructosamin-

Kinasen. Aus Mikroorganismen (Bakterien, Pilzen, Hefen) sind deglycierende Enzyme isoliert worden, die glycierte Aminosäuren abbauen. Man kann zwei Gruppen von Enzymen mit unterschiedlicher Spezifität unterscheiden: Die erste Gruppe spaltet an der N-Alkylaminbindung Fructoselysin unter Freisetzung von Fructosamin, 6-oxo-Norleucin und H_2O_2. Die zweite Gruppe spaltet an der Aminoketose Lysin unter Bildung von Glucoson und Wasserstoffperoxid ab. Diese Enzyme haben molekulare Massen um 50 kDa und enthalten FAD als Coenzym.

In E. coli wurde ein nichtoxidativer Weg des Fructoselysin-Abbaus beschrieben, welcher aus einer Fructoselysin-6-Kinase, einer Fructoselysin-6-Phosphat-Deglycase, einem Transportprotein für Amadori-Produkte durch die Zellmembran und einer Fructoselysin-3-Epimerase besteht. Alle Proteine werden in einem gemeinsamen Fructoselysin-Operon codiert.

Theoretisch spielen diese Enzyme eine Rolle bei therapeutischen Überlegungen, mit ihrer Hilfe einen hohen extrazellulären Gehalt an Amadori-Addukten abzubauen.

In tierischen Geweben (Linse, Retina, periphere Nerven, Niere, Erythrocyten) wurde eine Fructosamin-3-Kinase (FN3K) gefunden, welche den Abbau von Fructoselysin einleitet. Dieses Enzym phosphoryliert intrazellulär freies und proteingebundenes Fructoselysin unter ATP-Verbrauch zum Fructoselysin-3-Phosphat. Die labile Verbindung zerfällt in 3-Deoxyglucoson, Lysin und anorganisches Phosphat. Das Enzym katalysiert als Protein-Reparaturenzym die Deglycierung intrazellulärer Proteine in verschiedenen Geweben. FN3K nimmt auch am Abbau des mit der Nahrung aufgenommenen Fructoselysins in der Niere teil. Die Kinase zeigt eine individuelle Variabilität, die keine Auswirkungen auf den HbA_{1c}-Gehalt der Erythrocyten hat, da glyciertes Valin von diesem Enzym nicht angegriffen wird.

In Fructosamin-3-Kinase-defizienten Mäusen waren in die intrazellulären Fructoselysin-modifizierten Proteine erhöht (35, 114).

Im Knochenmark, Hirn, in der Niere und Milz von Mensch und Maus wird ein der Fructosamin-3-Kinase verwandtes Protein (FN3K-RP) exprimiert, welches auch die Deglycierung von Ribosylaminen katalysiert. Diese Ketose-3-Kinase 2 zeigt 65% Sequenzhomologie mit der Fructosamin-3-Kinase. Die Kinasen werden konstitutiv exprimiert.

Ein weiterer deglycierender Prozess besteht in der Phosphorylierung von Fructosamin-6-Phosphat zu Fructosamin-3,6-Bisphosphat, katalysiert durch die FN3K oder das FN3K-RP. Die Bestimmung dieser Kinase-Aktivitäten könnte diagnostische Bedeutung zur Beurteilung der individuellen Suszeptibilität für diabetische Komplikationen haben (35).

Ein bedeutender Schutzmechanismus ist die Transglycierung, die in allen Zellen ablaufen kann. Die Schiff'sche Base als Primärprodukt der Glycierung überträgt den Zuckerrest auf eine niedrigmolekulare, intrazelluläre nucleophile Verbindung. Diese kann die Aminogruppe von Aminosäuren oder von Peptiden wie Glutathion, Anserin und Carnosin, aber auch die Thiolgruppe im Cystein oder Glutathion sein. Die neu gebildeten Zuckeraddukte werden aus der Zelle, z.B. über ATP-bindende Cassetten-Membrantransporter (ABC-Proteine) geschleust und im Harn ausgeschieden.

Kapitel 2.3 - Folgeschritte der Maillard-Reaktion: die Bildung von späten Maillard-Addukten (advanced glycation end products, AGEs)

Amadori-Addukte werden durch oxidative und nichtoxidative Prozesse (Wasserabspaltung, Neu- und Umordnung funktioneller Gruppen) in die fortgeschrittenen Glycierungsprodukte (späte Maillard-Produkte, AGEs) überführt.

AGEs werden nicht nur direkt aus Amadori-Produkten gebildet, sondern auch durch Abspaltung von Dicarbonylintermediaten (z.B. 1- und 3-Deoxyglucosone) aus Aldimin-Addukten, proteingebundenen Didesoxyosonen sowie Carbonylverbindungen aus der Autoxidation der Glucose sowie dem Fett- und Aminosäureabbau (Tabelle 2). Die AGE-Bildung über Amadori-Produkte wird als Hodge-Weg bezeichnet. Eine Bildung aus intermediären Dicarbonylen, die den Aldiminen entstammen, wird Namiki-Weg genannt. Die zur AGE-Bildung führenden Dicarbonyle aus der Oxidation von Glucose kennzeichnen den

Wolff-Weg (Abbildung 4). Die Nicht-Amadori-Wege der AGE-Bildung (Namiki, Wolff) dominieren in vitro bei Verwendung hoher Glucose-Konzentrationen.

Bildung von AGEs aus Glucose

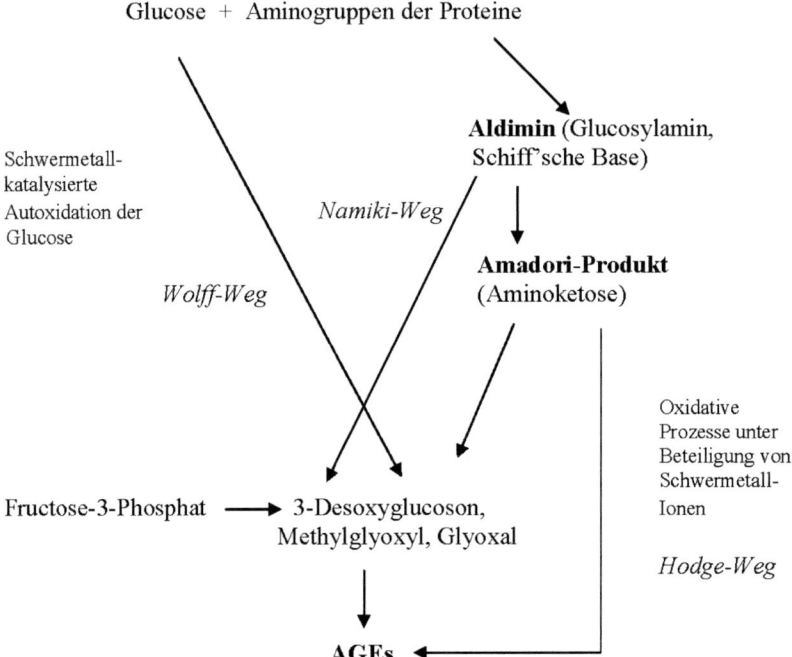

Glucose + Aminogruppen der Proteine

Schwermetall-katalysierte Autoxidation der Glucose

Wolff-Weg

Namiki-Weg

Aldimin (Glucosylamin, Schiff'sche Base)

Amadori-Produkt (Aminoketose)

Oxidative Prozesse unter Beteiligung von Schwermetall-Ionen

Hodge-Weg

Fructose-3-Phosphat ⟶ 3-Desoxyglucoson, Methylglyoxyl, Glyoxal

AGEs

Abbildung 4 - Schema der Bildung von AGEs durch oxidative und nicht-oxidative Prozesse

Kapitel 2.3.1 - Carbonylverbindungen als Präcursoren der AGEs

3-Deoxyglucoson kann aus Fructoselysin nach 1,2-Enolbildung abgespalten werden, wobei ein unmodifizierter Lysylrest im Protein zurück bleibt. Es kann auch aus Fructose-3-Phosphat durch Eliminierung von Phosphat gebildet werden. Das Aldimin (Schiff'sche Base) kann durch

Retro-Aldolkondensation zu Glyoxal oder Methylglyoxal gespalten werden. 1- bzw. 3-Deoxyglucosone bilden durch reverse Aldolreaktionen Glyoxal oder Methylglyoxal. Auch durch Oxidation werden aus Aldiminen und Amadori-Produkten Glyoxal, Methylglyoxal und 3-Deoxyglucoson gebildet. Methylglyoxal entsteht ebenfalls beim Abbau von Triosen, Acetol und Aceton, bei der Phosphatelimination aus Triosephosphaten sowie aus der Retro-Aldol-Kondensation von Hexosen. Acetol ist ein Abbauprodukt der Threose (118). Glyoxal wird auch bei der Lipidperoxidation gebildet (Abbildung 4). Dicarbonyle reagieren mit Lysyl-, Arginyl- und Cysteinresten in Proteinen. Methylglyoxal ist der potenteste AGE-Präcursor und ubiquitär nachweisbar. 5,6-Dioxohexylverbindungen, die aus Amadori-Produkten durch einen Carbonylshift entstehen können, haben für die Ausbildung von vernetzenden AGEs eine große Bedeutung.

N^{ε}-(2,3-Dihydroxy-5,6-dioxohexyl)lysin wird wahrscheinlich in einem größeren Ausmaß gebildet als freies 3-Deoxyglucoson. Da es sehr unwahrscheinlich ist, dass proteingebundene Carbonyle durch Reduktion entgiftet werden können, stellen diese persistierende AGE-Bildner dar (Abbildung 5).

Dicarbonyle entstehen ebenfalls beim Abbau von Ascorbinsäure (Vitamin C). Weitere Carbonylverbindungen sind Acrolein, Malondialdehyd und Hydroxyalkenale (2-Hydroxyheptenal, 4-Hydroxynonenal) aus der oxidativen nichtenzymatischen Spaltung polyungesättigter Fettsäuren (Abbildung 5).

Eine Möglichkeit zur Bildung reaktiver Dicarbonyle ist die autoxidative Glycierung (139). Die durch Übergangsmetallionen (Fe^{3+}, Cu^{2+}) katalysierte Autoxidation von Monosacchariden liefert H_2O_2, freie Sauerstoffradikale ($OH\cdot$, $O_2^{-\cdot}$) und die Oxoaldehyde 3-Deoxyglucoson, Methylglyoxal und Glyoxal, die mit Proteinen reagieren und eine schnelle Bildung fluoreszierender Produkte induzieren. Die Autoxidation der Glucose ist ein langsamer Prozess. Wesentlich schneller werden Aldimine oxidiert, sodass schon eine kurzfristige postprandiale Hyperglykämie über die rasche Bildung von Aldiminen zu einer vermehrten Bildung reaktionsfreudiger Dicarbonyle führen kann.

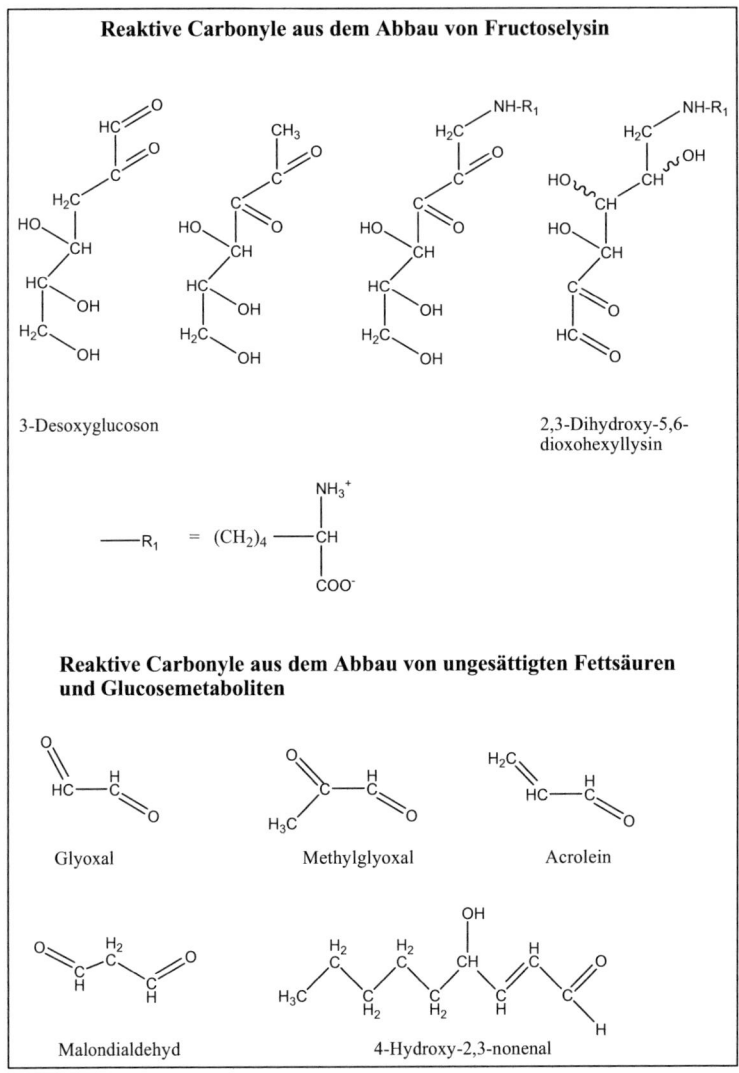

Abbildung 5 - Carbonyle als intermediäre Maillard-Verbindungen

H_2O_2 und O_2^- oxidieren Aminosäurereste, wie z.B. des Tryptophans und Methionins sowie der Thiolgruppen des Cysteins. OH-Radikale spalten Peptidbindungen, z.B. in Albumin und Lipoproteine niedriger Dichte (LDL).

Diese durch in vitro Versuche erbrachten Untersuchungsergebnisse unterstreichen die Bedeutung oxidativer Prozesse bei der Bildung von AGEs (siehe Glycoxidationsprodukte) (7).

Die Bildung von Carbonylen ist mit der Entstehung reaktiver Sauerstoffspecies und Peroxiden verbunden und verursacht extra- und intrazellulären oxidativen Stress, der zu einer Aktivierung Mitogen-aktivierter Proteinkinasen und der Proteinkinase C führt.

Dicarbonyle sind bemerkenswert stabil und im Blutplasma nachweisbar. Die Konzentrationen von 3-Deoxyglucoson, Glyoxal und besonders Methylglyoxal im Blut von Diabetikern sind erhöht. Dicarbonyle sind cytotoxisch. In Neuronen induzierten sie eine Apoptose.

3-Deoxyglucoson wird in der Leber durch die Dihydrodiol-Dehydrogenase, die Aldose-Reductase und andere Aldehyd-Reductasen zu 3-Desoxyfructose reduziert. Die Aldehyd-Reductase wird durch Glycierung inaktiviert. Die Aldose-Reductase reduziert neben 3-Deoxy-glucoson auch Methylglyoxal und 4-Hydroxynonenal in vielen Geweben. Methylglyoxal führt zu einer gesteigerten Bildung der Aldose-Reductase über oxidativen Stress und eine Aktivierung von MAP-Kinasen.

3-Deoxyglucoson kann auch durch eine NADP-abhängige Oxoaldehyd-Dehydrogenase zu 3- Desoxygluconat oxidiert werden.

Das Glyoxalase-System katalysiert die Umwandlung von α-Oxoaldehyden in die entsprechenden α-Hydroxycarbonsäuren. Es besteht aus den Enzymen Glyoxalase I und II mit reduziertem Glutathion (GSH) als Coenzym. Physiologische Substrate sind Glyoxal, Methylglyoxal, aber auch Aldehyde aus dem Aminosäureabbau (118). Der Abbau von Carbonylen ist mit einer Erhöhung des oxidativen Stresses verbunden, da die Zellen an GSH bzw. $NADPH_2$ verarmen.

Die Betainaldehyd-Dehydrogenase und die 2-Oxoaldehyd-Dehydrogenase sind ebenfalls am Abbau von Methylglyoxal zu Pyruvat beteiligt. Genetische Defekte dieser Enzyme könnten eine Ursache für die beschleunigte Entstehung und Progredienz diabetischer Gefäßerkrankungen infolge einer gesteigerten AGE-Bildung sein.

Kapitel 2.3.2 - Die Chemie der AGEs

AGEs sind chemisch außerordentlich heterogen. Sie können in Proteinen intra- und intermolekulare Quervernetzungen (crosslinks) ausbilden. Sie sind teilweise braungelb gefärbt, absorbieren UV-Licht und zeigen eine charakteristische Fluoreszenz mit einem Emissionsmaximum um 420 bis 440 nm nach Anregung mit Licht der Wellenlänge von 380 nm. Aber nicht alle AGEs wirken vernetzend, sind gefärbt, absorbieren UV-Licht oder fluoreszieren.

Kapitel 2.3.2.1 - Carboxymethyllysin

Die azyklische Ketoform des Fructoselysins wird zu 1,2- und 2,3-Dienolen umgelagert, die nach oxidativer Spaltung mittels O_2 bzw. H_2O_2 N^{ε}-Carboxymethyllysin (CML) (Abbildung 6) und Erythronat ergeben. Seine Bildung wird durch die redoxaktiven Metallionen Fe^{3+} und Cu^{2+} beschleunigt. Infolge der oxidativen Abbaumechanismen des Fructoselysins wird es auch als *Glycoxidationsprodukt* bezeichnet. Die Entstehung dieses Glycoxidationsprodukts wird durch Catalase, Metallion-Chelatoren und sauerstofffreie Medien unterdrückt. Die Carboxymethylierung von Lysinen schafft Bindungsstellen für divalente Metallionen, z.B. für Fe- und Cu-Ionen und begünstigt dadurch die Glycoxidation.

Eine weitere Möglichkeit zur Bildung von Carboxymethyllysin besteht in der Reaktion von Glyoxal, Glyceraldehyd, 3-Deoxyglucoson sowie der Dehydroascorbinsäure mit Lysin. Pentosen, Tetrosen und Dehydroascorbat treten in mikromolaren Konzentrationen im Blut auf und sind potente AGE-Bildner von z.B. Carboxymethyllysin und Pentosidin (s.u.). Aus Pentosen entstehen diese AGEs im Gegensatz zu Glucose auch unter antioxidativen Bedingungen in Gegenwart von Übergangsmetallchelatoren. Ähnliche Resultate wurden mit Tetrosen, Triosen und Triosephosphaten, Deoxyglucoson, Methylglyoxal und Glyoxal erhalten. Durch OCl-Ionen (Hypochlorit), welche aus der durch die Myeloperoxidase von Granulocyten katalysierten Reaktion von Cl- mit H_2O_2 entstehen, wird Serin zu Glycolaldehyd oxidiert, welcher sich mit Lysin zu Carboxymethyllysin umsetzt. CML entsteht auch bei der Reaktion von oxidativen Spaltprodukten polyungesättigter Fettsäuren mit Proteinen. Diese Reaktionen, die nicht im Zusammenhang mit der von Glucose abhängigen Glycierung stehen, weisen Beziehungen zum oxidativen Stress der Gewebe auf und sind für etwa 50% des CML-Gehalts der Gewebe verantwortlich.

Carboxymethyllysin kann auch durch oxidativen Abbau von Fructoselysin durch Peroxynitrite entstehen.

Carboxymethyllysin ist das häufigste in vivo nachgewiesene AGE und vernetzt Proteine nicht. Es ist ein Hauptligand für RAGE (Rezeptor für AGEs) und deshalb von pathophysiologischer Signifikanz.

Kapitel 2.3.2.2 - Pentosidin

Pentosidin, eine Imidazopyridinium-Verbindung, entsteht oxidativ durch Reaktionen von Pentosen, Hexosen oder Dehydroascorbinsäure mit der Guanidinogruppe des Arginins und der ε-Aminogruppe des Lysins. Es ist ein vernetzendes Glycoxidationsprodukt und besitzt eine charakteristische Fluoreszenz ($\lambda_{Anregung}$ = 335 nm; $\lambda_{Emission}$ = 385 nm). Der Gehalt der Gewebe an Carboxymethyllysin und Pentosidin widerspiegelt einen über längere Zeit abgelaufenen oxidativen Stress.

Pentosidin kann auch aus Schiff'schen Basen und Amadori-Produkten gebildet werden, die einer oxidativen Spaltung unterliegen. Dabei entstehen intermediär Carbonyle wie Glyoxal, Glycolaldehyd und Glyceraldehyd, die weiter mit Arginin und Lysin zu Pentosidin und anderen AGEs reagieren. Wahrscheinlicher ist aber seine Bildung aus nativen Hexosen oder Pentosen bzw. den entsprechenden Amadori-Produkten. 3-Deoxyglucoson führt nicht zur Bildung von Pentosidin (Abbildung 6).

Strukturformeln von in vivo gebildeten AGEs

Glycoxidationsprodukte:

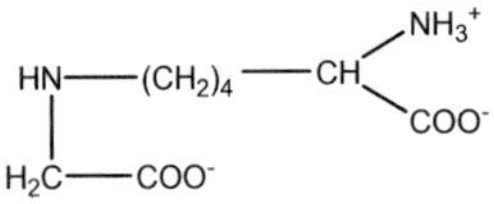

Carboxymethyllysin

Pentosidin

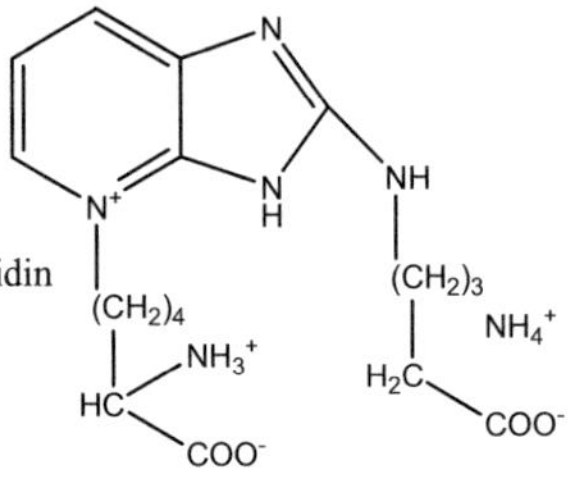

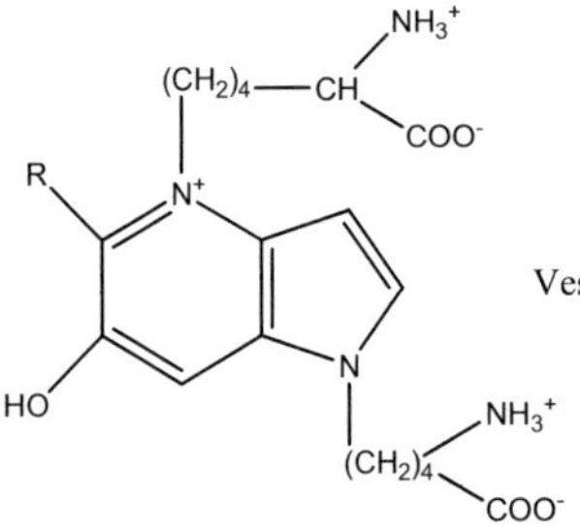

Vesperlysine

Triosidine:

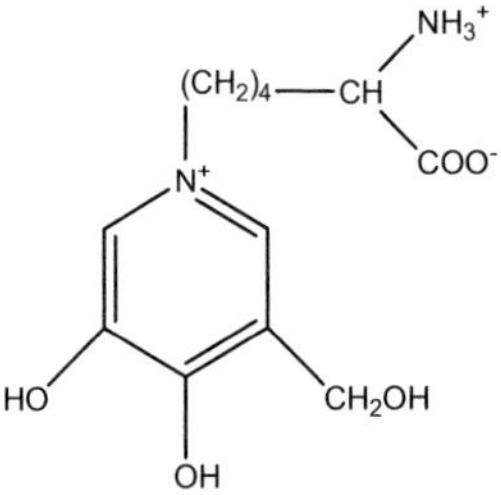

Trihydroxy-triosidin

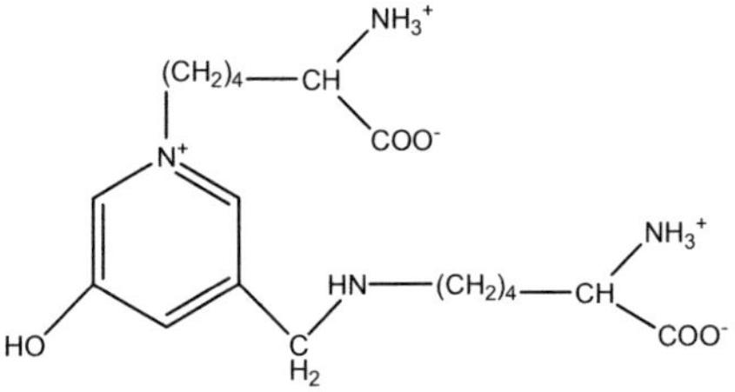

Lysin-hydroxy-triosidin

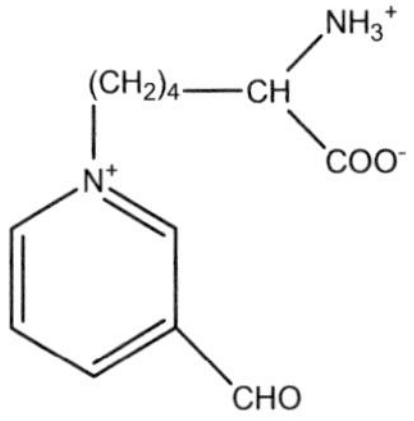

Triosidin-carbaldehyd

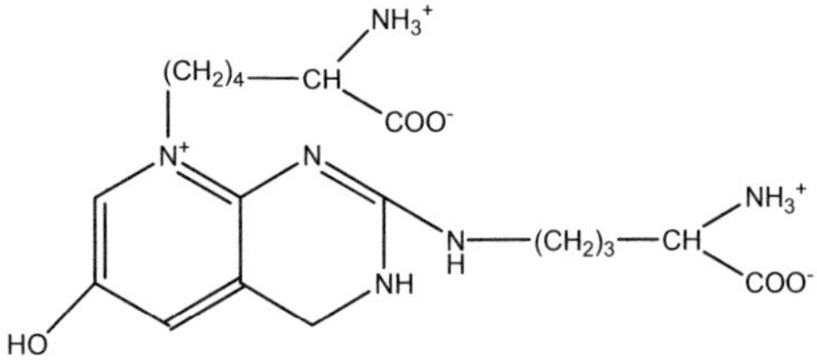

Arginin-hydroxy-triosidin

Bis-Lysyl-imidazolium-Addukte:

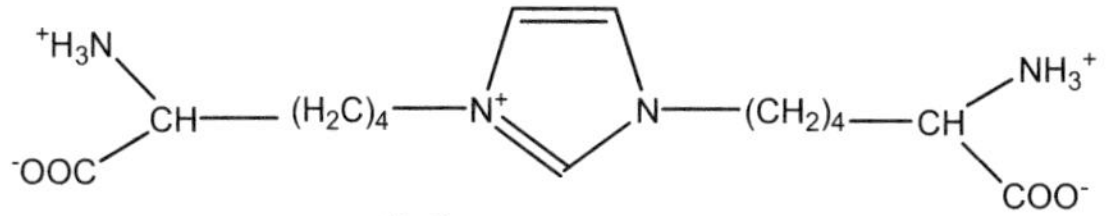

^+H_3N—CH(^-OOC)—$(H_2C)_4$—N$^+$⟨imidazolium⟩N—$(CH_2)_4$—CH(COO^-)—NH_3^+

GOLD
Glyoxal-Lysin-Dimer

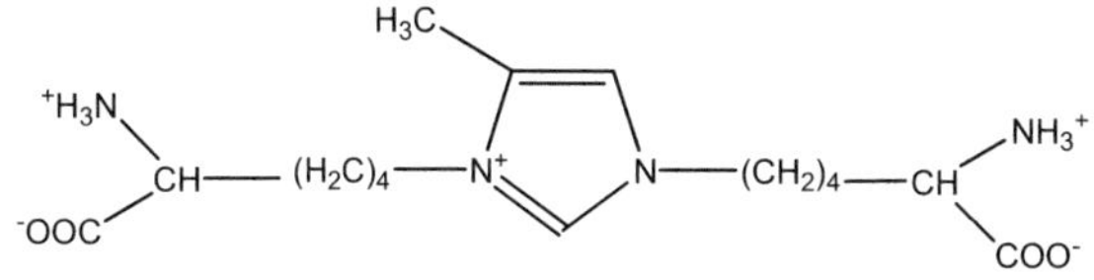

^+H_3N—CH(^-OOC)—$(H_2C)_4$—N$^+$⟨imidazolium, H_3C⟩N—$(CH_2)_4$—CH(COO^-)—NH_3^+

MOLD
Methylglyoxal-Lysin-Dimer

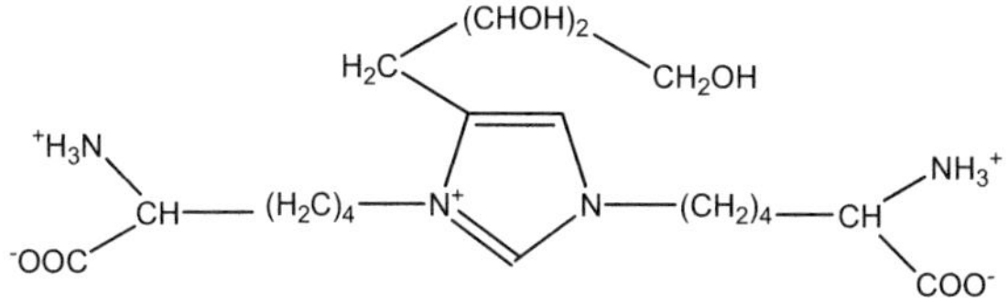

^+H_3N—CH(^-OOC)—$(H_2C)_4$—N$^+$⟨imidazolium, H_2C–$(CHOH)_2$–CH_2OH⟩N—$(CH_2)_4$—CH(COO^-)—NH_3^+

DOLD
Desoxyglucoson-Lysin-Dimer

Hydroimazolone:

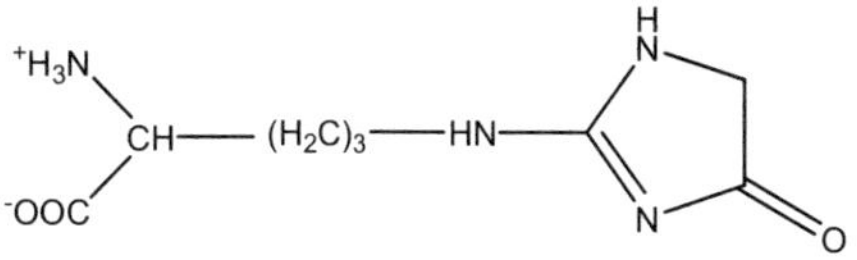

^+H_3N—CH(^-OOC)—$(H_2C)_3$—HN—⟨imidazolone, N–H, =O⟩

G-H1 mit Glyoxal

^+H_3N—CH(^-OOC)—$(H_2C)_3$—HN—⟨imidazolone, N–H, CH_3, =O⟩

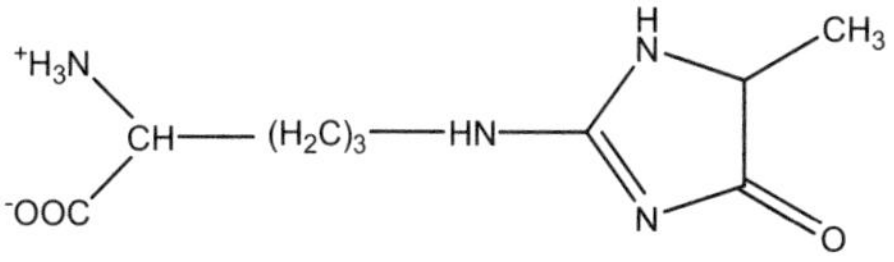

MG-H1 mit Methyl-glyoxal

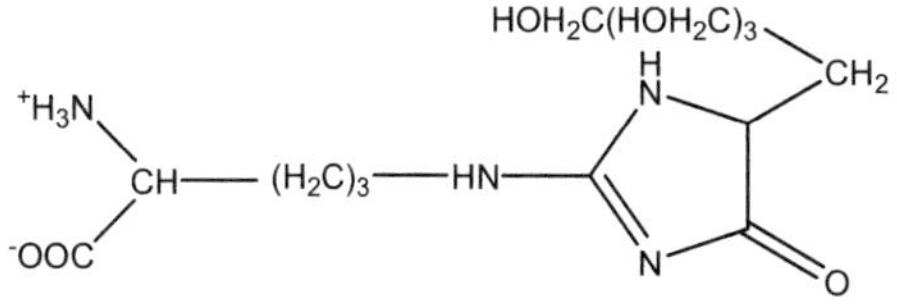

^+H_3N—CH(^-OOC)—$(H_2C)_3$—HN—⟨imidazolone, N–H, $HOH_2C(HOH_2C)_3$–CH_2, =O⟩

3DG-H1 mit Desoxy-glucoson

45

Monolysyladdukte:

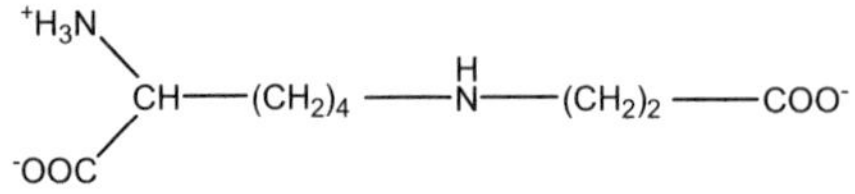

Carboxyethyllysin

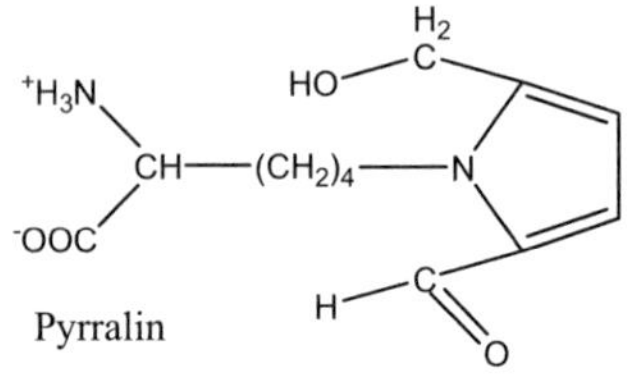

Pyrralin

Arginin-Lysin-Addukte:

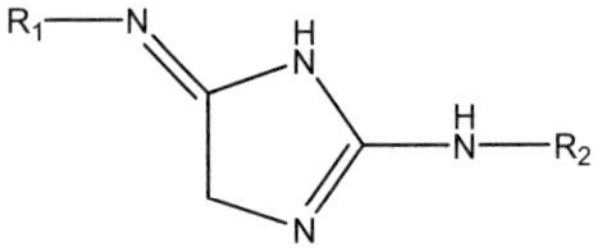

GODIC Glyoxal-Lysin-Arginin-Dimer

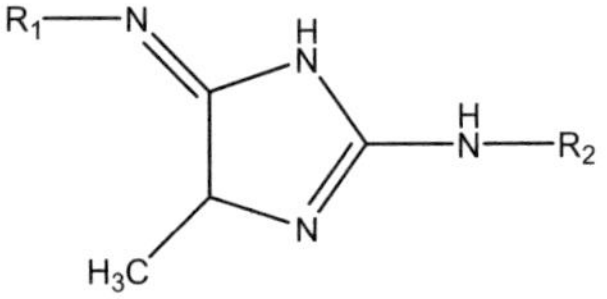

MODIC Methylglyoxal-Lysin-Arginin-Dimer

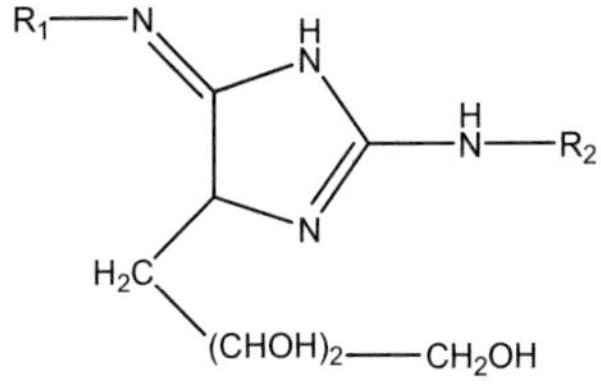

DOGDIC Didesoxyoson-Lysin-Arginin-Dimer

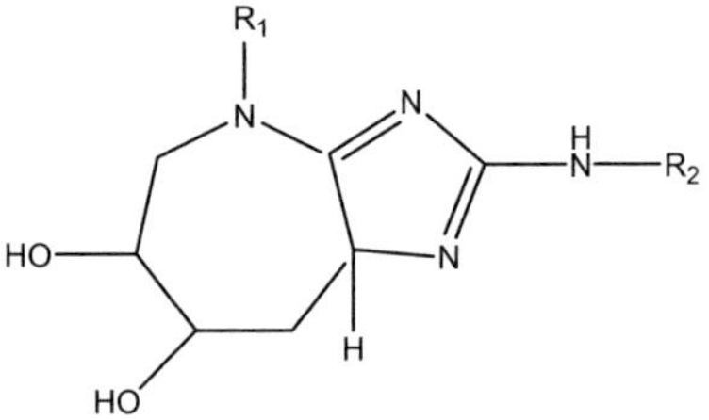

Glucosepane:: Glucose-abhängiger Dicarbonyl-Crosslink zwischen Arginin und Lysin

R_1 = Lysylrest; R_2 = Argininrest

Alkylamide:

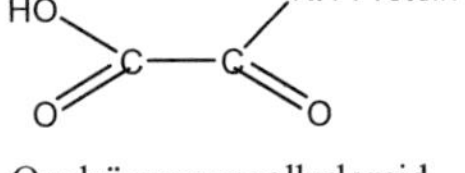

Oxalsäuremonoalkylamid

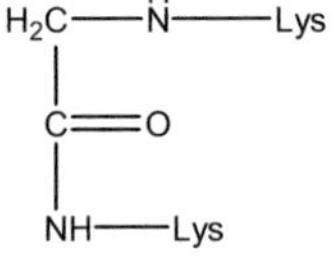

Glyoxal-Lysinamid

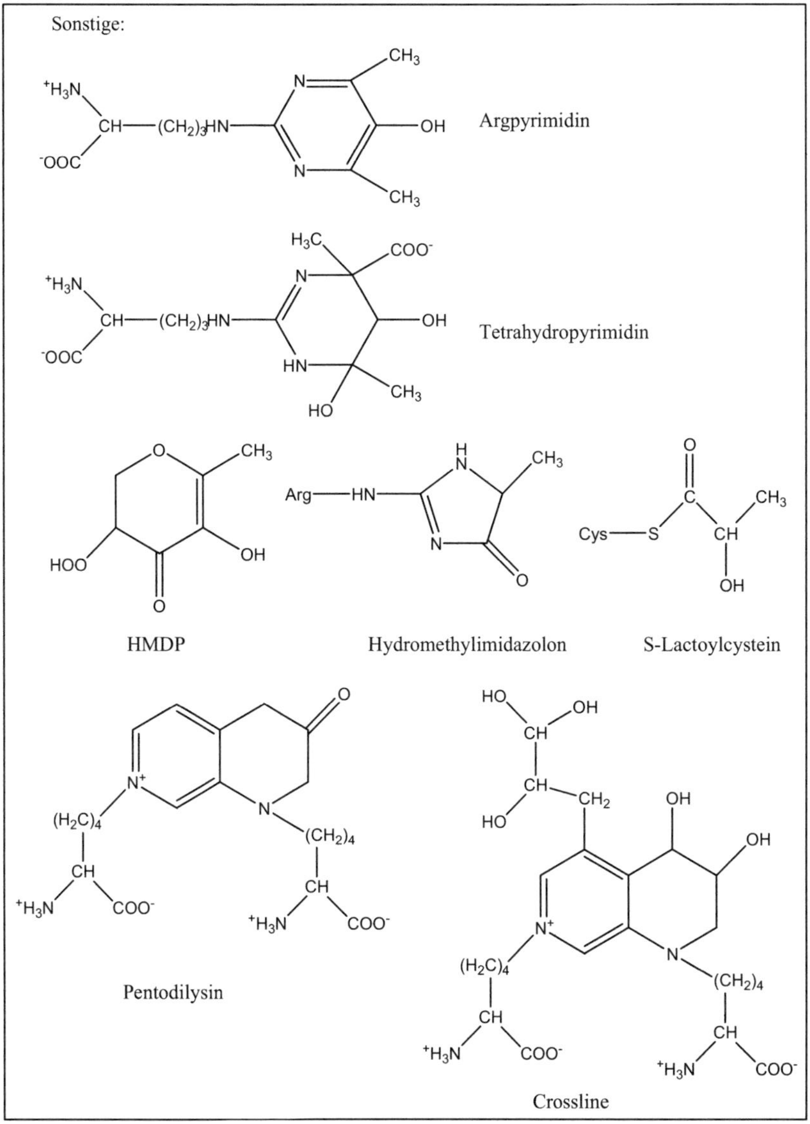

Abbildung 6 - Strukturformeln von in vivo gebildeten späten Maillard-Produkten (AGEs)

Kapitel 2.3.2.3 - Imidazol-Derivate und S-Lactoylcystein

Die Imidazolone A und B werden durch Reaktion von 3-Deoxyglucoson mit der Guanidinogruppe des Arginins gebildet. Imidazolone sind die bedeutendsten mit 3-Deoxyglucoson gebildeten AGEs. 5-Methylimidazolone wurden immunchemisch in arteriosklerotischen Läsionen nachgewiesen. Sie scheinen physiologische Liganden für AGE-Rezeptoren zu sein. Tetrahydropyrimidin und Hydroimidazolone sind weitere Kondensationsprodukte von Methylglyoxal mit Arginin (118).

Die Dicarbonyle Glyoxal, Methylglyoxal und 3-Deoxyglucoson bilden mit Arginin Hydroimidazolone (G-H1, MG-H1, 3DG-H1, Abbildung 6). Die Konzentration der Hydroimidazolone ist im Serum von Typ 2-Diabetikern erhöht. Hydroimidazolone sind die häufigsten und bedeutendsten intrazellulären AGEs (119).

Imidazolysine, Imidazolium-Verbindungen, sind MOLD (Methylglyoxal-Lysindimer), gebildet aus Methylglyoxal und zwei Lysinresten, und ein durch Glyoxal vernetztes Lysindimer (GOLD). Im Ergebnis der Reaktionen von Methylglyoxal mit den ε-Aminogruppen von Lysylresten treten intermediär proteingebundene Radikale auf (119). Die Reaktion von 3-Deoxyglucoson mit Lysin führt zur Bildung von Deoxyglucoson-Lysindimeren (DOLD) (Abbildung 6). Die Entstehung von GOLD, MOLD und DOLD beruht auf einem gemeinsamen Reaktionsmechanismus und führt zu einer gemeinsamen Grundstruktur. Carboxymethyllysin, Carboxyethyllysin, GOLD und MOLD sind wesentliche Marker der Maillard-Reaktion in den Geweben. Die Konzentrationen an GOLD und MOLD sind 10- bis 50-fach höher als die von Pentosidin. GOLD und MOLD wurden in Plasmaproteinen beim Diabetes, in Collagenen und in gealterten Linsen nachgewiesen.

Durch Bindung von Methylglyoxal an die SH-Gruppe des Cysteins in Proteinen wird S-Lactoylcystein gebildet. Glyoxal bzw. Glycolaldehyd und Cystein bilden Carboxymethylcystein. Die nucleophile SH-Gruppe setzt sich mit Carbonylen schnell um. Dies kann zu einer Inaktivierung von Cystein-Proteinasen, wie bestimmten Cathepsinen führen.

Kapitel 2.3.2.4 - Pyrralin, Crosslines, Vesperlysine, Argpyrimidin und Carboxyethyllysin

Das vernetzende AGE Pyrralin entsteht durch Bindung von 3-Deoxyglucoson an die ε-Aminogruppe von Lysylresten und Zyklisierung. Ein Abbauprodukt der Ascorbinsäure, die L-Threose, bildet mit Lysin ein vernetzendes AGE, das Formyl-Threosyl-Pyrrol (FTP), welches in Plasmaproteinen nachgewiesen wurde.

Crossline A und B werden nichtoxidativ durch die Reaktion zweier Glucosemoleküle mit den ε-Aminogruppen zweier Lysine erhalten.

Die fluoreszierenden und vernetzenden Vesperlysine (A, B, C) sind Glycoxidationsprodukte ähnlich dem Pentosidin. Sie werden aus oxidativen Abbauprodukten der Glucose, Ribose oder Ascorbinsäure und zwei Lysinresten gebildet.

Ein aus der Kondensation von Arginin mit Methylglyoxal entstandenes Argpyrimidin ist im Serum, in Linsenproteinen, in Cornea- und Haut-Collagenen sowie in Nieren- und Hirnarterien von Diabetikern und Patienten mit Niereninsuffizienz nachgewiesen worden. Seine Konzentration ist in diabetischen Seren 2- bis 3-fach und in diabetischen Cataracten 7-fach höher als in Normalseren bzw. Alterscataracten. Insgesamt ist die Argpyrimidin-Menge in den Geweben 10- bis 25-fach höher als die Pentosidin-Konzentration.

Carboxyethyllysin entstammt der Reaktion von Methylglyoxal mit der ε-Aminogruppe von Lysinresten (119).

Argpyrimidin und Carboxyethyllysin können in Proteinen auch nach Kondensation mit Glyceraldehyd entstehen.

Kapitel 2.3.2.5 - Amide

Amide sind eine Klasse vernetzender AGEs, die oxidativ über Glyoxal aus Glucose und anderen physiologischen Zuckern sowie aus Amadori-Produkten gebildet werden. In braunen Linsenproteinen wurde das Derivat Glyoxal-Lysinamid (GOLA) nachgewiesen, welches in das Lysylamid des Carboxymethyllysins überführt werden kann. Oxalsäuremonoalkylamid ist ein Maillard-Produkt der Ascorbinsäure, welches unter aeroben Bedingungen aus der Reaktion von Oxidationsprodukten der Ascorbinsäure mit Aminogruppen der Proteine entsteht. Es wurde in Linsenproteinen immunchemisch nachgewiesen.

Kapitel 2.3.2.6 - HMDP

Das hydrophile Hydroperoxid 3-Hydroxy-5-hydroperoxy-2-methyl-5,6-dihydropyran-4-on (HMDP) ist ein vernetzendes AGE mit eiweißdenaturierenden Wirkungen, welches im Plasma von Typ 2-Diabetikern vermehrt gefunden wurde. In Anwesenheit von Cu- oder Fe-Ionen verursacht HMDP einen oxidativen Abbau des Lipidanteils von Lipoproteinen.

Kapitel 2.3.7.7 - Triosidine

Triosidine, in Analogie zum Pentosidin benannt, entstehen durch Reaktionen der Triosen Glyceraldehyd und Dihydroxyaceton mit Lysin- und Argininresten. Vier Pyridinium-Verbindungen wurden isoliert.
Lys-Hydroxytriosidin und Arg-Hydroxytriosidin sind fluorescierende, UV-absorbierende Lys-Lys- und Lys-Arg-vernetzende AGEs. Trihydroxytriosidin und Triosidincarbaldehyd sind UV-absorbierende, aber nicht vernetzende Lysinaddukte (Abbildung 6).
Nach Inkubation von Glyceraldehyd mit Corneaproteinen wurden Triosidine in den Collagenen der Cornea nachgewiesen.
Glyceraldehyd ist ein Hauptabbauprodukt der Fructose. Ein hoher Konsum dieses Zuckers, z.B. als Ersatz für Glucose beim Diabetiker, kann von Bedeutung für eine vermehrte Bildung von Triosidinen sein.
Eine weitere Pyridinium-Verbindung, das GLAP (**Gl**ycer**al**dehyd-abhängiges **P**yridinium-Derivat) entsteht durch Umsetzung von Aminen (z.B. der ε-Aminogruppe des Lysins) mit Glyceraldehyd. Die Carbonyle Glycolaldehyd und 3-Deoxyglucoson bilden ähnlich strukturierte AGEs.

Kapitel 2.3.2.8 - Glucosepane und verwandte Verbindungen

Die Arginin-Lysin-Crosslinks Glucosepane, GODIC (Glyoxal-Lysin-Arginin-Dimer), MODIC (Methylglyoxal-Lysin-Arginin-Dimer) und DOGDIC (Didesoxyoson-Lysin-Arginin-Dimer) entstehen mittels Dicarbonyl-Vorläufermolekülen (Abbildung 6). Von diesen Dicarbonylen scheint Lysin-gebundenes Didesoxyoson für die Bildung von Glucosepane von besonderer Bedeutung zu sein, da es im intermediären Stoffwechsel nicht abgebaut oder entgiftet werden kann. Die Dicarbonylverbindung wird aus dem Amadori-Produkt Fructoselysin gebildet. Oxidationsprodukte von Glucosepane führen zu neuen Quervernetzungen in Proteinen.

Diese heterozyklischen, Proteine vernetzenden AGEs wurden sowohl bei Gesunden als auch bei Diabetikern in Serum- und Linsenproteinen sowie in Collagenen der Haut und der glomerulären Basalmembranen vermehrt nachgewiesen.

Eine Übersicht über die chemischen Eigenschaften der beschriebenen AGEs vermitteln die Abbildung 6 und Tabelle 7.

Kapitel 2.3.2.9 - Fortgeschrittene Lipoxidationsprodukte (advanced lipoxidation end products, ALEs)

Die mehrfach ungesättigten Fettsäuren der Membranlipide und Lipoproteine unterliegen oxidativen Veränderungen, die zu kleinmolekularen Aldehyden, wie 2-Alkenalen und 4-Hydroxy-2-alkenalen führen. Unter den 2-Alkenalen dominiert das Acrolein. Der bedeutendste Vertreter der 4-Hydroxyalkenale ist das 4-Hydroxy-2,3-nonenal, welches aus der Peroxidation ω6-ungesättigter Fettsäuren (Linolen- und Arachidonsäure) entsteht. Andere bedeutende reaktive Carbonyle sind Malondialdehyd und Glyoxal (Abbildung 5).

Diese Aldehyde setzen sich mit nucleophilen Gruppen in Proteinen (Amino-, Guanidino-, Imidazol- und Sulfhydrylgruppen) und DNA (Guanin) zu den advanced lipoxidation endproducts (ALEs) um, die eine ähnliche Bedeutung wie die AGEs haben. Einige dieser Produkte sind in Abbildung 6 und Tabelle 7 dargestellt. Durch Modifikation der

ϵ-Aminogruppen des Lysins mit Malondialdehyd entsteht N^{ϵ}-(2-Propenal)-Lysin (Malondialdehyd-Lysin).
4-Hydroxynonenal bildet mit Lysinresten ebenfalls ALEs. Sie akkumulieren in oxidierten LDL, Matrix- und Membranproteinen.

Kapitel 2.3.2.10 - AGEs, ALEs und EAGLEs

Baynes und Thorpe bezeichnen eine Gruppe von AGEs und ALEs als EAGLEs (either advanced glycation or lipoxidation endproducts), weil sie sowohl durch identische Carbonyle aus dem Kohlenhydratabbau als auch aus der Lipidoxidation gebildet werden können. Dazu zählen Carboxymethyllysin, Carboxyethyllysin, 5-Methylhydro-imidazolon, Argpyrimidin, GOLD und MOLD (Tabelle 7).

Kapitel 2.3.2.11 – Arginin-Lysin-Imidazol (ALI), N^{ω}-Carboxymethylarginin, AGE-X1

Die bisher isolierten und charakterisierten AGEs stellen nur einen Teil der in vivo gebildeten AGEs dar. In einer Studie mit dem Modelldipeptid N-CBZ-Arginin-Lysin und Glucose wurde ein vernetzendes AGE mit einer Imidazolstruktur isoliert – Arginin-Lysin-Imidazol (ALI). Diese Verbindung reagierte mit Antikörpern, die durch Immunisierung mit AGE-Albumin erhalten worden waren. Die Eigenschaften von ALI, Immunreaktivität, Säurelabilität und die Hemmbarkeit seiner Bildung durch Aminoguanidin, legen nahe, dass es ein Vertreter einer bedeutenden Klasse von in vivo vorkommenden AGEs sein könnte.
Das vorgeschlagene Reaktionsschema seiner Bildung zeigt, dass Dehydratisierungen eine wesentliche Rolle spielen. Eine Wasserabspaltung aus Fructoselysin liefert eine an die Aminosäure gebundene Dicarbonylverbindung. Dieses Dion kondensiert mit der Guanidinogruppe des Arginins zu einem Imidazolring. Der Reaktionsmechanismus könnte auch bei AGE-Bildungen in vivo ablaufen.

Tabelle 7 - AGEs, ALEs und EAGLEs

Herkunft	Addukte	Struktur
AGEs		
	Pentosidin	Arginin-Lysin-Crosslink
	Pyrralin	Lysin-Pyrrolcarboxaldehyd
	Imidazolone	3-Desoxyglucoson-Arginin-Addukte
	Crosslines	Dilysin-Crosslinks
	Vesperlysine	Dilysin-Crosslinks
	Glucosepane	Lysin-Arginin-Crosslink
	MODIC	Methylglyoxal-Lysin-Arginin-Dimer
	DOGDIC	Didesoxyoson-Lysin-Arginin-Dimer
ALEs		
	Malondialdehyd-Lysin	
	(N^{ε}-Propenal-Lysin)	Schiff'sche Base
	Hydroxynonenal-Lysin	Michael-Kondensationsprodukt
	Hydroxynonenal-Lysin	Pyrrol
	Levuglandin-Addukte	Pyrrole
	N^{ε}-(Hexanoyl)-Lysin	Amid
	2-Hydroxy-3-imino-1,2-dihydropyrrol	Dilysin-Pyrrol
EAGLEs		
	N^{ε}-Carboxymethyllysin	N-Carboxyalkyl-Addukt
	N^{ε}-Carboxyethyllysin	N-Carboxyalkyl-Addukt
	5-Methyl-hydroimidazol	Arginin-Methylglyoxal-Imidazolon
	Argpyrimidin	Arginin-Methylglyoxal-Pyrimidin-Derivat
	Glyoxal-Lysin-Dimer (GOLD, Imidazolysin)	Imidazolium-Verbindung aus 2 Lysinen und Glyoxal
	Methylglyoxal-Lysin-Dimer (MOLD, Methylimidazolysin)	Imidazolium-Verbindung aus 2 Lysinen und Methylglyoxal
	GODIC	Glyoxal-Lysin-Arginin-Dimer

Alle diese Verbindungen wurden mit chemischen oder immunchemischen Methoden in vivo nachgewiesen.

AGEs: entstammen dem Kohlenhydratstoffwechsel; ALEs sind Produkte von Lipoxidationsreaktionen; EAGLEs können sowohl aus Intermediaten des Kohlenhydratstoffechsels als auch der Lipoxidation gebildet werden. Einzelheiten siehe Text.

Modifiziert nach Baynes und Thorpe [11]

Ein weiteres säurelabiles AGE, N^{ω}–Carboxymethylarginin, wurde nach in vitro-Glycierung aus Hautcollagenen isoliert und später auch in vivo in verschiedenen Proteinen gefunden.

Ein in vitro durch Inkubation von Glucose mit Lysin erhaltenes fluoreszierendes und vernetzendes AGE (AGE-X1; Fluorolink) ist ein Naphthyridiniumderivat, welches immunchemisch in verschiedenen AGE-modifizierten Proteinen und gealterten Linsenproteinen nachgewiesen wurde.

Kapitel 2.3.2.12 - Säurehydrolyseprodukte von AGEs

Ein wenig bekanntes AGE ist MRX (**M**aillard-**R**eaktionsprodukt **X**), welches aus Serum- und Harnproteinen nach Säurehydrolyse isoliert wurde. Es entsteht auch nach Inkubation von Glucose mit Arginin und Cystein. Unter hyperglycämischen Bedingungen wird die fluoreszierende und quervernetzende Verbindung vermehrt gebildet (Abbildung 7).

4(5)-(2-**f**uranyl)-1H-**i**midazol (FFI) (Abbildung 7): Obwohl FFI als ein bei der Säurehydrolyse Glucose-modifizierter Proteine entstandener Artefakt identifiziert wurde, hat seine Beschreibung als vernetzendes AGE und die Verwendung als Hapten zur Erzeugung AGE-spezifischer Antiseren zum Fortschritt der Forschung beigetragen.

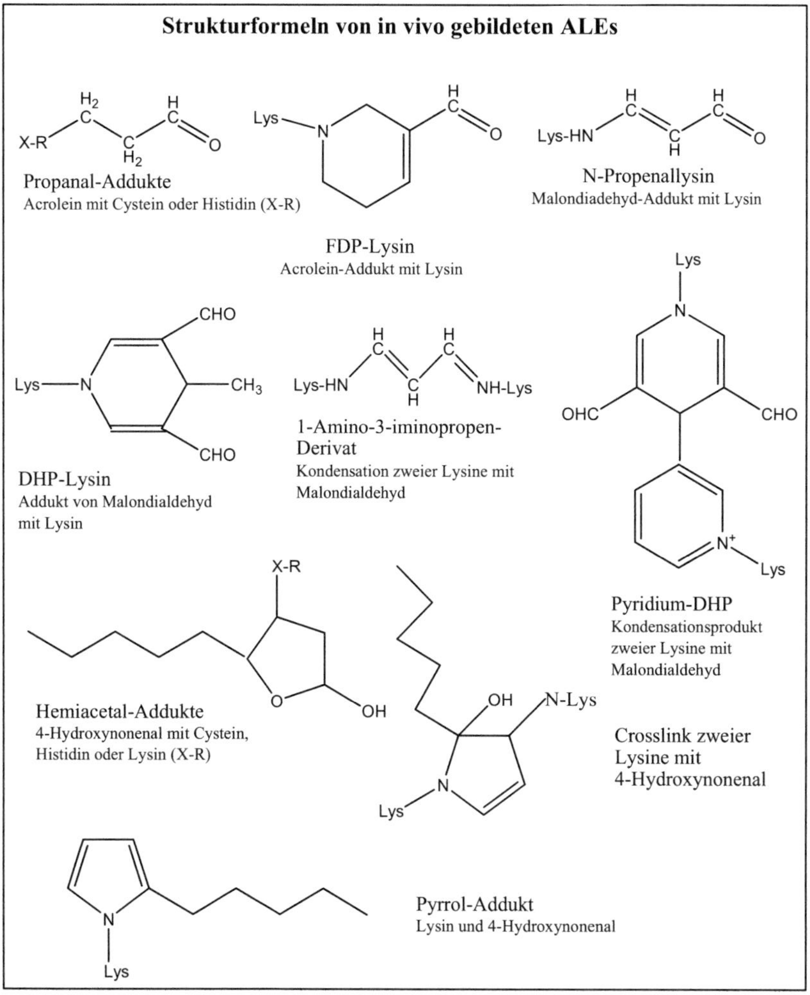

Strukturformeln von in vivo gebildeten ALEs

Propanal-Addukte
Acrolein mit Cystein oder Histidin (X-R)

FDP-Lysin
Acrolein-Addukt mit Lysin

N-Propenallysin
Malondiadehyd-Addukt mit Lysin

DHP-Lysin
Adukt von Malondialdehyd
mit Lysin

1-Amino-3-iminopropen-
Derivat
Kondensation zweier Lysine mit
Malondialdehyd

Pyridium-DHP
Kondensationsprodukt
zweier Lysine mit
Malondialdehyd

Hemiacetal-Addukte
4-Hydroxynonenal mit Cystein,
Histidin oder Lysin (X-R)

Crosslink zweier
Lysine mit
4-Hydroxynonenal

Pyrrol-Addukt
Lysin und 4-Hydroxynonenal

Abbildung 7 - Strukturformeln von in vivo gebildeten fortgeschrittenen Lipoxidationsprodukten (ALEs).

Strukturformeln von AGEs nach Säurehydrolyse

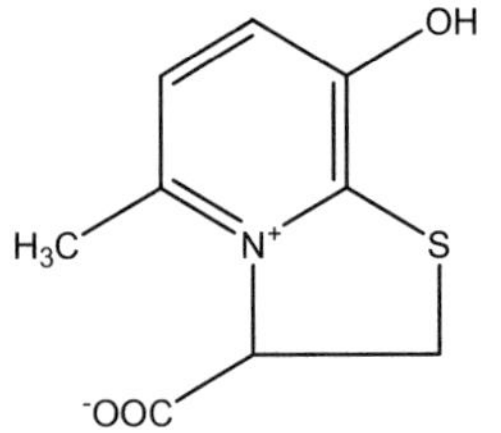

Maillard-Reaktionsprodukt X

Kondensationsprodukt aus Glucose mit Cystein und Arginin

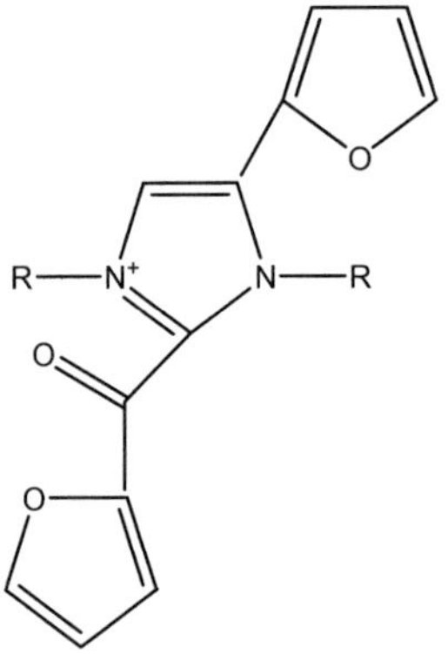

FFI
2-(2-Furoyl)-4(5)-(2-furanyl)-1H-imidazol

Kondensationsprodukt aus zwei Glucosemolekülen mit zwei Lysinresten

Abbildung 8 - Strukturformeln von AGEs nach Säurehydrolyse (MRX, FFI)

Ein weiteres nach Säurehydrolyse erhaltenes AGE ist 2-(2-**F**uroyl)-OP-Lysin (2-Ammonio-6-(**oxo**pyridinium-1-yl)-hexanoat, ein Oxopyridin-Derivat des Lysins wurde aus Säurehydrolysaten von diabetischen und Alterscataracten isoliert. Ein Hydroxymethylderivat des OP-Lysins (auch als GA-Pyridin beschrieben) wird aus Dehydroascorbinsäure, ihren Abbauprodukten Erythrulose bzw. Threose oder Glycolaldehyd mit Lysin gebildet. Es wurde in arteriosklerotischen Plaques nachgewiesen. OP-Lysine zeigen strukturelle Ähnlichkeiten mit den AGEs GLAP und Vesperlysin A.

Kapitel 2.3.3 - Folgen der AGE-Bildung in Proteinen

AGEs kommen intra- und extrazellulär vor. Den AGE-Gehalt verschiedener Proteine gesunder Probanden zeigt die Tabelle 8. Im Vergleich mit Tabelle 4 wird deutlich, dass die Menge an Amadori-Addukten wesentlich höher ist als an AGEs. Die AGE-Konzentration in intrazellulären Proteinen ist höher als in extrazellulären Proteinen, z.B. Carboxymethyllysin der Plasmaproteine beträgt ca. 21 µmol/mol Lysin, in zellulären Proteinen 68-233 mmol/mol Lysin.

Tabelle 8 - AGE-Gehalt von Proteinen

AGE	Gewebe	Konzentration	Altersabhängigkeit (x Jahr)
CML	Linse	0 - 8 mmol/mol Lysin	[CML] (mmol/mol Lysin) = 0,079 x + 0,4
	Hautcollagen	0 - 2 mmol/mol Lysin	[CML] (mmol/mol Lysin) 0,02 x
CMhL	Hautcollagen	0 - 6 mmol/mol Hydroxylysin	[CMhL] (mmol/mol hLys) 0,06 x
Pyrralin	Plasma-proteine	12,8 +/- 5,6 pmol/ mg Protein	
Pentosidin (PEN)	Hautcollagen	5 - 70 pmol/mg Collagen	[PEN] (pmol/mg Collagen) = 0,002 x^2 + 0,214 x + 5,69
	Plasma-proteine	151 +/- 55 nM	

CML= N^ε-Carboxymethyllysin; CMhL = N^ε-Carboxymethylhydroxylysin
Nach Westwood und Thornalley [137]

Die biologische Halbwertszeit der meisten Zell- und Plasmaproteine bewirkt, dass die Menge an Amadori-Produkten stabil bleibt. Ein bedeutender Unterschied zwischen Amadori-Addukten und AGEs besteht darin, dass die erst genannten im Gleichgewicht mit Glucose stehen, während die AGEs irreversibel besonders in langlebigen Proteinen wie Collagenen, Elastinen, Myelinen, Linsenproteinen und Histonen akkumulieren (122). Ihre Akkumulationsrate ist proportional zur zeitintegrierten Blutglucosekonzentration über eine lange Zeitspanne. Während die Zeit ihrer Entstehung in extrazellulären Proteinen auf Wochen und Monate bemessen wird, ist die Bildung intrazellulärer AGEs schon nach 24 Stunden beobachtet worden, was auf die Wirkung von Carbonylen, wie Triosephosphate und Methylglyoxal zurückgeführt werden kann.

Tabelle 9 - AGEs als Pathogenesefaktoren diabetischer vasculärer Folgeerkrankungen und Mediatoren von Alterungsprozessen

---

- Extra- und intrazelluläre Bildung in Proteinen, Lipiden und DNA
- Akkumulation in Proteinen mit einer langen biologischen Halbwertszeit
- intra- und intermolekulare Quervernetzungen in Proteinen
- Hemmung von Proteolyse und Proteinumsatz
- Veränderungen physikochemische und biologische Eigenschaften von Proteinen
- Bindung an AGE- und Scavenger-Rezeptoren
- Induktion von Chemotaxis und Proliferation bei Monocyten und Makrophagen
- gesteigerte Expression von CD14 (Rezeptor für bakterielle Lipopolysaccharide)
- Freisetzen von Cytokinen und Wachstumsfaktoren durch Makrophagen, Monocyten, Lymphozyten, Fibroblasten und mesangiale Zellen nach Bindung an AGE-Rezeptoren
- Stimulation der Synthese von Zelladhäsionsproteinen (VCAM-1, ICAM-1, PECAM-1, E-Selectin), Plasminogenaktivator-Inhibitor-1 und Endothelin, Hemmung der Produktion von Prostacylin durch Endothelien
- gesteigerte Permeabilität von Endothelien und Zunahme ihrer prokoagulatorischen Aktivität
- vermehrte Synthese von Basalmembranproteinen durch mesangiale Zellen und Endothelien

- Stimulierung der Angiogenese
- Inaktivierung des endothelialen Relaxationsfaktor NO· und der induzierbaren NO-Synthase (i-NOS)
- Induktion von oxidativem Stress (Endothelien, mesangiale Zellen, Neurone)
- cytotoxisch für Nervenzellen, Pericyten, Endothelien, Mesothelzellen
- Induktion von Apoptosen
- proapoptotische Wirkungen auf Endothelien, Hautfibroblasten, Glia
- über die Bildung proinflammatorischer Cytokine, von Adhäsionsproteinen, Chemokinen und reaktiven Sauerstoffspecies an Entzündungsreaktionen beteiligt
- Bindung von nicht-AGE-modifizierten Proteinen an AGE-modifizierte Proteine, insbesondere Collagene, mit Bildung von Immunkomplexen, Komplementaktivierung, Akkumulation von LDL und IgG
- Beeinflussung der Biosynthese von glycosylierenden Enzymen und Glycolipidem
- Steigerung der Zellproliferation (glatte Muskulatur der Gefäße, Fibroblasten, Mikroglia)
- Bildung von Autoantikörpern
- Beeinflussung der zellulären Signaltransduktion nach Rezeptorbindung
- Akkumulation in DNA, Erhöhung der Mutationsrate, Genotoxizität.

Einige Eigenschaften der AGEs, die für das Entstehen diabetischer Spätschäden verantwortlich gemacht werden, sind in Tabelle 9 aufgeführt. Neben den erwähnten Quervernetzungen, die Veränderungen physikalisch-chemischer und funktioneller Eigenschaften von Proteinen bedingen, sind AGEs chemotaktisch wirksam, stimulieren die Freisetzung von Cytokinen, Wachstumsfaktoren und Endothelin-1 sowie die Expression gerinnungsaktiver und zelladhärierender Proteine, binden andere Proteine, steigern die Permeabilität von Endothelien für Glucose-modifizierte und native Proteine, inaktivieren den endothelialen Relaxationsfaktor Stickstoffmonoxid (NO) und erhöhen dadurch die Proliferation der glatten Gefäßmuskulatur und von Fibroblasten sowie den Blutdruck und heben die NO-induzierte Thrombocyten-Aggregation auf. NO hemmt in Modellversuchen die Bildung von Glycoxidationsprodukten, wie Pentosidin aufgrund seiner reduzierenden Eigenschaften. AGEs inaktivieren die endotheliale NO-Synthase und hemmen auch ihre Expression durch einen gesteigerten Abbau der mRNA. Sie tragen damit zur Verminderung von Stickstoffmonoxid in den Gefäßen bei. Andererseits wurde über eine Induktion der iNO-Synthase durch AGE-Albumin in Makrophagen und Gliazellen berichtet.

AGEs beeinträchtigen die durch Acetylcholin bewirkte Vasodilatation über Hemmung einer cGMP-abhängigen Proteinkinase in Endothelien. Zudem verstärken sie die Hyperglycämie-assoziierte Verminderung an NO auch durch Hemmung der Experssion der endothelialen NO-Synthase (eNOS).

In gelagerten Erythrocyten ist der Carboxymethyllysin-Gehalt der Zellmembranen im Vergleich zu frisch entnommenen Blutkörperchen deutlich höher, was Wechselwirkungen mit RAGE, oxidativen Stress und Schädigungen der Endothelien nach einer Bluttransfusion auslösen könnte.

AGEs steigern die Aktivitäten der ß-Galactosidase, Fucosidase und Neuraminidase, hemmen Fucose- und Sialyltransferasen und stimulieren die Biosynthese von Glycosphingolipiden in Endothelien. Als Folge der geänderten Enzymaktivitäten können Veränderungen in der Kohlenhydratzusammensetzung von Glycoproteinen und Glycolipiden in den Zellmembranen der Endothelien auftreten, die Ursache veränderter Zell-Zell- und Zell-Matrix-Wechselwirkungen sind.

AGEs sind immunogen und bewirken die Bildung von Autoantikörpern. Sie sind auch embryotoxisch und könnten bei der weiblichen Infertilität eine Rolle spielen.

AGEs verschiedener Herkunft und Bildung zeigen unterschiedliche biologische Effekte. Als besonders toxisch werden AGEs angesehen, die sich vom Glyceraldehyd und Glycolaldehyd ableiten.

Kapitel 2.4 - Eine fatale Kombination: Maillard-Reaktion, oxidativer Stress und Carbonyl-Stress
Kapitel 2.4.1 - Was ist oxidativer Stress?

Im mitochondrialen Elektronentransport der Atemkette entstehen als Nebenprodukte partiell reduzierte Superoxid-Anion-Radikale und in der Folge Wasserstoffperoxid und Hydroxyl-Radikale:

$$O_2 \longrightarrow O_2^{-}\cdot \longrightarrow H_2O_2 \longrightarrow OH\cdot$$

Etwa 10^{12} Sauerstoffmoleküle werden in einer atmenden Zelle täglich reduziert. Dabei entstehen etwa 2% (2×10^{10}) $O_2^{-}\cdot$- und H_2O_2-Moleküle, die durch zelluläre antioxidative Mechanismen abgefangen werden. Hyperglycämie bewirkt eine Stimulierung der Zellatmung, wodurch eine Überproduktion von Superoxid-Anionen infolge des gesteigerten Elektronentransports durch die innere Mitochondrienmembran einsetzt.

Besonders Methylglyoxal-modifizierte mitochondriale Proteine (Hydroimidazolone) führen zu einer vermehrten Produktion von Superoxid-Anionen und einer reduzierten oxidativen Phosphorylierung.

Weitere Quellen für Superoxid-Anionen und Wasserstoffperoxid sind die Oxidase-Aktivitäten in den Peroxisomen sowie die Aktivierung der membrangebundenen NADPH-Oxidase verschiedener Zellen.

Die Fähigkeit, sich vor den Wirkungen reaktiver Sauerstoffspecies zu schützen, ermöglicht Organismen die aerobe Lebensweise.

Radikale enthalten ungepaarte Elektronen und spielen eine wichtige Rolle im oxidativen Stressgeschehen. Sie sind hoch reaktiv und setzen sich rasch mit nichtradikalischen Makromolekülen, wie Proteinen, Lipiden, DNA und Kohlenhydraten um, wobei sie entweder Elektronen abgeben oder aufnehmen. Die Lipidperoxidation ist ein besonders gut untersuchtes Beispiel für die Wirkung von Sauerstoffradikalen.

Beispiele für freie Radikale sind das Hydroxylradikal ($OH\cdot$), das Superoxid-Anion ($O_2^{-}\cdot$) (reaktive Sauerstoffspecies, zu denen auch das Peroxid H_2O_2 gehört) sowie Übergangsmetalle wie Eisen und Kupfer, als auch Stickstoffmonoxid (NO·) und Peroxynitrit (ONOO⁻). Das Hydroxylradikal ist das potenteste Oxidationsmittel mit einer sehr kurzen Halbwertszeit. Superoxid-Anionen wirken schwach oxidierend. Sie reduzieren viel stärker Eisenkomplexe wie die Cytochrome. Ihre biologische Bedeutung liegt in der Bildung von Hydroxylradikalen oder Wasserstoffperoxid. Die durch Schwermetallionen katalysierte Bildung von Hydroxylradikalen aus Wasserstoffperoxid (Fenton-Reaktion) ist dabei von besonderer Bedeutung:

$$H_2O_2 + Fe^{2+} \longrightarrow Fe^{3+} + \mathbf{OH^{\cdot}} + OH^-.$$

In der Haber-Weiss-Reaktion wird das Superoxid-Anion-Radikal $O_2^{-\cdot}$ durch H_2O_2 zu OH· -Radikalen reduziert:

$$O_2^{-\cdot} + H_2O_2 \longrightarrow O_2 + \mathbf{OH^{\cdot}} + OH^-$$

Das Superoxid-Anion-Radikal kann Fe^{3+} reduzieren, wodurch die Fenton-Reaktion angetrieben wird.

$$O_2^{-\cdot} + Fe^{3+} \longrightarrow Fe^{2+} + O_2$$

Diese Reaktion befähigt O2-.-Anionen indirekt Hydroxylradikale zu bilden.

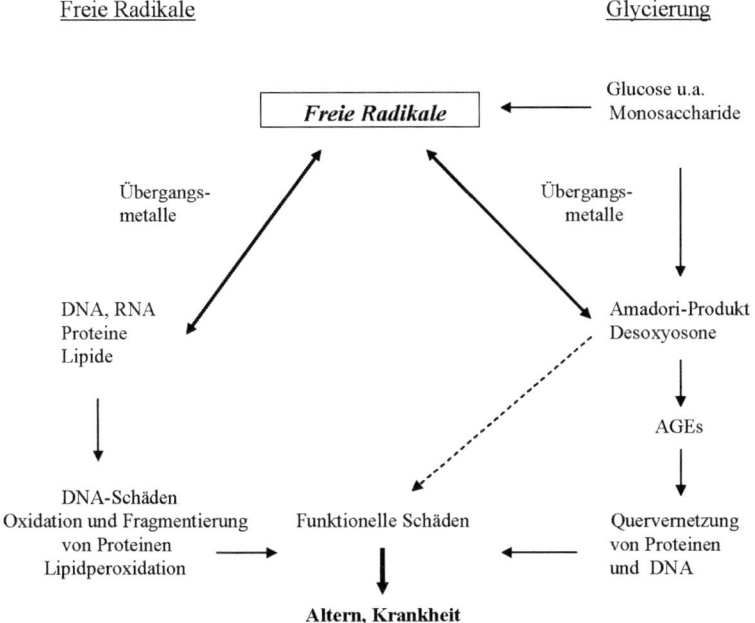

Wechselwirkungen zwischen Glycierung und freien Radikalen

Freie Radikale   Glycierung

Freie Radikale ← Glucose u.a. Monosaccharide

Übergangs-metalle   Übergangs-metalle

DNA, RNA Proteine Lipide   Amadori-Produkt Desoxyosone

AGEs

DNA-Schäden Oxidation und Fragmentierung von Proteinen Lipidperoxidation → Funktionelle Schäden ← Quervernetzung von Proteinen und DNA

Altern, Krankheit

Abbildung 9 - Wirkungen von Sauerstoffradikalen und der Maillard-Reaktion bei der Auslösung funktioneller Schäden durch Hyperglycämie und oxidativen Stress

Die reaktiven Sauerstoffverbindungen oxidieren Lipide vor allem in den Zellmembranen und in Lipoproteinen sowie Proteine. Oxidierte Lipoproteine (LDL und HDL) spielen eine bedeutende Rolle bei der Entstehung der Arteriosclerose (138). OH-Radikale spalten zudem Peptid- und Phosphodiesterbindungen und bewirken eine Fragmentierung von Proteinen und Nucleinsäuren.
Reaktive Sauerstoffspecies sind in die Steuerung des Zellwachstums und der Zelldifferenzierung, aber auch in Zellschädigungen bis zum Zelltod einbezogen. Niedrige Konzentrationen sind bedeutungsvoll bei Signaltransduktionsprozessen und Abwehrmechanismen gegen Mi-

kroorganismen. Höhere Konzentrationen befördern das Altern und spielen eine Rolle bei vielen Erkrankungen. Während hohe Konzentrationen an reaktiven Sauerstoffspecies zu einer Nekrose führen können, bewirken geringe Mengen die Auslösung einer Apoptose. Der intrazelluläre Gehalt an Enzymen, die Peroxide und Sauerstoffradikale abbauen, wie z.B. Peroxidasen, Catalase und Superoxid-Dismutasen, ist hoch. Der extrazelluläre Bestand an diesen protektiven Enzymen ist jedoch niedrig.

Oxidativer Stress ist durch die Unfähigkeit biologischer Systeme gekennzeichnet, Sauerstoffradikale und Peroxide ausreichend zu inaktivieren. Diese Imbalance biologischer Redoxsysteme kann dadurch zustande kommen, dass vermehrt reaktive Sauerstoffspecies entstehen oder die antioxidativen Abwehrsysteme vermindert sind. Oxidativer Stress wird u.a. bei Entzündungen, diabetischen Komplikationen, ischämischen Organschäden, Krebs, beim Altern, bei neurodegenerativen Hirnerkrankungen und bei der Arteriosclerose gefunden.

Ungeklärt ist die Frage, ob oxidativer Stress ein primäres oder sekundäres Ereignis bei der Entwicklung diabetesspezifischer Folgeerkrankungen und bei degenerativen Hirnerkrankungen, wie Morbus Alzheimer, dem Parkinson-Syndrom oder der Amyotrophen Lateralsclerose ist. Vieles deutet daraufhin, dass oxidativer Stress in einem frühen Stadium des Diabetes entsteht und dem Erscheinen von Komplikationen vorausgeht. Allerdings kann nicht ausgeschlossen werden, dass er auch eine Folge von Gewebeschädigungen ist und entstandene diabetische Folgeerkrankungen widerspiegelt. Ob es zu einem generellen Anstieg oxidativen Stresses beim Diabetes mellitus kommt, wird kontrovers beurteilt.

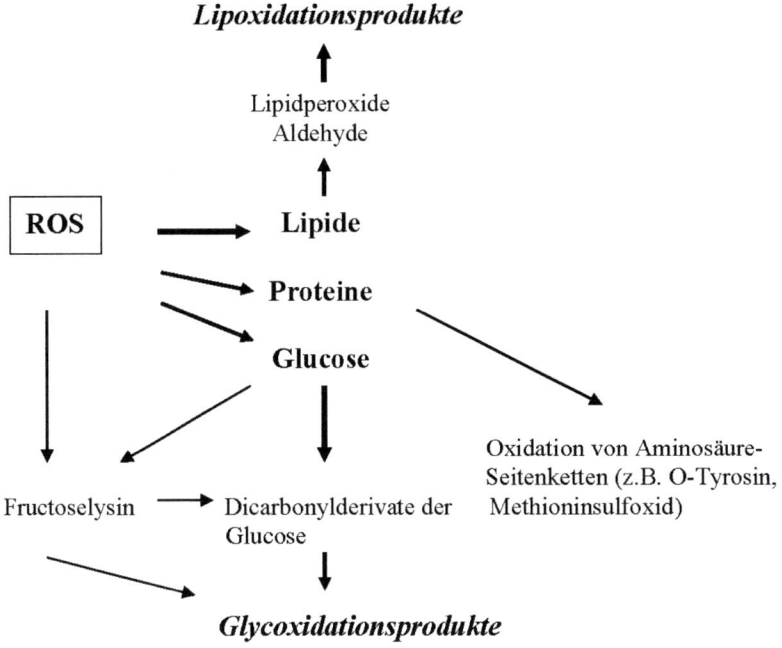

Reaktionen reaktiver Sauerstoffspecies

Lipoxidationsprodukte

↑

Lipidperoxide
Aldehyde

↑

ROS → Lipide

Proteine

Glucose

Fructoselysin → Dicarbonylderivate der Glucose

Oxidation von Aminosäure-Seitenketten (z.B. O-Tyrosin, Methioninsulfoxid)

Glycoxidationsprodukte

Abbildung 10 - Die Bedeutung von reaktiven Sauerstoffspecies für die Glycoxidation und Lipoxidation (Bildung von AGEs und ALEs)

Oxidativer Stress ist jedoch ein Pathogenesefaktor in der Entwicklung diabetischer Folgeerkrankungen und von Alterungsprozessen. Erhöhte Konzentrationen Thiobarbitursäure-reaktiver Substanzen (TBARS), wie Malondialdehyd, und oxidierter LDL sowie verminderte Aktivitäten von Glutathion-Peroxidase und Superoxid-Dismutasen wurden schon bei jugendlichen Diabetikern gefunden. Diese Parameter korrelierten jedoch nicht mit dem zeitlichen Auftreten, dem Schweregrad und der Progredienz vasculärer diabetischer Komplikationen.

Kapitel 2.4.2 - Glycierung und oxidativer Stress

Die Hyperglycämie, die Maillard-Reaktion und ein gesteigerter Polyolstoffwechsel bewirken oxidativen Stress als eine wesentliche Ursache für die Entstehung diabetischer Gefäßerkrankungen. Für die Bildung der AGEs spielen oxidative und nichtoxidative Reaktionen eine Rolle (45, 122). Typische Glycoxidationsprodukte sind Carboxymethyllysin, Pentosidin und die Vesperlysine. Nichtoxidativ entstehen Pyrralin, Imidazolysine, Imidazolone, Glucosepane und Crosslines. Die Lipoxidationsprodukte Acrolein, Malondialdehyd und Hydroxynonenal widerspiegeln ebenfalls den in den Geweben ablaufenden oxidativen Stress.

Die Hyperglycämie ist eine bekannte Ursache für oxidativen Stress. Die Bildung von Sauerstoffradikalen und Peroxiden kann durch unterschiedliche Mechanismen zustande kommen: Glycierung, Autoxidation der Glucose, eine intrazelluläre Aktivierung des Sorbitol-Stoffwechsels und einen gesteigerten Elektronentransport in der Atemkette durch einen vermehrten Glucoseabbau.

Reaktive Sauerstoffspecies werden in der Maillard-Reaktion gebildet und verbraucht. Amadori-Produkte und AGEs bilden in vivo und in vitro $O_2^{-\cdot}$ und H_2O_2. Die Glycierung von Proteinen und die Bildung reaktiver Sauerstoffspecies sind miteinander verbunden und spielen eine gemeinsame Rolle in der Pathogenese der diabetischen Angiopathien (7). Der oxidative Abbau der Schiff'schen Basen und Amadori-Produkte sowie die autoxidative Glycierung führen zu einer Oxidation des Aldimins und der Aminoketose bzw. der Glucose und einer Reduktion des Sauerstoffs zu Superoxid-Anionen, Wasserstoffperoxid und Hydroxyl-Radikalen.

Reaktive Sauerstoffspecies sind von Bedeutung für die Bildung von Glycoxidationsprodukten aus Glucose und von Lipoxidationsprodukten aus mehrfach ungesättigten Fettsäuren.

Eine langdauernde Hyperglycämie ist folglich eine wichtige Ursache für die Entstehung oxidativen Stresses mit seinen Folgen für die Oxidation von Kohlenhydraten, Proteinen und Lipiden sowie für DNA-Schäden (s.a. Abbildungen 9 und 10).

Die selektive Beschreibung oxidativer Schäden von Proteinen, Lipiden und DNA berücksichtigt nur Teilaspekte eines komplexen biologischen Geschehens. Der Angriff reaktiver Sauerstoffspecies richtet sich immer gegen ein zelluläres Milieu mit seinen verschiedenen chemischen und strukturellen Bestandteilen.

AGEs in der Haut bilden unter Einwirkung von UVA-Strahlen vermehrt Wasserstoffperoxid, Superoxid-Anion- und Hydroxyl-Radikale sowie Lipidperoxide, welche Zellschädigungen bewirken und für die Alterung der Haut von Bedeutung sein können. AGEs, die beim Altern oder bei der Cataractbildung in Linsenproteinen entstehen, fördern die UV-Licht-abhängige Bildung von reaktiven Sauerstoffspecies ebenfalls.

In vitro zeigen AGEs auch antioxidative Eigenschaften und Sauerstoffradikale bindende Effekte.

Monosaccharide können unter physiologischen Bedingungen in Enolformen übergehen, die molekularen Sauerstoff reduzieren. Dabei entstehen α-Ketoaldehyde, Wasserstoffperoxid und Sauerstoffradikale. Cu- und Fe-Ionen beschleunigen diese Reaktion (siehe autoxidative Glycierung).

Amadori-Produkte bauen aufgrund ihrer reduzierenden Eigenschaften auch Hydroxyl-Radikale und Wasserstoffperoxid ab. Dadurch werden Dicarbonyle gebildet, die eine vermehrte Bildung von AGEs in Gang setzen.

Ein wichtiger Hinweis auf die engen Beziehungen zwischen Glycoxidation und Lipidperoxidation war der Nachweis, dass der Carboxymethyllysin-Gehalt diabetischer Aorten mit dem Fluoreszenzlevel von Malondialdehyd und 4-Hydroxynonenal korrelierte. In Seren von diabetischen Kindern wurde eine hohe Korrelation zwischen dem AGE-Gehalt und Malondialdehyd-modifizierten Proteinen gefunden. Eine Korrelation zwischen Hyperglycämie vermittelter Glycoxidation und oxidativem Stress wurde durch Bestimmung der Autoantikörper gegen Malondialdehyd- und Hydroxynonenal-modifizierte Proteine bei diabetischen Ratten ermittelt. Der Gehalt fluorescierender AGEs in Collagenen stand in Beziehung zur Menge der gebildeten Antikörper. Carboxymethyllysin-Addukte colokalisieren in den Gefäßwänden, arteriosklerotischen Plaques und Glomeruli häufig mit Malondialdehyd- und 4-Hydroxynonenal-modifizierten Proteinen als ein Hinweis auf eine Verbindung von Glycoxidation und Lipoxidation beim Diabetes mellitus.

Weiterhin wurde eine signifikante Beziehung zwischen der HbA_{1c}-Menge und dem Gehalt an Cholestenon, einem Oxidationsprodukt des Cholesterols, in Erythrocytenmembranen als Ausdruck einer Verbindung von Glycierung und Lipoxidation beschrieben.

Ein weiterer Indikator für das Wirken oxidativen Stresses an Endothelien und Makrophagen ist die Bildung von 3-Nitrotyrosin in Proteinen und Peptiden. Superoxid-Anionen, die als Ergebnis einer durch Glucose aktivierten, membranständigen NADPH-Oxidase entstehen, setzen sich mit Stickstoffmonoxid (NO) zu Peroxynitriten ($OONO^-$) um, welche Tyrosin nitrieren. 3-Nitrotyrosin kann besonders in langlebigen Proteinen nachgewiesen werden. Peroxynitrit stimuliert zudem die Bildung von Carboxymethyllysin durch die oxidative Spaltung von Amadori-Produkten bzw. die Bildung von Glucosonen und Glyoxal aus Glucose.

Oxidativer Stress entsteht intrazellulär durch Bindung von AGEs an spezielle AGE-Rezeptoren und führt zu einer Aktivierung von Transkriptionsfaktoren, wie z.B. NF-κB. **N**uclear**f**aktor-κB ist eine ubiquitär vorkommender Transcriptionsfaktor mit krankheitsauslösenden Wirkungen, welcher die Expression ca. 200 verschiedener Gene, z.B. für Cytokine, Chemokine, Wachstumsfaktoren, Zelladhäsions- und akute Phase-Proteine unter physiologischen und pathologischen Bedingungen reguliert. Er spielt eine wichtige Rolle bei Entzündungen, Autoimmunerkrankungen, der Zellproliferation und Apoptose. Außer durch oxidativen Stress wird seine Aktivierung durch über 150 verschiedene Stimuli, u.a. Cytokine, UV-Licht, bakterielle und virale Produkte sowie eine Hyperglycämie ausgelöst. NF-κB wirkt als ein zentraler Regulator der Stressantwort von Zellen; dessen Aktivierung durch Ligandenbindung von Amadori-Produkten und AGEs an spezifische Rezeptoren möglich ist. Die durch Amadori-Produkte und AGEs bewirkte Translokation von NF-κB in den Zellkern wird durch Proteinkinase C- und MAP-Kinase-Inhibitoren unterbunden.

NF-κB stimuliert nicht nur die Expression proinflammatorischer Cytokine und damit entzündungsbedingte Zellschäden, sondern vermittelt auch antiapoptotische Wirkungen in der Leber, glatten Gefäßmuskulatur und in hippocampalen Neuronen.

Reaktive Carbonyle verursachen ebenfalls extra- und intrazellulär oxidativen Stress, der zu einer Aktivierung von MAP-Kinasen unter Einbeziehung des Transcriptionsfaktors AP-1 führen kann. Die Aktivierung verschiedener Gene, z.b. über den Transcriptionsenhancer ARE (antioxidant response element) wurden beobachtet. Methylglyoxal und aus dem Dicarbonyl gebildete AGEs rufen in der glatten Gefäßmuskulatur oxidativen Stress mit einer Aktivierung von NF-κB und einer Expression des Adhäsionsproteins ICAM-1 hervor. Dies wird als bedeutungsvoll für die Entwicklung einer Hypertonie angesehen.

Kapitel 2.4.3 - Die Redox-Regulation

Die enzymatische Inaktivierung von Peroxiden und Superoxid-Radikalen erfolgt durch Superoxid-Dismutasen (SOD), Catalase (CAT) und Glutathion-Peroxidase (GPX) unter Verbrauch von reduziertem Glutathion (GSH). Oxidiertes Glutathion (GS-SG) wird durch die Glutathion-Reductase (GR) reduziert.

$$2\,O_2^{\cdot -} \;+\; 2\,H^+ \xrightarrow{\text{SOD}} H_2O_2$$

$$2\,H_2O_2 \xrightarrow{\text{CAT}} 2\,H_2O \;+\; O_2$$

$$H_2O_2 \;+\; 2\,GSH \xrightarrow{\text{GPX}} 2\,H_2O \;+\; GS\text{-}SG$$
(oxidiertes Glutathion)

$$GS\text{-}SG \;+\; NADPH_2 \xrightarrow{\text{GR}} 2\,GSH \;+\; NADP^+.$$

Glyoxal, Methylglyoxal und andere Oxoaldehyde werden durch die Glyoxalasen mit reduziertem Glutathion als Coenzym zu Hydroxycarbonsäuren abgebaut. Daraus resultieren eine Abnahme des zellulären GSH und $NADPH_2$ mit einer Vermehrung des oxidativen Potenzials. Reduziertes Glutathion ist ein wichtiges Antioxidans, da die Glutathion-Peroxidase als ein wichtiges Schutzenzym der Zellen wirkt. Durch Glycierung werden die Aktivitäten der $NADPH_2$-abhängigen Glutathion-Reductase und der Glutathion-Peroxidase vermindert, wodurch sich der oxidative Stress der Zellen potenziert. Reaktive Sauerstoffspecies und Peroxynitrite, die aus der Reaktion von NO mit $O_2^{-\cdot}$ entstehen, hemmen zudem die Glutathion-Peroxidase und Superoxid-Dismutasen. Durch die Aldose-Reductase wird bei der Reduktion reaktiver Carbonyle $NADPH_2$ verbraucht, welches den reduktiven Stoffwechselprozessen der Zelle nicht mehr ausreichend zur Verfügung steht. Dadurch kann auch die NO-Synthase gehemmt werden. Die Glycierung der Superoxid-Dismutase bewirkt eine Hemmung des Abbaus von Superoxid-Anionen. Ihre Glycierung führt zu einer Spaltung des Enzyms mit einer Freisetzung von Kupfer-Ionen. Solche Übergangsmetall-Ionen sind potente Katalysatoren von Oxidationsreaktionen. Ähnliche Effekte könnte die Glycierung der eisenhaltigen Proteine Ferritin und Transferrin auslösen.

Die enzymatische Redox-Regulation ist mit der Glycoxidation verknüpft. Bei urämischen Patienten korrelierte die Superoxid-Dismutase-Aktivität mit der Höhe des Serum-Pentosidins. Die Glutathion-Peroxidase-Aktivität war invers korreliert. Da verminderte Peroxidase- und gesteigerte Dismutase-Aktivitäten die Menge an H_2O_2 erhöhen, tragen sie zu einer vermehrten Bildung von Glycoxidationsprodukten bei.

Ein verminderter GSH-Gehalt der Zellen erhöht die Toxizität von 3-Deoxyglucoson. In Zellen mit einem verminderten Gehalt an reduziertem Glutathion und einer geringen Aktivität der Glucose-6-Phosphat-Dehydrogenase infolge eines erhöhten Oxidationspotenzials nimmt die Glycierung von Proteinen zu.

Neben dem enzymatischen Abbau spielen ß-Carotene (Provitamin A), Tocopherole (Vitamin E), Ascorbinsäure (Vitamin C), Liponsäure,

Harnsäure, Bilirubin und Albumin bei der Inaktivierung reaktiver Sauerstoffverbindungen durch synergistische Effekte eine wichtige Rolle. Die verminderten antioxidativen Abwehrmechanismen des Diabetikers beruhen auf einer Glycierung des Albumins und verminderten Konzentrationen an den Vitaminen C und E sowie an Harnsäure und GSH. In vitro Studien ergaben, dass Caeruloplasmin, ein kupferhaltiges Glycoprotein im Blutplasma und Gehirn, als Ferro-Oxidase die Bildung von Carboxymethyllysin aus Amadori-Produkten hemmt. Dieser Effekt kommt über eine Inhibition der Fenton-Reaktion durch Oxidation von Fe(II) zu Fe(III) zustande und scheint von Bedeutung beim Schutz von Neuronen vor oxidativem Stress in Zusammenhang mit dem Eisenstoffwechsel zu sein.

Die Hemmung reaktiver Sauerstoffspecies durch antioxidativ wirkende Pharmaka oder durch Vitamine wie A, C und E könnte in der Prophylaxe und Therapie diabetischer Folgeerkrankungen Bedeutung erlangen. Der Einsatz von Ascorbinsäure ist jedoch nur begrenzt möglich, da ihr Oxidationsprodukt, die Dehydroascorbinsäure, stark glycierend wirkt.

Kapitel 2.4.4 - Carbonyl-Stress als Ursache einer gesteigerten AGE-Bildung

Neben dem oxidativen Stress gibt es eine weitere Erklärung für die gesteigerten chemischen Modifikationen von Proteinen beim Diabetes, bei der Urämie und degenerativen Hirnerkrankungen – den Carbonyl-Stress. Er ist durch ein vermehrtes Auftreten von Carbonylen definiert und das Ergebnis einer gesteigerten Bildung durch einen erhöhten Glucoseumsatz in verschiedenen Stoffwechselwegen, einer vermehrten Oxidation polyungesättigter Fettsäuren oder einem verminderten Abbau durch Reductasen, Glyoxalasen oder Oxidation (80). Das vermehrt bei einer Hyperglycämie intrazellulär gebildete Methylglyoxal setzt sich mit intrazellulären Proteinen um. Die kovalenten Modifikationen z.B. des Proteasoms (ein intrazellulärer Multienzymkomplex zum Abbau fehlgefalteter oder modifizierter intrazellulärer Proteine) senkt seine proteolytische Aktivität, wodurch z.B. chemisch veränderte und gealterte Proteine in der Zelle akkumulieren und zu Schäden im intrazellulären Stoffwechsel führen können. Methylglyoxal spielt auch eine bedeutende Rolle bei Alterungsprozessen („Geronto-toxin").

Methylglyoxal, Glyoxal und 3-Deoxyglucoson sind als Ausdruck von Carbonyl-Stress im Blut von Diabetikern und an einer Urämie Leiden-den vermehrt nachweisbar.

Kapitel 2.4.5 - Eine integrierende Rolle des oxidativen Stresses in der Pathogenese vasculärer diabetischer Komplikationen

Die vermehrte Bildung reaktiver Sauerstoffspecies, d.h. oxidativer Stress könnte ein vereinheitlichender Mechanismus sein, der als Er-gebnis einer Hyperglycämie die pathogenetischen Mechanismen ver-bindet, die vasculäre diabetische Komplikationen verursachen.

Die Aufnahme von Glucose in Endothelien erfolgt insulinunabhängig über den Glucose-Transporter I (GLUT I). Durch einen gesteigerten Umsatz der Glucose in der Zellatmung werden vermehrt Superoxid-Anionen gebildet. Reaktive Sauerstoffspecies induzieren in Endothe-lien eine Aktivierung des Polyol-Stoffwechsels, die Freisetzung von Diacylglycerol und damit verbunden eine Aktivierung der Proteinkina-se C, die Bildung von Glycoxidations- und Lipoxidationsprodukten sowie eine Aktivierung von NF-κB. Die Normalisierung der mito-chondrialen Superoxid-Produktion verhindert eine Aktivierung dieser Stoffwechselwege.

Reaktive Sauerstoffspecies, aber auch eine Erhöhung des intrazellulä-ren $NADH_2$ über den Polyol-Stoffwechsel führen zu einer Hemmung der Glyceraldehydphosphat-Dehydrogenase. Durch den entstehenden Rückstau von Triosephosphaten wird die intrazelluläre AGE-Bildung gesteigert. Die Inaktivierung der Dehydrogenase wird auch durch eine Poly-ADP-Ribosylierung mittels einer Polymerase bewirkt, die durch DNA-Strangbrüche aktiviert wird. Die DNA-Fragmentierung ist das Resultat der vermehrten Bildung von Superoxid-Anionen in der Atemkette. Oxidative Schäden der mitochondrialen DNA erhöhen die Mutationsrate, da Mitochondrien über keine DNA-Reparaturmechanismen verfügen und die mtDNA auch nicht durch Histone geschützt ist. Dies könnte eine Ursache für das „hyperglycämische Gedächtnis" sein, wonach Folgen einer Hyperglycämie sich auch dann auswirken, wenn die Hyperglycämie selbst weitgehend kompensiert ist.

Kapitel 2.5 - AGEs sind schwer abbaubar: AGEs der „zweiten Generation"

Kleinmolekulare AGE-enthaltende Polypeptide (2 bis 6 kDa) und freie AGEs entstehen beim Abbau AGE-haltiger Proteine. Diese AGEs binden erneut an Proteine der Gefäßwände (Collagen) sowie des Blutplasmas (z.b. LDL, ß2-Mikroglobulin, leichte Ketten des IgG) und interagieren mit AGE-Rezeptoren. Lösliche AGEs können direkt eine Quervernetzung von Collagenen bewirken. Dieser Prozess ist unabhängig von Glucose, Schwermetallionen und oxidativen Bedingungen.

Tabelle 10 - Effekte von AGEs nach wiederholter i.v. Injektion an gesunden Tieren

---

- Erhöhung der Gefäßpermeabilität
- Extravasation mononucleärer Zellen
- fehlende pharmakologisch stimulierbare Vasodilatation infolge einer Inaktivierung des endothelialen Relaxationsfaktors NO·
- Erhöhung der mRNA-Konzentration für Collagen Typ IV, Laminin und TGF im Mesangium der Nierenglomeruli
- Glomerulosclerose und Albuminurie
- beschleunigte Atherombildung.

Nach Vlassara und Bucala [130]

Alle Effekte, die das Entstehen von Makro- und Mikroangiopathien fördern, wurden durch Gaben von Aminoguanidin aufgehoben.
Kleine AGE-enthaltende Peptide zeigen eine höhere Cytotoxizität als hochmolekulare AGE-modifizierte Proteine. Eine mehrwöchige intravenöse Verabfolgung von homologem AGE-Albumin an gesunde

Ratten verursachte die gleichen Veränderungen an den Gefäßen wie ein langdauernder experimenteller Diabetes. Bei gesunden Kaninchen bewirkte die Applikation von AGEs die Ausbildung einer Arteriosclerose (Tabelle 11). Eine lokale Applikation von AGE-Albumin in die Arteria carotis führte zu einer Intimahyperplasie als Ergebnis einer begrenzten Entzündungsreaktion.

Kapitel 2.5.1 - AGEs aus der Nahrung und aus Zigarettenrauch

Die Menge an AGEs, die mit einer konventionellen Mahlzeit gegessen wird, ist größer als die Gesamtmenge an AGEs in den Körperflüssigkeiten und Geweben.

Die AGE-Konzentration der Nahrungsmittel ist abhängig von ihrem Gehalt an Kohlenhydraten, Eiweißen und vor allem an Lipiden (Bildung von ALEs) sowie von der Zubereitungstemperatur und den Verarbeitungsprozessen (Tabelle 11). Fett- und proteinreiche Nahrungsmittel enthalten die größten Mengen an AGEs. Backen, Braten, Rösten (Kaffeebohnen), Grillen und Frittieren mit ihren hohen Temperaturen führen im Vergleich zum Dämpfen und Kochen zu erhöhten AGE-Konzentrationen.

Nahrungsmittel bilden z.B. bei hohen Temperaturen Acrylamid, welches cancerogene Eigenschaften besitzt. Acrylamid wird im Darm resorbiert und kann in die Muttermilch gelangen und die Placenta passieren. Schwangere und stillende Mütter sollten Acrylamid-haltige Nahrungsmittel (Chips und Fritten) möglichst meiden. Acrylamid bindet über eine Alkylierung von SH-Gruppen des Cysteins an Proteine. Für die Acrylamid-Bildung ist die Aminosäure Asparagin von Bedeutung, die in hohen Konzentrationen in Kartoffeln vorkommt.

Tabelle 11 - AGEs in Nahrungsmitteln

Nahrungsmittel	AGE-Gehalt (Units/100 g)
Getreide	193400
Tortengebäck	425740
Kuchen	838400
Entenhaut	6259000

Gewürze	AGE-Gehalt (Units/15 ml)
Ahornsirup	795
Soya-Sauce	8700

Getränke	AGE-Gehalt (Units/250 ml)
Soda	475
Orangensaft	600
Tee	2025
Kaffee	2200
Coca Cola	8500
Diät-Cola	9500 !

Nach Wautier und Guillasseau [135]

Vegetarische Rohkost ist AGE-arm. Die mediterrane Ernährungsweise senkt den Cholesterol-Spiegel des Blutes nicht, wirkt aber nachweislich antiatherogen aufgrund ihres hohen Gemüse- und geringen Fleischanteils und wenigen Fetten.

AGEs der Nahrung sind potenziell pathogen (Glycotoxine) und tragen signifikant zum Blutspiegel der AGEs bei. Von ihnen werden ähnliche biologische Wirkungen vermutet wie von den körpereigenen AGEs. Eine verminderte Zufuhr reduzierte die Bildung proinflammatorischer

Cytokine durch mononucleäre Zellen, von Zelladhäsionsprote-inen durch Endothelien sowie oxidativen Stress bei Diabetikern. Die Wundheilung war verbessert, was als Hinweis gewertet werden muss, dass AGEs auch diese Prozesse negativ beeinflussen. AGEs der Nahrungsmittel können mit AGE-Rezeptoren (RAGE, AGE-R$_{1-3}$) der Enterocyten, aber auch nach Resorption mit den entsprechenden Rezeptoren der Endothelien, Monocyten und anderen Zellen reagieren und zu einer Aktivierung intrazellulärer Signaltransduktionen führen. Daraus leitet sich ab, ihre Zufuhr bei Diabetikern mit einer Nephropathie, bei Arteriosclerose und anderen AGE-assoziierten Erkrankungen einzuschränken. Eine reduzierte AGE-Aufnahme führte zu einer verbesserten Funktion bei der chronischen Niereninsuffizienz (67, 108, 132-134).

Eine überhöhte Zufuhr von AGEs mit der Nahrung steigerte oxdativen Stress und proinflammatorische Reaktionen insbesondere bei älteren Menschen. Die Serum-AGEs waren bei älteren Gesunden höher als bei jüngeren Untersuchungspersonen. Sie korrelierten jedoch in beiden Untersuchungsgruppen mit der Nahrungsaufnahme von AGEs. Eine reduzierte AGE-Aufnahme könnte das Auftreten altersbezogener Erkrankungen vermindern.

Im Plasma von Personen, die sich rein vegetarisch ernährten, war der AGE-Gehalt, bestimmt als Carboxymethyllysin, hoch. Ein Vergleich des Plasma-AGE-Spiegels bei Personen mit einer veganischen oder omnivoren Ernährungsweise ergab, dass aufgrund des höheren Fructosegehalts von Pflanzenkost eine rein pflanzliche Ernährung zu einer höheren AGE-Konzentration im Blut führen kann.

Eine AGE-reiche Kost (Brotkrusten, Kaffeeextrakte) führte bei Versuchstieren zu einer gesteigerten Amphoterin-Bildung in der Lunge, ohne dass die RAGE-Expression beeinflusst wurde. Der altersabhängige AGE-Anstieg induzierte die Amphoterin-Expression nicht (s.a. Kap. 5.2.2.5). In cardialen Myofibroblasten hatten Nahrungs-AGEs antifibrotische Effekte.

Nahrungs-AGEs führten zu einer Aktivierung von Thrombocyten mit einer gesteigerten Expression von RAGE (s. Kapitel 5) (43). AGE-arme Diäten bewirken einen Rückgang arteriosklerotischer Erkrankungen und von chronisch entzündlichen Prozessen, wie der rheumatoiden Arthritis. Eine reduzierte AGE-Aufnahme mit der Nahrung führt zu einem verminderten AGE-Blutspiegel. Fasten senkt den AGE-Gehalt des Bluts ebenfalls.

Eine positive Korrelation zwischen Nahrungs-AGEs und zirkulierenden AGEs besteht bei Patienten mit Niereninsuffizienz, aber auch bei Gesunden. Bei einer renalen Insuffizienz kommt es zu einer erheblichen Reduktion der Ausscheidungsrate von 30% auf weniger als 5% der resorbierten AGE-Menge. Diese Befunde konnten durch Tierexperimente gestützt werden. Glycotoxine gingen kovalente Bindungen mit Proteinen, insbesondere der Leber und Nieren, aber auch mit Blutplasmaproteinen (LDL) ein.

Nach Fütterung von Methylglyoxal an Mäuse wurde eine Vermehrung des Nierencollagens mit verminderter Löslichkeit, erhöhter AGE-spezifischer Fluoreszenz und eine signifikante Zunahme der glomerulären Basalmembrandicke beschrieben.

Hydroxyfuranone, Maillard-Produkte aus Aminosäuren und Zuckern, sind Bestandteile von Nahrungsmitteln. Nach schneller Resorption im Magen-Darm-Kanal rufen sie Schäden im erythropoetischen System hervor.

Weitere Untersuchungen müssen zeigen, ob es auch gesundheitsprotektive, z.B. antioxidativ wirkende AGEs gibt, deren Einsatz mit der Ernährung wünschenswert wäre (41, 112).

Ames stellt die pathophysiologische Bedeutung der Glycotoxine generell in Frage, da ihre Resorption fraglich sei und sie deshalb kein Gesundheitsrisiko darstellen (4).

Die Hauptquellen für Amadori-Addukte in der Nahrung sind erhitzte Milch, Milch- und Bäckereiprodukte.

Die Maillard-Reaktion im Ergebnis der Nahrungsmittelzubereitung führt zu einem Verlust essenzieller Aminosäuren der Proteine, vor allem Lysin. Ihr Abbau durch Verdauungsenzyme ist beeinträchtigt. Die Glucose-modifizierten Proteine bzw. ihre Spaltprodukte werden dadurch für Bakterien im Colon verfügbar und sind die Quelle für toxische Metabolite (124). Die im Colon entstehenden bakteriellen Abbauprodukte können mutagen, carcinogen aber auch antioxidativ wirksam sein. Maillard-Produkte binden Cu, Zn und Fe komplex und können sie der Resorption entziehen.

Bis heute existieren nur wenige Studien zur Resorption und Ausscheidung von Nahrungs-AGEs. Von den bei der Nahrungszubereitung entstehenden AGEs sind nur wenige auf ihre physiologische Signifikanz ermittelt und quantifiziert worden. Auch in Nahrungsmitteln wurden Fructoselysin, Carboxymethyllysin, Oxalsäuremonoamide, GODIC, MODIC und Pentosidin nachgewiesen.

Die Aufnahme von Amadori-Produkten beträgt 0,5 bis 1,2 g/Tag, von AGEs 25 bis 75 mg/Tag. Die Glucose-Modifikationen werden durch Verdauungsenzyme oder Darmbakterien abgespalten und resorbiert, durch Bakterien im Dickdarm metabolisiert und/oder über die Faeces ausgeschieden. Resorbierte Glycierungsprodukte werden über die Niere eliminiert oder akkumulieren in den Geweben. Ein geringer Abbau aufgenommenen Fructoselysins im Stoffwechsel über die Fructosamin-3-Kinase der Niere ist möglich.

3 bis 10% der Amadori-Produkte aus der Nahrung erscheinen im Harn, 1 bis 3% im Kot. Etwa 80% werden durch die Darmflora abgebaut. Ca.10% der Nahrungs-AGEs werden resorbiert. Nur etwa 30% der resorbierten AGEs werden innerhalb von 48 Stunden über die Nieren ausgeschieden.

Zigarettenrauch enthält AGEs. Raucher akkumulieren deshalb vermehrt AGEs in Lipoproteinen niedriger Dichte (LDL), Linsenproteinen und in den Strukturproteinen der Gefäßwände, wodurch sich auch ihre erhöhten Arteriosclerose- und Cataract-Risiken erklären las-sen (23).

Kapitel 2.5.2 - AGEs und chronische Niereninsuffizienz

AGEs gehören zu den Urämie-assoziierten Toxinen. In einer Modellstudie wurde gezeigt, dass intravenös verabfolgtes Pentosidin (und möglicherweise auch andere AGEs) durch glomeruläre Filtration ausgeschieden, in den proximalen Tubuli reabsorbiert, abgebaut oder modifiziert und dann in den Harn eliminiert wird. Nur etwa 20% des verabfolgten Pentosidins wurde unverändert im Harn gefunden. Die

Serumkonzentration von Pentosidin steht in Beziehung zur Nieren-funktion und zu der durchschnittlichen Blutglucose-Konzentration. Der Serum-Pentosidingehalt korreliert mit dem Schweregrad diabetischer Komplikationen und kann bedingt als Biomarker für cardiovasculäre Risiken bei Diabetikern verwendet werden.

Carboxymethyllysin und Carboxyethyllysin werden nach i.v.-Injektion über die Nieren ausgeschieden. Eine kurzzeitige Akkumulation in der Leber führte nicht zu metabolischen Veränderungen oder in einen enterohepatischen Kreislauf.

Besonders hoch ist der Gehalt an Pentosidin, Carboxymethyllysin, GOLD, MOLD und Imidazolonen sowie ALEs im Blutserum bei Patienten mit einer Niereninsuffizienz. Die AGE-Akkumulation in Blut und Geweben bei der Urämie wird nicht ausschließlich durch eine verminderte Ausscheidung verursacht, sondern ist das Ergebnis einer vermehrten Bildung von Carbonylen aus Kohlenhydraten und Lipiden, die Proteine modifizieren (Carbonyl-Stress). Die Zunahme von Carbonylen im Serum von Patienten mit einem chronischen Nierenversagen ist u.a. die Ursache für einen Anstieg des Pentosidin-Spiegels. Etwa 90% der im Blut nachweisbaren AGEs bei der chronischen Niereninsuffizienz sind an Plasmaproteine gebunden.

Oxidativer Stress spielt beim chronischen Nierenversagen eine wichtige Rolle. Die vermehrte Bildung von Carboxymethyllysin erfolgt über eine Metall-katalysierte Autoxidation der Glucose unter Bildung von Carbonylen. Der primäre Mechanismus der Pentosidin-Bildung läuft über Amadori-Produkte ab. Die Bildung beider AGEs ist von einer Metallkatalyse abhängig als Ausdruck eines Metallionen-vermittelten oxidativen Stresses. Malondialdehyd-Lysin-modifizierte Proteine sind das Ergebnis einer Peroxidation polyungesättigter Fettsäuren.

Hämo- und Peritonealdialysen senken den AGE-Spiegel beim chronischen Nierenversagen nicht effektiv. Durch Dialyse werden die klein-molekularen AGEs (< 12 kDa) entfernt, während die höhermolekulargewichtigen (> 12 kDa) im Serum angereichert werden. Einzig die Nierentransplantation kann die durch AGEs beschleunigte Atherogenese, die Amyloidose und die fortschreitende Niereninsuffizienz verhindern.

Die Akkumulation von AGEs und ALEs im Peritoneum von Patienten mit einer chronischen Peritonealdialyse resultiert nicht nur aus dem vermehrten Auftreten von Carbonylen aus oxidativem Stress bei der Urämie, sondern auch aus reaktiven Carbonylen der Dialyseflüssigkeit, die bei der Hitzesterilisation entstehen. Amadori-Produkte und AGEs werden von Mesothelzellen des Peritoneums gebunden und führen über die Bildung und Freisetzung von Cytokinen zu lokalen Entzündungsreaktionen und zur Entstehung von Fibrosen. Deshalb beeinflussen hohe Glucose-Konzentrationen, Glucose-Abbauprodukte und AGEs die Biokompatibilität der Dialyseflüssigkeit besonders unter dem Aspekt, dass für eine Peritonealdialyse jährlich 3000 bis 7000 Liter Dialysierflüssigkeit benötigt werden.

$ß_2$-Mikroglobulin, ein Bestandteil des Histokompatibilitätskomplexes I, häuft sich im Serum von Patienten mit chronischer Niereninsuffizienz an. Es kann glyciert werden und AGEs bilden, die eine wichtige Rolle beim Zustandekommen der Dialyse-assoziierten Amyloidose und ihrer Folgen spielen. AGE-$ß_2$-Mikroglobulin verzögert die Apoptose von Monocyten und trägt damit zur Aufrechterhaltung lokaler Entzündungsprozesse bei der Amyloidose chronischer Dialysepatienten bei.

Der intraerythrocytäre Gehalt an 3-Deoxyglucoson, AGEs (Imidazolon, Carboxymethyllysin) und Sorbitol war bei Diabetikern, die eine Hämodialyse erhielten, ebenfalls erhöht. Durch Applikation eines Aldose-Reductase-Inhibitors konnte die Menge an Sorbitol, Carbonylen und AGEs gesenkt werden. Daraus folgt, dass 3-Deoxyglucoson und besonders Imidazolone über die aus dem Polyol-Stoffwechsel stammende Fructose gebildet werden.

Der Pentosidin-Gehalt des Serums ist auch bei der rheumatischen Arthritis, unabhängig von Diabetes und Niereninsuffizienz, als Ergebnis der Wirkung von oxidativem Stress in den Entzündungsgebieten erhöht.

Kapitel 2.6 - AGE-spezifische Antikörper: zellschädigende Mechanismen und Werkzeuge der Forschung

Über die Spezifität der Autoantikörper gegen AGEs und ihre Bedeutung für die Entstehung AGE-bedingter Erkrankungen ist wenig bekannt. Carboxymethyllysin-spezifische Autoantikörper wurden bei Diabetikern und Patienten mit chronischem Nierenversagen vermehrt gefunden. Ihre Bildung erfolgt unabhängig vom Alter, der Dauer des Diabetes und der Stoffwechselsituation. Ihr Nachweis könnte als potenzieller Marker für die diabetische Nephropathie oder Urämie verwendet werden. AGE-modifiziertes Immunglobulin G (IgG) zusammen mit Autoantikörpern vom IgM-Typ gegen AGE-IgG wurden auch bei der rheumatischen Arthritis nachgewiesen. Glycierte L-Ketten wurden in Immunkomplexen von AGE-IgG mit ihren Autoantikörpern gefunden. Diese Antigen-Antikörper-Reaktion führt dazu, dass der Abbau AGE-modifizierter Immunglobuline über AGE-Rezeptoren blockiert wird und die Menge an Immunkomplexen im Serum von Patienten mit rheumatischer Arthritis ansteigt.

Lösliche AGE-Immunkomplexe wurden in Seren von Diabetikern und Nichtdiabetikern nachgewiesen. Ihre Konzentration war bei Diabetikern deutlich höher.

Zur Erzeugung monoklonaler und polyklonaler Antikörper wurden mehrere Wege beschritten. Durch kovalente Bindung definierter AGEs (u.a. Pyrralin, Pentosidin, Carboxymethyllysin, MOLD, Imidazolone, Argpyrimidin, Oxalsäuremonoalkylamid) als Haptene an Carrierproteine konnten spezifische Antikörper erhalten werden, die zum Nachweis und zur Quantifizierung dieser AGEs eingesetzt wurden.

Der erste auf diese Weise erhaltene Antikörper war unter Verwendung von 2-(2-Furoyl)-4(5)-(2-furanyl)-1H-imidazol (FFI) (Abbildung 8) als determinanter Gruppe erzeugt worden. Mit Hilfe dieses Antikörpers war es möglich, AGEs in Körperflüssigkeiten und Geweben nachzuweisen, obwohl sich später herausstellte, dass FFI ein bei der Reindarstellung durch Säurehydrolyse gebildetes Artefakt war. Aufgrund dieser Ergebnisse kann man jedoch schlussfolgern, dass die Epitope FFI eine hohe Kreuzreaktivität und damit Strukturähnlichkeiten mit natürlich vorkommenden AGEs besitzt. Eine weitere Strategie war, Antikörper gegen AGEs zu erzeugen, die durch Langzeitinkubation von Modellproteinen (Albumin, RNase, Hämocyanin) mit hohen Glucosemengen gebildet werden. Diese Antikörper wurden mit Erfolg in der Immunhistochemie, Elektronenmikroskopie und in ELISAs eingesetzt, obwohl ihre Spezifität zunächst nicht bekannt war. Carboxymethyllysin war die wichtigste antigene Determinante, mit der diese Antiseren reagierten. Daneben besitzen in vitro hergestellte AGE-Albumine noch mindestens zwei andere immunogene Hauptepitope (non-CML). Diese non-CMLs sind vor allem AGEs aus der Kondensation von Glycolaldehyd, Glyceraldehyd, Glyoxal und Methylglyoxal mit Proteinen. Die non-CML-AGEs zeigen eine besondere Korrelation mit dem Schweregrad der diabetischen Mikroangiopathie. Die immunchemische Lokalisation von AGEs in arteriosklerotischen Plaques mit Antikörpern ergab, dass Carboxymethyllysin vor allem in Schaumzellen, non-CML-AGEs in der Matrix vorhanden waren. CML und non-CML-AGEs wurden in den Collagenfasern fibröser Bereiche gefunden.

Unter Verwendung von monoklonalen Antikörpern unterschiedlicher Spezifität (CML, non-CML) wurden AGEs intra- und extrazellulär in allen Organen nachgewiesen. Intrazellulär fanden sich AGEs in allen Zellorganellen, u.a. auch in sekundären Lysosomen und akkumulierten in Lipofuscin- und Ceroidablagerungen. Mittels spezifischer polyklonaler Antikorper wurden Carboxymethyllysin und non-CML-AGEs im Blut von Typ 2-Diabetikern vermehrt bestimmt. Die non-CML-AGE-Konzentrationen korrelierten mit dem mittleren Blutglucosespiegel von 1 und 2 Monaten und mit dem HbA_{1c}-Gehalt, die CML-Konzentrationen jedoch nicht. Dieses Resultat überrascht nicht, wenn man berücksichtigt, dass Carboxymethyllysin auch in Reaktionen entstehen kann, die nicht mit der Glycierung assoziiert sind, z.B. der Lipidperoxidation und dem oxidativen Abbau von Aminosäuren.

Mittels der Immunhistochemie fanden sich AGEs schon in fetalem Gewebe und im Nabelschnurblut als Ergebnis oxidativen Stresses in utero.

Kapitel 2.7 - Nichtenzymatische ADP-Ribosylierung

ADP-Ribose wird im Zellkern vermehrt bei und proportional zu DNA-Strangbrüchen durch Spaltung von NAD durch ADP-Ribosyl-Hydrolasen gebildet. Die Glycierung von Proteinen erfolgt über die Carbonylgruppe der Ribose. Aus den Amadori-Addukten ist die Bildung von AGEs möglich. Einerseits erfolgt ein schneller oxidativer Abbau zu Carboxymethyllysin, andererseits nach Abspaltung des ADP die Bildung eines Pentosidin-ähnlichen quervernetzenden AGE's. ADP-Ribose kann Histone des Zellkerns, insbesondere H1 nichtenzymatisch modifizieren. Die biologische Signifikanz dieser Reaktion ist nicht geklärt. ADP-Ribose ist zudem eine Quelle für glycierende Pentosen in der Zelle.

Kapitel 3 - Glycierung von Proteinen: Auswirkungen auf Strukturen und Funktionen

Proteine unterliegen nach einer chemischen Modifikation ihrer Aminosäuresequenzen Struktur- und Funktionsänderungen. Tabelle 12 gibt einen zusammenfassenden Überblick über Funktionsänderungen von Proteinen nach einer Glycierung.

Tabelle 12 - Beispiele für die Folgen einer Glycierung von Proteinen (Amadori-Produkte)

Protein	Eigenschaften
Hämoglobin	erhöhte Sauerstoff-Affinität
Albumin	gesteigerte Permeabilität und endotheliale Transcytose, herabgesetzte Ligandenbindung (Fettsäuren (?), Pharmaka; vermehrte Bindung von Ca(II)-Ionen)
LDL	verminderte Bindung an LDL-Rezeptor,

	dafür Aufnahme über Scavenger- und Fructoselysin-spezifische Rezeptoren
Antiproteinasen	α_1-Antiproteinase, α_2-Makroglobulin: herabgesetzte Bindung und Inaktivierung proteolytischer Enzyme; Antithrombin III: verminderte Inaktivierung der Gerinnungsfaktoren II, VII, IX und X über eine herabgesetzte Bindung von Heparin; Heparin-Cofaktor II: verringerte Inaktivierung von Thrombin
Transferrin	verringerte Eisenbindungskapazität
Immunglobuline	verminderte Immunreaktivität
Fibrin(ogen)	erhöhte Gerinnungsfähigkeit und proteolytische Resistenz
Plasminogen	herabgesetzte Aktivierbarkeit durch Streptokinase und Gewebe-Plasminogenaktivator (tPA)
Fibronectin, Laminin, Vitronectin	verminderte Bindung an Collagen und Proteoglycane
Enzyme	herabgesetzte Affinität/Aktivität (Ausnahmen: Alcohol-Dehydrogenase, Aldose-Reductase, Trypsin, deren Aktivität erhöht wird)
Histone	erhöhte Teratogenität?
Complementfaktoren	herabgesetzte Aktivierbarkeit der Complementsysteme?
Tubulin, Actin, Myosin	verminderte Polymerisation, Hemmung der ATPase-Aktivität

Membranproteine	herabgesetzter Glucose-Transport, Bindungsfähigkeit des Rezeptors für IGF-1, Na^+/K^+- und Ca^{2+}-ATPase-Aktivität vermindert; erhöhte Membranpermeabilität und verminderte Fluidität

Kapitel 3.1 - Hämoglobin

Hämoglobin, das Hauptprotein der Erythrocyten, dient dem O_2- und CO_2-Transport sowie der Pufferung im Blut. Die Heterogenität des menschlichen Hämoglobins ist das Ergebnis eines genetischen Polymorphismus der Globinketten und posttranslationaler Modifikationen (Abbildung 11). Die Erwachsenen-Hämoglobine A_0 und A_2 bestehen aus den Untereinheiten $\alpha_2\beta_2$ bzw. $\alpha_2\delta_2$. Das noch in Spuren nachweisbare fetale Hämoglobin HbF ist aus je zwei α-und γ-Ketten aufgebaut. Eine Glycierung der α-, ß- und δ-Ketten ist nachgewiesen worden.

Die in der Elektrophorese schneller wandernden bzw. bei der Ionenaustauschchromatographie zuerst eluierten glycierten Hämoglobinfraktionen werden als A_1-Hämoglobine (fast hemoglobins) bezeichnet. Sie sind das Ergebnis einer Umsetzung des N-terminalen Valins der ß-Ketten mit Glucose bzw. Hexosephosphaten (siehe Tabelle 13).

Tabelle 13 - Komponenten des Hämoglobin A_1

Hämoglobin	Modifikation	Häufigkeit (%)
A_{1c}	α_2 (ß-N-Glucose)$_2$	4 - 6
A_{1b}	α_2 (ß-N-Glucose)$_2$ (?) Deamidierungsprodukt des HbA$_{1c}$ (?)	0,5
A_{1a1}	α_2 (ß-N-Fructose-1,6-Bisphosphat)$_2$	0,2
A_{1a2}	α_2 (ß-N-Glucose-6-Phosphat)$_2$	0,2

Nach Cohen [30]

Das mengenmäßig bedeutendste N-terminal durch Glucose modifizierte Hämoglobinderivat ist HbA$_{1c}$, welches etwa 4 bis 6% des Gesamt-Hämoglobins eines gesunden Menschen ausmacht. Unter den Bedingungen einer Hyperglycämie nimmt der HbA$_{1c}$-Gehalt der Erythrocyten zu. Dadurch wird das HbA$_{1c}$ ein wichtiger Parameter zur langfristigen Stoffwechselüberwachung von Diabetikern. Infolge der biologischen Halbwertszeit der Erythrocyten von 100 bis 120 Tagen ist eine Beurteilung der Glycämie der zurückliegenden 6 bis 8 Wochen möglich.

Schema einer isoelektrischen Focussierung von Hämoglobinen aus humanen adulten Erythrocyten

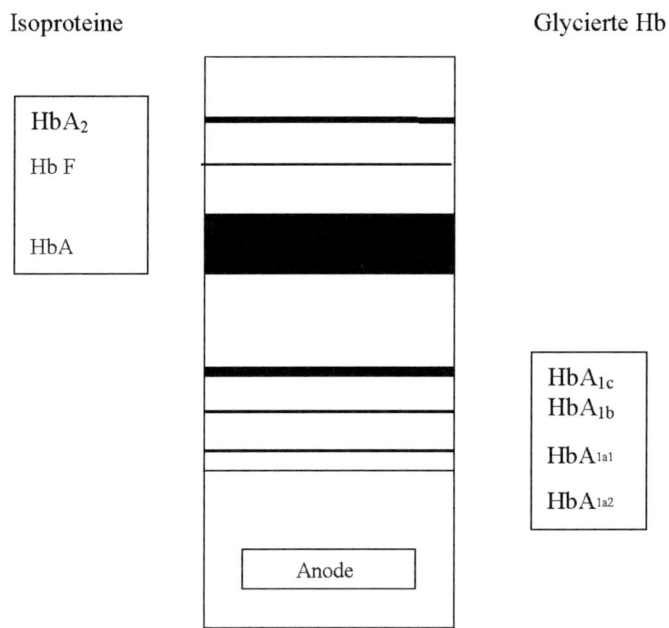

Abbildung 11 - Hämoglobin-Komponenten in den Erythrocyten eines gesunden Erwachsenen nach isoelektrischer Focussierung eines Hämolysats (Schema)

Die A_1-Hämoglobine stellen etwa die Hälfte der gesamten glycierten Hämoglobine dar. Das restliche glycierte Hämoglobin ist an den ε-Aminogruppen von Lysylreste der Globinketten und an den N-terminalen Valinen der α-Ketten Glucose-modifiziert (non-A_{1c}-Glycohämoglobin), welches zusammen mit HbA_0 in der Elektrophorese oder Ionenaustauschchromatographie nachweisbar ist. Die Gesamtheit des glycierten Hämoglobins wird als Glycohämoglobin (GHb) bezeichnet und kann z.B. mittels der Boronat-Affinitätschromatographie bestimmt werden.

δ-Gluconolacton hat ein höheres Glycierungspotenzial als Glucose für Hämoglobin in vivo und in vitro. Daraus folgt, dass auch oxidierte Monosaccharide für die Glycierung intrazellulärer Proteine von Bedeutung sein können.

2,3-Bisphosphoglycerat wird in den N-terminalen Bereichen der ß-Ketten gebunden und erhöht die Glycierung von Hämoglobin. So werden die N-terminalen Valine der ß-Ketten im Desoxy-Hb dreimal schneller glyciert als im oxygenierten Hämoglobin. Dies beruht auf dem katalytischen Effekt der Phosphatgruppen auf die Amadori-Umlagerung sowie ihrer Fähigkeit, Protonen zu binden. Die Glycierung des Hämoglobins ist ebenfalls bei einer Verminderung des reduzierten Glutathions in den Erythrocyten erhöht.

Ascorbinsäure reduziert die Menge an GHb in den Erythrocyten. Eine Steigerung des Ascorbinsäuregehalts im Blut um 30µmol/L reduziert das GHb um 0,1%. Dies ist jedoch nur bei einer unphysiologisch hohen Vitamin C-Aufnahme von Bedeutung.

Hämoglobin ist auch ein Transportprotein für Stickstoffmonoxid (NO). HbA_{1c} hat eine höhere Bindungsaffinität für NO. Die daraus resultierende verminderte Verfügbarkeit von NO beim Diabetiker könnte beim Entstehen von Makro- und Mikroangiopathien von Bedeutung sein.

Selbst bei gesunden Personen werden geringe Mengen an AGE-modifiziertem Hämoglobin (Hb-AGE) gefunden (0,42%). Bei Diabetikern ist dieser Anteil erhöht (0,75%). Die Menge an Hb-AGE dient zur Abschätzung des AGE-Gehalts der Gewebe. Der Hb-AGE-Gehalt der Erythrocyten nimmt infolge der Irreversibilität der AGE-

Bildung bei einer Absenkung der Blutglucose-Konzentration langsamer ab als das HbA_{1c}. Hb-AGE wäre als Marker für pathologische Alterungsprozesse und diabetische Komplikationen von Bedeutung. Eine Korrelation zur diabetischen Mikroangiopathie wurde jedoch nicht gefunden.

Der Carboxymethyllysin-Gehalt des Hämoglobins (CML-Hb) ist bei Dialysepatienten mit einer Amyloidose erhöht. Vorgeschlagen wurde, das CML-Hb als potenziellen Biomarker für die Entwicklung einer Amyloidose zu verwenden.

Das AGE N-Carboxymethylvalin wird aus HbA_{1c} in diabetischen Erythrocyten vermehrt gebildet. Bei Patienten mit einer Nephropathie ist der Gehalt der Erythrocyten an diesem AGE signifikant höher und könnte zur Beurteilung der Progression einer diabetischen Nephropathie herangezogen werden.

In das klinisch-chemische Labor sind Hb-AGE-Bestimmungen bisher nicht eingeführt. Durch den Nachweis einer spezifischen Fluoreszenz des Hb-AGE von 308/345 nm kann sich eine einfache Bestimmungsmöglichkeit ergeben.

Glucose-modifizierte Hämoglobine zeigen eine erhöhte Sauerstoffaffinität, d.h. die Sauerstoffabgabe ist bei niedrigen O_2-Partialdrücken erschwert. Die Glycierung der beiden N-terminalen Valinreste der ß-Ketten verändert die Bindungsgeometrie von 2,3-Bisphosphoglycerat und das positive elektrostatische Potenzial in der Bindungsstelle für diesen Effektor im desoxygenierten Hämoglobin. Die sich daraus ergebenden Effekte für die reversible O_2-Beladung des Hämoglobins haben keine größere pathophysiologische Bedeutung.

Glycohämoglobin kann durch erythrocytäre proteolytische Enzyme abgebaut werden. Die proteolytische Susceptibilität des glycierten Hämoglobins ist unter den Bedingungen eines oxidativen Stresses erhöht. Die biologische Bedeutung dieser Befunde ist unklar. Sie stellen die GHb/HbA_{1c}-Bestimmungen zur retrospektiven Stoffwechselkontrolle nicht in Frage.

Langdauernder Alkoholgenuss führt über die Ausbildung von Aldiminen und Amadori-Produkten mit Acetaldehyd, dem Oxidationsprodukt des Ethanols, zum Auftreten von minor-Hämoglobinen mit den gleichen physikalisch-chemischen Kennzeichen wie die A_1-Hämoglobine. Daneben reagiert Acetaldehyd mit Amadori-Produkten des Hämoglobins als sekundären Aminen unter Ausbildung bizyklischer Ringstrukturen. Diese Produkte verhindern das Entstehen von AGEs aus Amadori-Produkten der Glucose und sollen dadurch einen protektiven Einfluss auf die Entwicklung cardiovasculärer Erkrankungen nehmen. Damit wäre eine Erklärung für den Schutz vor Herzinfarkten bei chronischem Alkoholkonsum möglich. Allerdings wurde auch über eine Neurotoxizität von Acetaldehyd-Addukten berichtet.

Kapitel 3.2 - Blutplasmaproteine

Glycierte Plasma- bzw. Serumproteine werden auch „Fructosamine" genannt. Fructosamin ist der Trivialname für 1-Amino-1-desoxy-fructose. Im erweiterten Sinne werden alle Amadori-Produkte der Glucose als Fructosamine bezeichnet (6).

Die kinetische Analyse der Glycierung von Proteinen erlaubt die Bestimmung ihrer biologischen Halbwertszeiten, d.h. der Zeit, in der sich die Konzentration eines bestimmten Moleküls um die Hälfte verringert. Solche Bestimmungen sind für Plasmaproteine und Collagene durchgeführt worden.

Im Reaktionsgleichgewicht ist die Serumkonzentration eines glycierten Proteins [gP] proportional der Glucosekonzentration [G], der Serumkonzentration des Proteins [P] und dessen biologischer Halbwertszeit $T_{1/2}$. Die spezifische Glycierung eines Proteins ist durch die Beziehung gegeben (104, 105):

$$[gP]/[P] = k \ \times \ [G] \ \times \ T_{1/2}; \quad k = \text{Proportionalitätskonstante}$$

Die Glycierung der Plasmaproteine ist bei Diabetikern erhöht. Ihre Bestimmung kann genutzt werden, um, ähnlich wie bei den glycierten Hämoglobinen, eine Aussage über die Blutglucose-Konzentration der zurückliegenden zwei bis drei Wochen zu erhalten.

Kapitel 3.2.1 - Albumin

Albumin ist aufgrund seiner Menge und Molmasse von 66 kDa das wichtigste Protein für die Aufrechterhaltung des kolloidosmotischen Druckes in der Blutzirkulation. Es bindet apolare Substanzen wie z.B. Fettsäuren, Schilddrüsenhormone, nichtkonjugiertes (indirektes) Bilirubin, Medikamente und Medikamentenmetabolite sowie Ca-, Cu- und Fe-Ionen (nicht Transferrin gebundenes Eisen).

Albumin ist quantitativ gesehen das bedeutendste glycierte Plasmaprotein. Der Glycierungsgrad des Albumins unter normoglycämischen Bedingungen beträgt 0,24 bis 0,34 Fructoselysine/mol Albumin. Bei Diabetikern kann sich dieser Wert beträchtlich erhöhen und über 3 mol/mol Protein betragen. Die bevorzugte Glycierungsstelle für Glucose im humanen Albumin ist Lysin 525 neben anderen Lysin-Resten (212, 413, 432 und 439), Arginin 218 und der N-terminalen Aminogruppe.

Die Glycierung des Albumins induziert eine Konformationsänderung im Gesamtmolekül. Diese bewirkt eine verminderte Bindung von Bilirubin, Medikamenten (z.B. Thioharnstoffen) bzw. Medikamentenmetaboliten. Einer veränderten Ligandenbindung und Pharmakokinetik, insbesondere von Arzneimitteln wie Thioharnstoffen und Antiepileptika kommt zweifelsohne eine klinische Bedeutung zu. Durch die Glycierung werden nicht nur der Anteil ungebundener Arzneimittel im Blut im Vergleich zu Nichtdiabetikern erhöht, sondern auch veränderte Wechselwirkungen untereinander befördert.

Die Glycierung erhöht die Ca^{2+}- und Fe^{2+}-Bindungsfähigkeit des Albumins.

Die Pankreaslipase (Carboxylester-Hydrolase) spaltet Cholesterolester, Triacylglycerole (Neutralfette) und Lysophospholipide. Obwohl dieses Enzym seine Hauptaktivitäten im Dünndarm entfaltet, wurde es auch im Blutplasma nachgewiesen, wo es die Atherogenität oxidierter LDL durch Hydrolyse von Lysophosphatiden senkt. Die Aktivität des Enzyms wird durch Albumin gehemmt. Die Glycierung des Albumins hebt diesen Effekt auf, sodass in diabetischen Plasmen eine höhere Enzymaktivität gefunden wird. Der sich daraus ergebende Vorteil zur

Verminderung der Atherogenität modifizierter LDL bedarf weiterer Untersuchungen.

Glycierte Albumine zeigen eine gesteigerte Transcytose und Permeabilität durch Endothelien und Basalmembranen. Dieser Effekt ist für glyciertes Myoglobin und glyciertes Ferritin als Modellsubstanzen sowie glyciertes Immunglobulin G ebenfalls beobachtet worden. Glyciertes Albumin passiert auch leichter die Nierenglomeruli als nichtglyciertes und erhöht temporär die Permeabilität für natives Albumin und andere zirkulierende Plasmaproteine. Monolayer glomerulärer Epithelzellen weisen in Gegenwart Amadori-modifizierten Albumins funktionelle Defekte der Cadherin-vermittelten Zellkontakte (tight junctions) auf, was eine erhöhte Permeabilität von Makromolekülen zur Folge hat.

Amadori-modifiziertes Albumin steigert die Genexpression der NO-Synthase und die Thromboxan-Produktion in Endothelien. Durch die gesteigerte NO-Synthese kommt es zu einer Apotose der Endothelzellen. Diese Effekte sind für die frühen hämodynamischen Veränderungen und fortschreitende Sklerosierungen bei der Nephropathie mitverantwortlich. Glyciertes Albumin induziert ebenfalls die Expression der iNO-Synthase in der glatten Gefäßmuskulatur über eine Aktivierung von NF-κB. Dieser Effekt wird durch γ-Interferon, welches allein inaktiv ist, verstärkt. Weiterhin bewirkt es die Synthese von Chemokinen in der Retina und Cornea.

Bei Typ 1-Diabetikern korrelierte der Gehalt an Amadori-modifiziertem Albumin mit Markern einer gestörten Endothelzellfunktion, wie z.B. einer Erhöhung des von Willebrandt-Faktors und des löslichen vasculären Zelladhäsionsproteins VCAM-1 im Blut.

Die Menge an Amadori-modifiziertem Albumin ist mit der diabetischen Nephropathie assoziiert. Glyciertes Albumin findet sich in den Retina-Gefäßen beim Diabetes mellitus. Diese Ergebnisse weisen auf eine wichtige Rolle von Amadori-Addukten in der Pathogenese diabetischer Folgererkrankungen hin. Entscheidend sind hierbei auch die Wechselwirkungen glycierten Albumins mit Fructoselysin-spezifischen Rezeptoren und mit Rezeptoren für eine Amadori-modifizierte Aminosäuresequenz (um Lys 525) im glycierten Albumin (s. Kapitel 5).

Glucose-modifiziertes Albumin besitzt wie das native Protein antioxidative Eigenschaften. In Gegenwart von Cu^{2+}-Ionen, die es in vivo bindet und transportiert, fördert es die Oxidation, z.B. von Lipoproteinen niedriger Dichte (LDL). Oxidativer Stress als eine wichtige pathogenetische Komponente diabetischer Gefäßkomplikationen wird durch glyciertes Albumin in Gegenwart von Cu- und Fe-Ionen gefördert.

Eine verminderte positive Nettooberflächenladung infolge der Glycierung ist ein Kennzeichen Amadori-modifizierten Albumins und anderer Proteine. Bisher ist nicht entschieden, ob glyciertes Albumin einem schnelleren Abbau unterliegt als das native Protein.

Glycierte Albumine wurden zur Validierung der metabolischen Kontrolle von Diabetikern innerhalb der letzten 14 Tage herangezogen.

Auch Albumin Gesunder enthält minimale Mengen an AGEs, die auch das Ergebnis einer Wechselwirkung mit AGEs der zweiten Generation sein können.

Glycoxidationsprodukte im Albumin führen zum Auftreten AGE-spezifischer Fluoreszenz, einer signifikanten Zunahme seiner Esterase-aktivität mit Phenylacetat als Substrat, einer verminderten proteolytischen Susceptibilität und einer gesteigerten Aggregation. Diese Effekte werden durch Heparin verhindert, welches an Albumin bindet und über reduktive Eigenschaften verfügt.

Methylglyoxal bindet in vivo bevorzugt an Arginin 410 unter Bildung eines Hydroimidazolons. Daneben entstehen Argpyrimidin, Carboxyethyllysin und MOLD. Die Modifikation von Arg führt zu einer Hemmung der Esterase-Aktivität und der Bindung des Arzneimittels Keto-profen. Dies weist auf Konformationsänderungen des Albumins nach Bindung des Carbonyls hin. AGE-modifiziertes Albumin stimuliert die Genexpression der iNO-Synthase in Makrophagen und hemmt sie in Endothelien.

Kapitel 3.2.2 - Transferrin

Transferrin ist das Eisen transportierende ß-Globulin im Blutplasma. Es kann in vivo und in vitro glyciert werden. Vorgeschlagen wurde, den Glycierungsgrad des Proteins zu einer Kurzzeitkontrolle des Glycämiestatus von Diabetikern zu nutzen, wobei wegen der Halbwertszeit des Proteins eine etwa viertägige Retrospektive möglich ist. Die Glycierung beeinträchtigt die Eisenbindungskapazität und steigert die Bildung von Sauerstoffradikalen.

Kapitel 3.2.3 - Immunglobuline (Ig)

Die Immunglobuline (Antikörper) des Bluts sind das Ergebnis einer humoralen Immunantwort. Eine Glycierung der Immunglobuline G, M und A beim Diabetes wurde beschrieben. Die Glycierung von IgG reduziert die Antikörperaktivität, was zur Erklärung der reduzierten Infektabwehr bei Diabetikern dienen könnte. Glycierte IgG-Moleküle bilden Aggregate über nicht reduzierbare Quervernetzungen (AGEs?). Andererseits zeigen sie eine erhöhte Permeabilität.

Kapitel 3.2.4 - Antiproteinasen

Antiproteinasen spielen eine wichtige Rolle bei der Regulation proteolytischer Aktivitäten im Blut und in den Geweben. Glycierte α_1-Antiproteinase (α_1-Antitrypsin), α_2-Makroglobulin und α_2-Antiplasmin zeigen eine herabgesetzte Aktivität bei der Bindung und Inaktivierung proteolytischer Enzyme. Die Glycierung von Antithrombin III führt zu einer verminderten Heparinbindung, wodurch die Inaktivierung der Gerinnungsfaktoren II, VII, IX und X reduziert und ein hyperkoagulabler Zustand herbeigeführt wird. Antithrombin III ist ein wesentlicher Regulator der Blutgerinnung. Auch die Glycierung des Heparin-Cofaktors II führt zu einer verminderten Inaktivierung von Thrombin und kann die Ausbildung hyperkoagulabler Zustände begünstigen.

Kapitel 3.2.5 - Fibrinogen, Fibrin

Die Hyperkoagulabilität des Blutes von Diabetikern hat schon frühzeitig Untersuchungen zur Gerinnungsfähigkeit und proteolytischen Resistenz von glycierten Fibrinogenen bzw. Fibrinen veranlasst. Die Monomere glycierter Fibrinogene aggregieren in Gegenwart von Ca-Ionen zu Fibrinpolymeren schneller als die Monomeren nativen Fibrinogens. Die Wechselwirkungen mit Thrombin werden nicht beeinflusst, d.h. die Abspaltung der Fibrinopeptide A und B und die Fibrinstabilisierung durch Faktor XIII$_a$ sind nicht beeinträchtigt.

Glyciertes Fibrin besitzt eine erhöhte proteolytische Resistenz gegenüber Plasmin und eine kompaktere Struktur. Zudem ist bei freiem glyciertem Plasminogen die proteolytische Umwandlung zu Plasmin vermindert. Auf glyciertem Fibrin war die Bindung von Plasminogen und Gewebeaktivator (tPA) erhöht, wodurch eine gesteigerte Plasminaktivierung und Fibrinolyse möglich wird.

Maillard-Produkte insbesondere in den Lipoproteinen niedriger Dichte (LDL) und im Lipoprotein (a) induzieren eine vermehrte Bildung des Plasmin-Aktivator-Inhibitors 1 (PAI-1) und reprimieren die Synthese des Gewebe-Plasminogen-Aktivators (tPA) in Endothelien. Da-raus resultiert eine Verminderung des fibrinolytischen Potenzials.

Die erhöhte Permeabilität von glycierten Erythrocytenmembranen z.B. für ADP führt zu einer gesteigerten Thrombocytenaggregation, die Abscheidungen von Fibringerinnseln an arteriosklerotischen Plaques begünstigt. Die Thrombocytenaggregation wird durch glycierte Proteine stimuliert und ist beim Diabetiker gesteigert. Ob die nachgewiesene Glycierung der Thrombocytenmembranen dabei eine Rolle spielt, ist nicht geklärt. Die Glycierung der Zellmembran steigert die Empfindlichkeit der Thrombocyten gegenüber einer durch Thrombin induzierbaren Aggregation. In vitro lösen AGEs eine Thrombocytenaggregation über die Bildung von Superoxid-Anionen und Prostanoiden aus.

Der glycierte Glycoprotein IIb/IIIa-Komplex, ein Thrombocytenrezeptor für Fibrinogen, könnte vermehrt Fibrinogen binden und die Thrombocytenaggregation begünstigen. Einen ähnlichen Effekt könnte die Glycierung des ADP-Rezeptors bewirken.

Unter Berücksichtigung dieser Ergebnisse ergibt sich, dass die Hyperkoagulabilität des Blutes bei Diabetikern durch Glycierung von Komponenten des koagulatorischen und fibrinolytischen Systems wesentlich bedingt wird.

Die Bestimmung glycierten Fibrinogens zur Kurzzeitkontrolle des diabetischen Stoffwechsels wurde vorgeschlagen.

Kapitel 3.2.6 - Lipoproteine und Lipide

Der Stoffwechsel des Diabetikers ist nicht nur durch Störungen des Kohlenhydrat-, sondern auch des Fettmetabolismus gekennzeichnet. Eine Dyslipidämie mit Erhöhungen der Lipoproteine sehr niedriger Dichte (VLDL), intermediärer Dichte (IDL) und niedriger Dichte (LDL), verbunden mit einer Abnahme der Lipoproteine hoher Dichte (HDL) tritt häufig beim Diabetes mellitus auf.

Lipoproteine sind die Transportpartikel für Lipide im Blutplasma. Sie bestehen aus einem unterschiedlich großen Lipidanteil und verschiedenen Apolipoproteinen mit unterschiedlichen Funktionen.

Die Glycierung von Apolipoproteinen und Phosphatidylethanolamin sind von Bedeutung für die frühzeitige Entwicklung makro- und mikro-vasculärer Komplikationen (61).

Ähnlich wie in Proteinen kann die Aminogruppe des Phosphatidylethanolamins mit Aldosen, Ketosen und anderen Carbonylverbindungen kondensieren. Glycierte Phospholipide in der Rattenleber und in Erythrocyten wurden beschrieben. Sie fördern die Lipidperoxidation in Membranen auch in Abwesenheit von Übergangsmetallionen.

Carboxymethyliertes Phosphatidylethanolamin (Abbildung 12) war als Indikator einer intrazellulären Lipidglycoxidation in Erythrocyten- und Mitochondrienmembranen nachweisbar. Auch das Amadori-Produkt Desoxy-D-Fructosylethanolamin wurde in Lipoproteinen und Erythrocytenmembranen identifiziert. Glyciertes Phosphatidylethanolamin ist das hauptsächlichste Glycierungsprodukt der Aminophospholipide in den LDL und Membranlipiden. Es befördert die Oxidation von Phosphatidylcholin und Cholesterolestern sowie eine gesteigerte Proliferation und Migration von Endothelzellen sowie deren Produktion von Matrix-Metalloproteinase 2, wodurch die Angiogenese stimuliert wird.

Vergleich der Strukturen von Carboxymethyllysin und Carboxymethylethanolamin

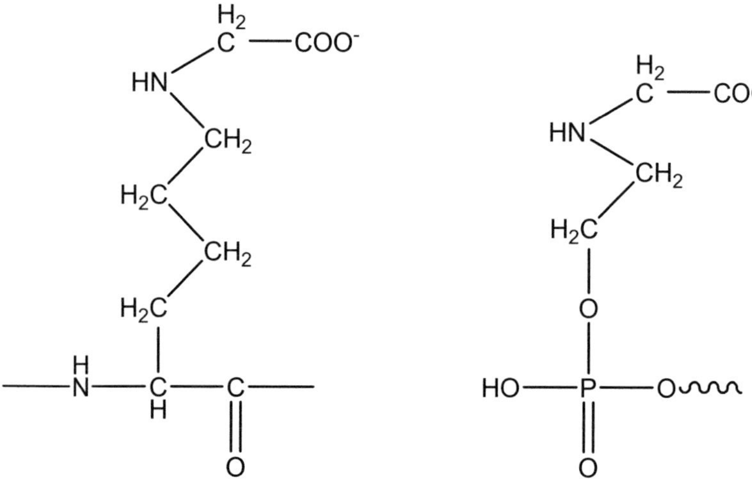

Carboxymethyllysin (Protein)   Carboxymethyletanolamin (Lipid)

Abbildung 12 - Strukturformel von Carboxymethylethanolamin im Vergleich mit Carboxymethyllysin

Die Glycierung der Membranlipide bewirkt strukturelle und funktionelle Veränderungen von Membranproteinen. So ist die Aktivität der membranalen Ca^{2+}-ATPase herabgesetzt, wobei die Glycierung des Enzyms keine Effekte hatte.

Der Hauptanteil der in Lipoproteinen niedriger Dichte (LDL) gebundenen AGEs befand sich in der Lipidphase. In Analogie zum Carboxymethyllysin wurde in deren Phospholipiden Carboxymethylethanolamin nachgewiesen. Die AGE-Bildung in Lipoproteinen begünstigt die Lipidperoxidation. Eine Korrelation zwischen dem AGE-Gehalt der Aorta und AGE-Apolipoprotein B weist auf eine ursächliche Beziehung zwischen AGE-modifizierten Lipoproteinen und der Arteriosclerose hin (18).

Die Glycierung der Lipoproteine ist beim Diabetiker gesteigert (siehe Tabellen 4 und 14). Glycierte Lipoproteine sind besonders susceptibel für oxidative Modifikationen, sodass Glycierung und oxidativer Stress in der Pathogenese diabetischer Gefäßerkrankungen eine Rolle spielen. Glycoxidation und Lipidoxidation (siehe Abbildungen 9 und 10) laufen in den Lipoproteinen nebeneinander ab und führen zur Bildung toxischer, athero- und immunogener Lipoproteinpartikel (61).

Die nichtenzymatischen Modifikationen der Lipoproteine bestehen in der Anlagerung von Glucose, Carbonylen und Lipoxidationsprodukten, der Bindung sekundärer AGEs sowie oxidativen Veränderungen im Lipid- und Proteinanteil.

Kapitel 3.2.6.1 - Chylomikronen und Lipoproteine sehr niedriger Dichte (VLDL)

Eine Glycierung von Chylomikronen ist wegen ihrer kurzen Verweildauer im Blut unwahrscheinlich. Durch den Austausch von Apolipoproteinen mit Lipoproteinen hoher Dichte (HDL) können sie glycierte Apolipoproteine übernehmen. Die physiologische Signifikanz dieser Prozesse ist unbekannt. Die Apolipoproteine B, C-I und E der VLDL sind beim Diabetes vermehrt glyciert. Ihre Glycierung ist mit vasculären Komplikationen assoziiert. Die Glycierung von Apo E ist Isoform-spezifisch. Die höchste Glycierungsrate weist Apo E2 auf. Der Glycierungsgrad nimmt in der Reihenfolge E2 > E4 > E3 ab. Glyciertes Apolipoprotein E bindet vermindert Heparin. Die Bindung an glyciertes ß-Amyloid-Peptid ist nicht beeinträchtigt (siehe degenerative Hirnerkrankungen und Morbus Alzheimer). Die herabgesetzte Bindung an Heparansulfate der Endothelien beeinträchtigt den Stoffwechsel Apo E-haltiger Lipoproteine, insbesondere der VLDL. Der Katabolismus glycierter VLDL (Apolipoprotein C_{II}) ist infolge einer verminderten Interaktion mit der Lipoproteinlipase reduziert. Glycierte VLDL sind atherogen (66).

Kapitel 3.2.6.2 - Lipoproteine niedriger Dichte (LDL)

LDL sind atherogene Lipoproteine. Sie enthalten das Apolipoprotein B_{100}, welches in vitro und in vivo glyciert werden kann. Variationen des glycierten Apolipoprotein B-Gehalts im Serum könnten als Kurzzeitmarker des diabetischen Stoffwechsels dienen.

Glycierte LDL sind leicht oxidierbar (60). LDL von Diabetikern sind demzufolge oxidationsempfindlicher als LDL von Nichtdiabetikern. Autoantikörper gegen glycierte LDL wurden nachgewiesen.

Nicht nur die Glycierung der Lysylreste im Apolipoprotein B sondern auch von Phosphatidylethanolamin im Lipidanteil fördert die Aufnahme glycierter LDL durch Makrophagen.

AGEs sind in den LDL ebenfalls nachgewiesen worden, was bei einer Halbwertszeit von etwa vier Tagen überrascht. Einerseits entstammen diese AGEs Anlagerungen kleiner AGE-enthaltender Peptide („AGEs der zweiten Generation"), andererseits den glycierten ε-Aminogruppen von Lysylresten des Apo B und den Aminogruppen von Phosphatidylethanolamin. Das hydrophobe Mikromilieu der Lipide scheint die AGE-Bildung im Lipid- und Proteinanteil der LDL zu beschleunigen. Die AGE-Bildung im Lipidanteil erfolgt etwa 100 Mal schneller als im Apo B (18, 20).

Der Carboxymethyllysin-Gehalt in den Schaumzellen arteriosklerotischer Plaques wird auf die internalisierten glycoxidierten LDL zurückgeführt. Die CML-Bildung der LDL erfolgt auch in der Intima und trägt zur Ausbildung arteriosklerotischer Läsionen bei.

Die AGEs im Lipidanteil der LDL, aber auch in Collagenen induzieren einen oxidativen Abbau polyungesättigter Fettsäuren unabhängig von Schwermetallionen und fördern dadurch die Bildung von ALEs.

Der AGE-Gehalt in den LDL ist infolge einer Bindung kleinmolekularer AGEs aus dem Abbau anderer AGE-modifizierter Proteine bei Patienten mit einer Niereninsuffizienz besonders hoch.

Glucose-modifizierte LDL können die Endothelbarriere überwinden. Die Collagene der Basalmembran und der Intima der Gefäßwände immobilisieren die LDL, besonders wenn sie selbst glyciert sind. Diese gebundenen, glycierten LDL unterliegen weiteren chemischen Veränderungen (Bildung von AGEs, Oxidation). Aufgrund der chemotaktischen Wirkungen der AGEs werden Monocyten/Makrophagen angelockt, nehmen vermehrt modifizierte LDL auf, akkumulieren Cholesterol und wandeln sich in Schaumzellen um. Dieser Effekt kann durch Autoantikörper gegen Fructoselysin und AGEs noch verstärkt werden, die in der Gefäßwand mit den immobilisierten LDL Immunkomplexe bilden, welche von den Makrophagen über F_c-Rezeptoren gebunden und phagocytiert werden. Lösliche Immunkomplexe werden durch reticulo-endotheliale Zellen vor allem der Leber eliminiert, wodurch der Spiegel an modifizierten LDL in der Blutzirkulation gesenkt werden kann.

Auch Amadori-modifizierte LDL wirken chemotaktisch auf Monocyten. Aorten-Intimazellen akkumulieren ebenfalls Cholesterol aus glycierten und oxidierten LDL.

Hochglycierte und AGE-LDL werden von B/E- (LDL-) Rezeptoren auf Fibroblasten, Monocyten/Makrophagen und Hepatocyten nicht mehr gebunden, da ε-Aminogruppen von Lysinresten, die für die Rezeptorbindung notwendig sind, modifiziert wurden (63). Daraus resultiert nur dann ein verminderter Katabolismus, wenn die glycierten LDL nicht über andere Mechanismen und Rezeptoren an Zellen gebunden und endocytiert werden. LDL mit einem Fructoselysingehalt um 9 mol/mol Apo B, einer beim Diabetes mellitus auftretenden Konzentration, werden noch an den LDL-Rezeptor gebunden. Fructoselysin-modifizierte LDL werden weiterhin über Fructoselysin-spezifische Rezeptoren, Scavenger-Rezeptoren und unspezifische Bindung durch Monocyten und Makrophagen endocytiert und abgebaut. Eine massive Aufnahme modifizierter LDL durch Monocyten/Makrophagen ist möglich, da neben der unspezifischen Pinocytose die Expression Fructoselysin-spezifischer und Scavenger-Rezeptoren in der Zellmembran nicht wie beim LDL-Rezeptor nach Bindung ihrer Liganden down-reguliert wird.

AGE-modifizierte LDL können über die AGE-spezifischen Rezeptorkomplexe der Monocyten und Makrophagen (siehe Kapitel 5) internalisiert werden. AGE-modifizierte LDL werden durch Kathepsine (lysosomale Proteasen) schlechter abgebaut als oxidierte oder acetylierte

LDL. Hinzu kommt, dass Kathepsine durch AGEs gehemmt werden bzw. AGEs ihre Genexpression unterdrücken.

Glycierte, AGE-modifizierte LDL haben direkte schädigende Wirkungen auf die Endothelien und Pericyten der Retinagefäße, Aortenendothelien und Makrophagen. Glycierte LDL üben antifibrinolytische Effekte auf Endothelien aus. Sie induzierten eine vermehrte Synthese von Plasminogenaktivator-Inhibitor-1 (PAI-1) und reduzierten die Bildung von Gewebe-Plasminogenaktivator (tPA). Die veränderte Synthese von Regulatorproteinen der Fibrinolyse trägt zur Ausbildung einer dysregulierten Hämostase in den Gefäßen bei. Die toxischen Effekte Amadori- und AGE-modifizierter LDL auf die Kapillaren der Retina können durch Aminoguanidin reduziert werden.

Glucose-modifizierte LDL steigern die Bildung des transforming growth factor ß (TGF-ß) durch mesangiale Zellen der Niere. TGF-ß ist ein Modulatorprotein für Proliferation und Matrixproduktion des Mesangiums. Glycierte/oxidierte LDL aktivieren die Mitogen-aktivierten Proteinkinasen ERK1/2 (p44/42). Über Ca^{2+}-abhängige Signaltransduktionswege werden Tyrosin-Phosphatasen aktiviert.

Amadori-Produkt- und AGE-modifizierte LDL stimulieren die Proliferation glatter Gefäßmuskelzellen über eine Phosphorylierung der Mitogen-aktivierten Proteinkinasen ERK1/2 (p44/42). In den Aktivierungsprozess sind Ca^{2+}-Calmodulin und die Proteinkinase C einbezogen.

Modifizierte LDL spielen somit eine wichtige Rolle in der Pathogenese der diabetischen Makro- und Mikroangiopathien.

Glycierte LDL besitzen eine herabgesetzte Bindungsfähigkeit für Heparin und ähnlich wie oxidierte LDL eine erhöhte elektrophoretische Mobilität.

Kapitel 3.2.6.3 - Lipoproteine hoher Dichte (HDL)

Die Glycierung von HDL beschleunigt ihre Clearance aus dem Blutplasma, beeinträchtigt ihre spezifischen Bindung von Lipiden, ihre Wechselwirkungen mit Fibroblasten und den reversen Cholesterol-Transport zur Leber und zu den VLDL. Das Cholesterolester-

Transfer-Protein, welches den Austausch von Cholesterolestern gegen Triacylglycerole zwischen HDL und VLDL bewerkstelligt, ist ebenfalls durch Glycierung in seiner Aktivität gemindert. Glycierte HDL hemmen die Monocyten-Adhäsion an Endothelien nicht. Jedoch wird die Freisetzung von Fettsäuren aus den HDL-Lipiden durch die Leber-Lipase gesteigert. Ihre Paraoxonase-Aktivität ist reduziert. Glycierte HDL steigern die durch glycierte LDL induzierte Freisetzung des Plasminogen-Aktivator-Inhibitors 1 (PAI-1) und hemmen die tPA-Bildung der Endothelien. Diese Effekte können für die akzelerierte Arteriosclerose bei Diabetikern von Bedeutung sein.

Die Glycierung von Apolipoprotein A-I reduziert seine Bindung an die HDL und verhindert dadurch die Aktivierung der Lecithin-Cholesterol-Acyl-Transferase (LCAT), die die Veresterung des Cholesterols in HDL katalysiert. Da die LCAT eine Schlüsselrolle im reversen Cholesteroltransport spielt, könnte dadurch der Cholesterol-Stoffwechsel beim Diabetes beeinträchtigt werden (63).

Die Fähigkeit AGE-modifizierten Apo A-I die Cholesterolabgabe von Monocyten über eine Stabilisierung der ABC-Kassettentransport-proteine (die für den Cholesteroltransport aus der Zelle notwendig sind) zu bewerkstelligen, ist vermindert und die antiatherogenen Eigenschaften reduziert.

Eine Glycierung von Apo A-I mit Fructose führt zu Veränderungen seiner Sekundärstrukturen, Oligomerisierung, einer verminderten Bindung von Phospholipiden, einer geringeren Partikelgröße und zu einem Verlust seiner antiatherogenen Eigenschaften.

Glycierte HDL werden vom Meerschweinchen beschleunigt verstoffwechselt. Ähnliche Untersuchungen beim Menschen liegen nicht vor.

Kapitel 3.2.6.4 - Lipoprotein (a) (Lp(a))

Lipoprotein (a) (Lp(a)) ist ein Apo B-enthaltendes Lipoprotein mit thrombogenen und atherogenen Eigenschaften. Es enthält zwei Domänen, die Strukturanalogien zum Plasminogen aufweisen. Die Glycierung von Lp(a) ist bei Diabetikern von etwa 2% beim Gesunden auf 2,8% gesteigert. Nach in vitro Glycierung befinden sich 90% der

Glucose-Addukte im Apo B-Anteil. Glyciertes Lp(a) wird von Makrophagen vermehrt aufgenommen, erhöht deren Cholesterolester-Synthese und ist dadurch atherogen. Die Glycierung beeinträchtigt die Bindung an Heparin-Sepharose, woraus geschlussfolgert wurde, dass in vivo eine Bindung an Matrixproteine (Proteoglycane) herabgesetzt ist.

Lp(a) steigert ebenfalls die PAI-1-Produktion und vermindert die tPA-Bildung der Endothelien, wodurch die Fibrinolyse gehemmt wird.

Ähnlich wie bei den glycierten Albuminen, LDL und HDL ist die elektrophoretische Mobilität des glycierten Lp(a) erhöht.

Kapitel 3.2.7 - ß$_2$-Mikroglobulin (ß2M)

ß2M ist ein 12 kDa Protein und nichtkovalent gebundener Bestandteil des Immunglobulin-ähnlichen MHC I-Komplexes (L-Kette), der in den Zellmembranen aller kernhaltigen Zellen exprimiert wird. Aus dem MHC-Komplex kann es abdissoziieren und liegt im Blutplasma in einer Konzentration von 0,5 bis 2 mg/L vor. ß2M wird zu einem geringen Teil mit dem Urin ausgeschieden. Der größere Anteil wird nach glomerulärer Filtration in den Tubuli rückresorbiert und durch intrazelluläre Proteolyse abgebaut. Bei Patienten mit chronischer Niereninsuffizienz und Dialysen verlängert sich seine biologische Halbwertszeit von 2,5 Stunden auf 3,6 bis 5,9 Tage und die Plasmakonzentration steigt auf über 50 mg/L an. Etwa 10% des ß2M im Blut sind bei diesen Patienten AGE-modifiziert.

Eine schwerwiegende Komplikation der Niereninsuffizienz und von chronischen Dialysen ist die Dialyse-assoziierte Amyloidose, eine Ablagerung von Proteinfibrillen (Amyloid), deren Präcursor ß2M ist, im gesamten Organismus oder nur in bestimmten Bereichen (diffuse Arthritis und Periarthritis, diffuse Amyloidose bzw. Carpaltunnel-Syndrom, cystische Knochenläsionen). Diabetiker, die eine Langzeit-Dialyse erhalten müssen, leben nicht lange genug, um eine Amyloidose auszuprägen. Deshalb sind keine Aussagen möglich, inwieweit eine chronische Hyperglycämie für die Ausbildung der Amyloidose mitverantwortlich ist.

Über 50% der Konformation des ß2M sind ß-Strukturen, die die Ausbildung von Aggregaten begünstigen. Aus Amyloidablagerungen isoliertes ß2M enthielt neben Amadori-Produkten die AGEs Carboxymethyllysin, Pentosidin und Imidazolone. 3-Deoxyglucoson, dessen Plasmakonzentration beim Diabetes und bei der Urämie erhöht ist, kondensiert mit Argininresten zum Imidazolon. Bei der chronischen Niereninsuffizienz ist die Aktivität der Aldehyd-Reductase vermindert, was die Anhäufung von Deoxyglucoson im Blut und die Bildung von AGEs begünstigt.

Bisher ist nicht geklärt, ob eine AGE-Bildung die Voraussetzungen für die Fibrillenbildung des ß2M schafft. AGE-modifizierte ß2M-Polymere hemmen die weitere Assoziation mit nativem ß2M, sodass die AGE-Bildung in fibrillärem ß2M die Amyloidablagerungen auch reduzieren könnte. Andererseits sind die AGE-ß2M die Hauptformen im Amyloid. ß2M bindet besonders gut an AGE-modifizierte Collagene, was eine Ursache für die Amyloidose sein könnte. Das unlösliche Amyloid unterliegt chemischen Veränderungen, wobei es zu einer Akkumulation von AGEs kommen kann. Die AGEs wirken chemotaktisch auf Monocyten/Makrophagen, welche u.a. Interleukin 6 sezernieren (siehe Kapitel 6) und dadurch einen Knochenabbau über die Stimulierung der Osteoklasten einleiten können. Interaktionen von AGE-ß2M mit AGE-spezifischen Rezeptoren sind für die Chemotaxis von Makrophagen und die Freisetzung proinflammatorischer Cytokine bedeutungsvoll, weil dadurch die destruktiven Knochenprozesse bei der chronischen Niereninsuffizienz eingeleitet werden.

AGE-ß2M bewirkt weiterhin eine vermehrte Produktion des transforming growth factors ß1 (TGF-ß1) durch Monocyten, der die Sekretion proinflammatorischer Cytokine reduziert und die durch AGE-ß2M induzierte Chemotaxis der Monocyten stimuliert. Diese Ergebnisse sind ein Hinweis, dass TGF-ß1 in die Pathogenese der dialyseabhängigen Amyloidose einbezogen ist.

ß2M und AGE-ß2M induzieren in Synovialfibroblasten eine gesteigerte Sekretion der Matrix-Metalloproteinase-1 (MMP-1), nicht jedoch des entsprechenden Gewebeinhibitors, wodurch eine unkontrollierte Collagenolyse einsetzt. Diese dürfte bei destruktiven Knorpel- und

Knochenprozessen der Dialyse-assoziierten Amyloidose ebenfalls eine Rolle spielen.

Kapitel 3.2.8 - Complementsystem

Die Glycierung des Complementfaktors 3 (C3) kann bei der reduzierten Infektabwehr des Diabetikers von Bedeutung sein. Ob der geringe Glycierungsgrad des Proteins ausreichend für eine generelle Funktionsänderung ist, bleibt fraglich. Der Faktor B der alternativen Complementaktivierung wird an der C3b bindenden Domäne glyciert. Dies beeinträchtigt die Ausbildung des C5-Convertase-Komplexes und damit die von einer Antigen-Antikörper- Reaktion unabhängige Complementaktivierung. Die Glycierung des decay accelerating factors (DAF) und von CD 59 können weitreichende Konsequenzen für die Regulierung des Complementsystems haben. Beide Proteine verhindern eine Gewebeschädigung durch Cytolyse infolge einer zufälligen Bindung von aktivierten Complementfaktoren an die Zellen und eine spontane Complementaktivierung im Blutplasma.

Kapitel 3.3 - Matrix- und Strukturproteine

Die extrazelluläre Matrix besteht vorrangig aus Collagenen, Elastin, Fibronectin, Vitronectin, Lamininen und Proteoglycanen. Alle diese Komponenten werden unter den Bedingungen einer Hyperglycämie verstärkt glyciert.
Die Matrixbestandteile sind für die mechanische Stärke und Elastizität der Gewebe verantwortlich. Sie bilden nicht nur Gerüste, sondern sie kontrollieren auch die Adhäsion, Migration und Proliferation von Zellen. Die extrazelluläre Matrix spielt eine wichtige Rolle bei der Differenzierung von Organen und Geweben in der Embryogenese, bei der Wundheilung und der Migration von Tumorzellen. Bestandteile der Matrix interagieren mit den Integrinen, den zellulären Rezeptoren für die Kontrolle der Zelladhäsion und -migration, und binden Wachstumsfaktoren. Die extrazellulare Matrix bestimmt nicht nur statisch strukturelle Merkmale von Organen und Geweben, sondern ist auch

eine dynamische interzelluläre Grundsubstanz, deren Komponenten durch Metalloproteinasen verändert werden. Die Matrix-Metalloproteinasen halten die Integrität der extrazellulären Matrix aufrecht, indem sie unerwünschte Proteine abbauen. Sie spielen eine wichtige Rolle bei der Wundheilung, der Angio- und Embryogenese, aber auch beim Tumorwachstum und der Metastasierung. Über 20 verschiedene Enzyme sind bisher identifiziert worden, deren Aktivität einerseits von ihrer Aktivierung durch Plasminogenaktivatoren (uPA und tPA) über Plasmin, andererseits von der Präsenz gewebespezifischer Inhibitoren abhängt. Die Glycierung der Matrixproteine kann demzufolge weitreichende Konsequenzen für die Entstehung diabetischer Folgeerkrankungen haben.

Endothelzellen, mesangiale Zellen der Nierenglomeruli, Chondroblasten, Osteoblasten, Fibroblasten und glatte Muskelzellen synthetisieren Matrixproteine.

Kapitel 3.3.1 - Collagene

Collagene sind die häufigsten Proteine des Menschen. Sie stellen etwa 25% des Gesamtproteinbestandes dar. Bei 10 kg Gesamtkörperprotein eines 70 kg schweren Menschen sind dies 2,5 kg. Sie sind Hauptproteine des Bindegewebes. Etwa 20 verschiedene Collagentypen sind bisher identifiziert worden. In Bezug auf die Glycierung und die sich ergebenden Folgen wurden die Collagene der Sehnen, Haut, Dura mater, der Gefäßwände, Basalmembranen, des Glaskörpers und der Linsenkapsel untersucht.

Typ I-Collagen ist das wichtigste Strukturprotein der Sehnen, des Knochens und der Haut. Typ II-Collagen ist Bestandteil des Knorpels. Typ III-Collagen befindet sich in der Haut und in den Gefäßwänden. Typ IV- und V-Collagene bilden zusammen mit Glycoproteinen und Proteoglycanen das Netzwerk der Basalmembranen. Die übrigen Typen sind minor-Collagene mit speziellen Funktionen, die z.T. noch unbekannt sind.

Kapitel 3.3.1.1 - Amadori-Produkte im Collagen und ihre Beziehungen zu diabetischen Komplikationen

In Collagenen finden sich abhängig von der Glucose-Konzentration Fructoselysin und Fructosehydroxylysin als Ergebnis der Kondensation von Glucose mit den Lysinen und Hydroxylysinen (siehe Tabelle 2). Demzufolge ist vorgeschlagen worden, den Amadori-Gehalt des Hautcollagens für eine retrospektive Beurteilung des Glucose-Stoffwechsels beim Diabetiker zu nutzen. Der Gehalt der Haut an frühen Maillard-Addukten korrelierte mit HbA_1, war jedoch nicht mit dem Alter und diabetischen Komplikationen assoziierbar. Eine schwache Korrelation ergab sich mit der Dauer des Diabetes, der Mikroalbuminurie und diabetesbedingten Hautveränderungen. Amadori-modifiziertes Hautcollagen ist geeignet, Voraussagen über das Fortschreiten mikrovaskulärer Komplikationen zu machen.
Auch Fructose aus dem Polyol-Stoffwechsel glyciert unter in vivo-Bedingungen Collagene. Diese Collagene beeinträchtigen die Neovascularisation.

Kapitel 3.3.1.2 - Die AGEs der Collagene

In den Collagenen spezifisch nachgewiesene und isolierte AGEs sind Pentosidin, Carboxymethylarginin, Carboxymethyllysin und Glucosepane. Der Pentosidingehalt der Dura mater und Sehnen nimmt altersabhängig zu. Die Pentosidinkonzentration in der Haut zeigt ebenfalls eine Altersabhängigkeit, aber nicht so ausgesprochen wie in der äußeren Hirnhaut. Besonders hoch ist der Pentosidingehalt des Hautcollagens bei Patienten mit einer Niereninsuffizienz. Pyrralin akkumuliert in der Haut nicht (109).
Der Gehalt an Pentosidin in den Collagenen ist niedrig. Ein Molekül Pentosidin pro 100 Typ I-Collagene wurde nach Inkubation mit Glucose nachgewiesen, d.h. 1% des theoretischen Potenzials, Collagenmoleküle zu vernetzen, wird durch Pentosidin genutzt. Im Typ IV-Collagen der Linsenkapsel waren bei Diabetikern gleiche Relationen vorhanden, bei der in vitro-Inkubation wurde nur 1 Molekül Pentosi-

din pro 600 Collagen-Moleküle gefunden. Linsenproteine enthielten ein Molekül Pentosidin pro 200000 Lysinreste. Aus diesen Befunden lassen sich die durch die Maillard-Reaktion verursachten Veränderungen der thermischen, mechanischen und strukturellen Veränderungen der Collagenfibrillen nicht erklären. Pentosidin ist folglich hauptsächlich ein Biomarker für die in den Bindegeweben ablaufende Maillard-Reaktion infolge oxidativen Stresses. Deshalb wurde nach weiteren nichtenzymatischen Quervernetzungen in den Collagenen gesucht, nachdem geklärt worden war, dass die enzymatischen Crosslinks beim Altern oder Diabetes nicht wesentlich zunehmen. MODIC und GO-DIC (Lysin-Arginin-crosslinks mit Methylglyoxal bzw. Glyoxal) waren in den Hautcollagenen altersabhängig vermehrt zu finden. Am stärksten ausgeprägt war jedoch die Zunahme von Glucosepane, einem nicht durch oxidative Mechanismen entstehendes AGE, in den Collagenen bei Diabetikern und im Alter. Der Gehalt an Glucosepane scheint wesentlich für die Dysfunktion der Bindegewebe beim Diabetes und im Alter zu sein (110).

LW-1 ist ein neues fluoreszierendes AGE, welches im Hautcollagen nachgewisen wurde. Seine Menge steigt mit zunehmendem Alter, bei Diabetes, chronischem Nierenversagen und chronischen Lungenerkrankungen an. Es hat ein Molekulargewicht von 623, ein UV-Absorptionsmaximum bei 348 nm. In seine Bildung sind Lysinreste einbezogen.

Glycoxidationsprodukte waren besonders in den Hautcollagenen von Typ 1-Diabetikern vermehrt. Im Gegensatz dazu wurden Amadori-Addukte und Pentosidin in glomerulären Basalmembranen von Typ 2-Diabetikern gefunden als Indikation für eine gewebespezifische Sensitivität für Carbonyl- und oxidativen Stress.

Auch Lipidperoxidationsprodukte bewirken das Entstehen von Vernetzungen in Collagenen. Malondialdehyd induziert in Collagenen arterieller Gefäße die Bildung vernetzender Dihydropyridin-Derivate und Imidopropene (1,3-Di(N$^{\varepsilon}$-lysino-propen). Malondialdehyd entstammt dem Lipidanteil der LDL, welche in den arteriosklerotischen Plaques und fatty streaks in enger Nachbarschaft zur Collagenmatrix der Arterienwände auftreten (8).

Pentosidin und Carboxymethyllysin sind Hauptmarker für Glycoxidation und Carbonyl-Stress in den Bindegeweben.

In gealterten Hautcollagenen sowie in Linsenproteinen wurde die nichtproteinogene Aminosäure Ornithin nachgewiesen, welche durch Abspaltung einer AGE-Modifikation aus Arginin entsteht. Ornithin kann wiederum über seine δ-Aminogruppe glyciert werden.

Die Collagene des Gelenkknorpels haben eine außerordentlich lange biologische Halbwertszeit (117 Jahre, Hautcollagen 15 Jahre). Im Vergleich zu den Hautcollagenen enthalten sie altersabhängig wesentlich mehr Pentosidin, Carboxyethyllysin und Carboxymethyllysin. Der Proteinumsatz ist die wesentliche Determinante für die AGE-Akkumulation.

Zwischen den fluoreszierenden AGEs des Hautcollagens und Herz-Kreislauf- Komplikationen bestehen Beziehungen. Diabetiker zeigten generell eine höhere AGE-spezifische Fluoreszenz als gesunde Gleichaltrige. Korrelationen bestanden zu dem Schweregrad einer Aortenversteifung, zu der Höhe des Blutdrucks und zu Bewegungseinschränkungen der Gelenke. Die Amadori- und AGE-Gehalte des Hautcollagens waren bei Patienten mit einer intensivierten Insulintherapie niedriger als bei konventionell therapierten Diabetikern. Ein glycämischer Schwellenwert für eine Pentosidin-Akkumulation in Collagenen im Gegensatz zu den Linsenproteinen existiert nicht.

In einer Studie mit jungen Diabetikern (17 bis 30 Jahre) wurde gefunden, dass die Fluoreszenz des Hautcollagens mit dem Alter, der Diabetesdauer, der Retinopathie, aber nicht mit den Glycohämoglobinwerten korrelierte (39).

Kapitel 3.3.1.3 - Eigenschaften AGE-modifizierter Collagene

Bei relativ kurzen Glycierungszeiten entstehen bevorzugt nicht vernetzende AGEs wie Carboxymethyllysin und Carboxymethylarginin. Erst bei längerer Exposition werden vernetzende AGEs gebildet. Carboxymethylarginin führt zu einer partiellen Entwindung tripelhelicaler Strukturen in den Collagenen, wodurch die proteolytische Angreifbarkeit durch Collagenasen erhöht wird. Dies hat Konsequenzen für Rupturen arteriosklerotischer Plaques, deren strukturelle Integrität durch Collagene gewährleistet wird. Durch eine Collagenolyse wird die Plaqueruptur eingeleitet, in deren Folge Gefäßverschlüsse eintreten können, z.B. Herzinfarkte.

Der Diabetes bewirkt ein vorzeitiges Altern der Bindegewebe (100, 101). Die Löslichkeit der Collagene nimmt ab, ihre proteolytische Resistenz, temperaturabhängige Reißfestigkeit und mechanische Widerstandsfähigkeit nehmen zu. Ihre Elastizität ist vermindert.

Diese Veränderungen beruhen auf der Ausbildung intra- und intermolekularer Quervernetzungen zwischen den Collagen-Polypeptidketten bzw. den Tropocollagenen durch AGEs (44). Die positiven Ladungen von Lysin- und Arginin-Seitenketten sind für die elektrostatischen Interaktionen zwischen benachbarten Collagen-Molekülen bedeutungsvoll. Folglich verändert sowohl die Bildung von Amadori-Produkten als auch von AGEs die Ladungsverteilungen auf den Proteinen und damit die Zusammenlagerung und Stabilität der Collagen-Fibrillen. Die chemischen Modifikationen des Collagens führen zu strukturellen Alterationen mit einer veränderten Assoziation der Fibrillen bei der Faserbildung. Der Radius diabetischer Collagen-Fibrillen ist vergrößert, was auf einer weniger dichten Packung von Amadori-modifizierten und AGE-vernetzten Mikrofibrillen beruht.

Die Veränderungen grundlegender Eigenschaften der Collagene durch vernetzende AGEs begünstigen oder initiieren die Entwicklung diabetischer Folgeerkrankungen der Gefäße, eine Verdickung der Haut verbunden mit Elastizitätsverlust und eine Versteifung der Gelenke. Die AGE-modifizierten Collagene der Aorta und der großen arteriellen Gefäße sind verantwortlich für die abnehmende Elastizität im Alter und beim Diabetes. AGEs akkumulieren in den Basalmembranen, in der Intima und Media infolge ihrer irreversiblen Bildung sowie durch Anlagerung AGE-haltiger Peptide aus dem Blut (Tabelle 14).

In Aortenwänden konnte eine Zunahme des Pepsin-unlöslichen, vernetzten Collagens im Verlauf eines experimentellen Diabetes nachgewiesen werden. Der immunchemisch bestimmte AGE-Gehalt in dieser Collagenfraktion war signifikant höher als bei den Kontrollen und nahm zeitabhängig zu.

Tabelle 14 - Glucoseabhängige Quervernetzungen des Collagens und diabetesinduzierte funktionelle Veränderungen

---

- Beschleunigte Entwicklung der Arteriosclerose
- Versteifung der Wände der großen arteriellen Gefäße
- Verdickung von Basalmembranen (Mikroangiopathie)
- Glomerulosclerose (Nephropathie)
- verminderte Elastizität der Lunge (verbunden mit einem
  Verlust elastischer Fasern und Glycierung von Elastinen)
- Sklerosierung und Versteifung des Herzmuskels
- Starrheit des periartikulären Gewebes
- Osteoarthritis.

Nach Monnier et al. [85 - 87]

Die Typ IV-Collagene der Basalmembranen zeigen ähnliche Veränderungen ihrer physikalischen und biologischen Eigenschaften wie Typ I-Collagen. Infolge des AGE-Gehalts ist die Ausbildung des fibrillären Netzwerkes, eines Strukturmerkmals der Basalmembran-Collagene gestört. Collagen IV-Monomere bestehen aus einer großen tripelhelicalen Domäne mit zwei spezifischen für die Netzstrukturen wichtigen, verbindenden C-terminalen NC1- und N-terminalen 7S-Domänen. Eine AGE-Bildung in diesen Domänen führt zu intra- und intermolekularen Crosslinks und Konformationsänderungen in der 7S-Domäne, die verantwortlich für die geänderte Struktur der Basalmembranen bei der diabetischen Mikroangiopathie sind. Glycierte Basalmembran-Collagene inhibieren die Endothelzell-Proliferation und Angiogenese und fördern die Permeabilität von Makromolekülen durch Basalmembranen.
In Amadori- und AGE-modifizierten Collagenen lassen sich geänderte Wechselwirkungen mit anderen Makromolekülen nachweisen. Die Glycierung von Collagen IV reduzierte die Bindung von Fibronectin und Heparin. Ein ähnliches Ergebnis für Fibronectin wurde mit denaturiertem, glyciertem Collagen I erhalten. Außerdem zeigten Aortenendothelien eine verminderte Adhärenz und Migration auf diesen Amadori-modifizierten Substraten. Auch AGE-Collagene besitzen ei-

ne verminderte Zelladhärenz. Dies beruht auf einer Modifikation der für die Zelladhäsivität verantwortlichen Aminosäuresequenz Arginin-Glycin-Aspartat über eine verminderte Wechselwirkung mit Integrinen der Endothelien. Glycierte Collagene binden vermehrt Lysin, Albumin, Immunglobulin G und LDL. Die gebundenen Proteine behalten ihre immunologische Reaktivität und sind in der Lage, Immunkomplexe auszubilden. Glomeruläre Basalmembranen diabetischer Ratten banden die fünffache Menge an IgG im Vergleich zu nichtdiabetischen Kontrollen. Aortencollagen diabetischer Tiere enthielt 2,5-fach mehr gebundene LDL als die Aorten gesunder Kontrollen. Glycierte Collagene induzieren eine Thrombocytenaggregation und reduzieren die Phagocytoseaktivität polymorphkerniger Leukocyten.

AGEs akkumulieren auch in den Matrixproteinen von Knorpel und Knochen. Im Knorpel-Collagen (Typ II) wurde Pentosidin identifiziert, welches altersabhängig zunimmt. Die Glycierung von Knorpel-Collagen führt ebenfalls zu einer erhöhten proteolytischen Resistenz mit vermindertem Abbau durch Metalloproteinasen, einer erhöhten Thermostabilität und einer initial gesteigerten Fibrillenbildung mit einer verminderten lateralen Assoziation der Tropocollagene. Daraus entstehen Fibrillen mit einem kleineren Durchmesser. AGEs in Knorpel-Collagenen reduzieren auch die Neusynthese von Collagen in den Chondrocyten. Der aus reduziertem Abbau und gehemmter Synthese resultierende verminderte Protein-turnover begünstigt die AGE-Akkumulation und fördert degenerative Erkrankungen der Gelenke.

Die Bildung von AGEs in der Knochenmatrix stört die Ossifikation. Eine verminderte Calcifizierung der Knochen beim Diabetes und im Alter ist zumindest teilweise ein Ergebnis der AGE-Akkumulation in den Matrixproteinen. AGEs stimulieren die Freisetzung von Interleukin 6, welches die Knochenresorption über die Osteoklasten aktiviert. Die Transcription der IL-6 mRNA wird durch den Transcriptionsfaktor NF-κB induziert. In die Regulation der Knochendichte und Knochenmasse ist auch der Rezeptor für AGEs (RAGE) einbezogen (Kapitel 5) (146).

AGEs akkumulieren altersabhängig auch in den Collagenen des Glaskörpers (vorrangig Typ II), der Bruch'schen Membranen der Macula und des Chorioidalplexus des Auges. Die Prozesse sind beim Diabetes mellitus gesteigert und könnten die Ursache für degenerative Veränderungen beim Diabetes und im Alter sein. Eine Glycierung der Collagene des Glaskörpers bewirkt Eintrübungen. Glycierte Collagene sind immunogen.

Die Maillard-Reaktion der Collagene ist ein gutes Beispiel für die Irreversibilität der Glycierung. Wenn ein Glucose-Addukt gebildet wird, entstehen Quervernetzungen (AGEs) auch dann, wenn die Glucose-Konzentration vermindert ist. Diese Untersuchungen lassen vermuten, dass auch kurzzeitige Erhöhungen der Blutglucose-Konzentration (z.B. bei postprandialer Hyperglycämie), wodurch vermehrt Aldimine und Amadori-Produkte gebildet werden, späte pathophysiologische Konsequenzen nach sich ziehen, die nicht reversibel sind (hyperglycämisches Gedächtnis).

Kapitel 3.3.2 - Elastin

Elastin ist ein fibrilläres Protein, welches zusammen mit Collagenen verantwortlich für die elastischen Eigenschaften der großen arteriellen Gefäße, der Lunge und der Haut ist. Es besitzt ähnlich wie Collagen eine lange Halbwertszeit, sodass AGEs akkumulieren können.

Das monomere Elastin (68,5 kDa) besitzt nur 5 Lysylreste, die zudem in die Ausbildung enzymatischer Quervernetzungen einbezogen sind. Trotzdem ist Elastin in vivo und in vitro glycierbar. In vitro Inkubationen mit hohen Glucosekonzentrationen über einen langen Zeitraum (250 mM Glucose, 30 Tage, 37°C) führten zur Anlagerung eines Glucosemoleküls pro 10 Elastinmoleküle. Ein Molekül Pentosidin pro 2000 Monomere wurde nachgewiesen.

Beim Vernetzen der Elastine spielen auch die Lipoxidationsprodukte Malondialdehyd und 4-Hydroxynonenal eine Rolle, die aus den Lipiden der in den Gefäßwänden immobilisierten LDL stammen. Die AGE- und ALE-Akkumulation führt zu einem Verlust der Elastizität der Elastine. Daran könnten auch AGE-induzierte Konformationsänderungen der Elastinfibrillen beteiligt sein. Die Modifikation von Elastinen in der tunica media der Aorta mit Pentosidin fördert eine

Calcifizierung bei Patienten mit chronischem Nierenversagen und Hämodialyse. Der UV-Anteil des Sonnenlichts führt zu einem vermehrten Auftreten von CML in den elastischen Fasern der Haut.

Kapitel 3.3.3 - Fibronectin

Fibronectin tritt in zwei Formen auf, einem löslichen Plasmaprotein (kälteunlösliches Globulin) und einem unlöslichen Matrixprotein. Es besitzt Heparin- und Collagen-bindende Domänen. Durch Bildung von Amadori-Addukten werden folgende Veränderungen induziert: eine herabgesetzte Bindung an die Collagene vom Typ I und IV sowie eine verminderte Bindung von Heparin und ggf. Heparansulfat, einem Membranbestandteil der Endothelien. Diese gestörten Interaktionen mit Matrixproteinen und Proteoglycanen führen zu Veränderungen in der Struktur von Basalmembranen. Eine Hemmung adhäsiver und proliferativer Eigenschaften glatter Gefäßmuskeln wurde auf die Glycierung von Fibronectin zurückgeführt. Glyciertes Fibronectin hemmte die Adhäsion und Migration von Aortenendothelzellen. Die durch AGEs induzierten Konformationsänderungen in den Fibronectin-Domänen verändern ebenfalls die Fähigkeiten des Proteins, mit Collagenen, Proteoglycanen und Zellen zu reagieren.

Fibronectin und Collagen IV werden von Endothelzellen sowie mesangialen und endothelialen Glomerulus-Zellen der Niere nach Exposition mit hohen Glucose-Konzentrationen und nach Inkubation mit Amadori-modifiziertem Albumin überexprimiert. Dies ist eine weitere Erklärung für Veränderungen an den Basalmembranen der Kapillaren bei der diabetischen Mikroangiopathie. Andererseits nimmt die glycierte mesangiale Matrix Einfluss auf die Proliferation mesangialer Zellen. Hohe Glucosekonzentrationen hemmen den proteolytischen Abbau von Matrixproteinen.

Kapitel 3.3.4 - Vitronectin

Vitronectin ist Bestandteil der extrazellulären Matrix von Endothelzellen. Es bindet das vasculäre Heparansulfatproteoglycan. AGE-modifiziertes Vitronectin bildet Aggregate und ist resistent gegen Proteolyse. Seine Wechselwirkungen mit Heparansulfatproteoglycan und Collagen sind vermindert. Während gering AGE-modifiziertes Vitronectin die Adhäsion und Migration von Endothelzellen der Retina begünstigt, wirkt hoch AGE-modifiziertes Vitronectin einer Zelladhärenz und -ausbreitung entgegen. Diese Befunde werden als bedeutend für die Pathogenese der diabetischen Mikroangiopathie angesehen.

Kapitel 3.3.5 - Laminin

Zusammen mit Collagen Typ IV bildet Laminin die Grundstruktur der Basalmembranen. Laminin besitzt eine Molmasse von 850 kDa und ist ein Multidomänenprotein mit Bindungsstellen für Zellintegrine und Matrixproteine wie Collagen IV und Heparansulfatproteoglycan. Es assoziiert zu Dimeren und Oligomeren. Durch Glycierung mit Bildung von AGEs wird die Bindung an Collagene und Proteoglycane herabgesetzt. Dies ist der primäre Mechanismus für die Verminderung von Proteoglycanen in den Basalmembranen beim Diabetes. Die Abwesenheit von Proteoglycanen stimuliert die Überexpression anderer Matrixkomponenten durch eine veränderte Bindung von Wachstumsfaktoren (basischer Fibroblastenwachstumsfaktor (bFGF), Plasminogenaktivator-Inhibitor 1 (PAI-1)) zwischen Matrix und Zellen. Gestörte Wechselwirkungen mit den Integrinen von Endothelzellen beeinträchtigen ihre Adhäsion und Migration. Weiterhin hemmt glyciertes Laminin das Neuritenwachstum.

AGEs sind auch im Laminin der epithelialen Basalmembran der Cornea gefunden worden und spielen eine Rolle in der Pathogenese der diabetischen Keratopathie.

Kapitel 3.3.6 - Keratine

Die Strukturproteine der Haare und Nägel sind die fibrillären Keratine. Keratine kommen ebenfalls im stratum corneum der Haut vor. Sie werden in Abhängigkeit von der Glucose-Konzentration im Blut glyciert. Ihr Gehalt an Amadori-Produkten wurde bestimmt, um Rückschlüsse auf den Glucosestoffwechsel von Diabetikern in den zurückliegenden sechs Monaten zu erhalten.

Kapitel 3.3.7 - Crystalline und Membranen der Augenlinse

Die Proteine der Augenlinse, die Crystalline, besitzen eine extrem lange Lebensdauer. Die Kernproteine der Linse werden wahrscheinlich nie erneuert. Die Crystalline sind deshalb ideale Untersuchungsobjekte für Alterungsprozesse in Proteinen. Verschiedene irreversible posttranslationale Modifikationen, wie C-terminale Proteolyse, Deamidierungen, Oxidationen von Aminosäureresten, Racemisierung von Aspartat (Umlagerung von L- in D-Aspartat als Alterungsprozess) und Glycierungsreaktionen laufen an den Linsenproteinen ab.

Kapitel 3.3.7.1 - Amadori-Produkte in Crystallinen

Die Bildung von Amadori-Produkten erreicht in den Linsenproteinen abhängig von der Glucose-Konzentration ein Gleichgewicht. Die AGE-Bildung nimmt altersabhängig zu und ist im Diabetes mellitus beschleunigt. Aber erst oberhalb einer Hyperglycämie von ~10 mM (HbA$_{1c}$ >8%) akkumulieren Linsenproteine Pentosidin und bilden Eintrübungen. Methylglyoxal und Glyoxal bilden ebenfalls AGEs in den Linsenproteinen.

Die α-, ß- und γ-Crystalline werden unterschiedlich glyciert, bevorzugt lagert αA-Crystallin Glucose an. Die Glycierung von Crystallinen in Anwesenheit von Cu- oder Fe-Ionen führt zur Bildung von H_2O_2 über eine autoxidative Glycierung. Die Glycierung von fetalen Linsenproteinen ist ebenfalls beschrieben worden. Dies weist auf eine besondere Susceptibilität dieser Proteine für Glucose hin.

Eine Amadori-Produktbildung mit Glutathion bzw. oxidiertem Glutathion oder eine Transglycierung führt zu einem erheblichen Verlust an Reaktivität der Glutathion-Peroxidase oder GS-SG-Reductase. Die Glycierung der Glutathion-Derivate in der diabetischen Linse trägt zu einer Verminderung der Konzentration an reduziertem Glutathion bei und erhöht damit den oxidativen Stress.

Kapitel 3.3.7.2 - AGEs in Crystallinen

In Linsenproteinen wurden die AGEs CML, Pentosidin, Pyrralin, Carboxyethyllysin, die Imidazolysine GOLD und MOLD, Crossline, Oxalsäuremonoalkylamid, Hydroimidazolone und Versperlysin A nachgewiesen.

Die durch Kondensation von Methylglyoxal mit Arginin gebildeten Hydroimidazolone waren in Linsenproteinen in 4500 bis 6700-fach höheren Konzentrationen als Pentosidin und in etwa 15- bis 22-fach größerer Menge als Argpyrimidin nachweisbar. Die AGEs Pentosidin, GOLD, MOLD, Vesperlysin A, Glucosepane und verwandte AGEs wie z.b. MODIC und GODIC bilden hochmolekulare, wasserunlösliche Aggregate der α-, ß- und γ-Crystalline, die eine Linseneintrübung auslösen (senile und diabetische Catarcte). Die Glycierung bewirkt eine Konformationsänderung der Crystalline, die zu einer Exposition der Thiolgruppen von Cysteinresten führt. Diese bilden Disulfidbrücken aus und verstärken dadurch die Aggregation. Reduziertes Glutathion hemmt die Aggregatbildung über Disulfidbrücken.

Kapitel 3.3.7.3 - Crystalline als Chaperone

Chaperone kommen in verschiedenen Zellkompartimenten vor. Sie unterstützen eine korrekte Faltung und Einnahme der nativen Konformation neu synthetisierter Polypeptidketten, indem sie an Faltungsintermediate binden, diese stabilisieren und die Einnahme der nativen Konformation der Proteine katalysieren. Sie unterdrücken die Bildung unspezifischer Proteinaggregate in der Zelle.

α-Crystalline agieren nicht nur in der Linse als Chaperone, die Strukturänderungen der ß- und γ-Crystallinen nach Glycierung entgegenwirken, sondern sie schützen auch in vitro die Enzyme Glucose-6-Phosphat-Dehydrogenase, Malat-Dehydrogenase und Glutathion-Reductase vor einer durch Glycierung verursachten Inaktivierung. Amadori- und Methylglyoxal-modifizierte sowie carboxymethylierte α-Crystalline erhalten ihre Chaperon-Aktivität nur zum Teil. In diabetischen Linsen war die Chaperon-Aktivität von α-Crystallinen vermindert. Oxidative Veränderungen führen zu einer Inaktivierung. Homopolymere der αA-Ketten sind aktivere Chaperone als die Polymeren von αB-Crystallinen. Phosphorylierung erhöht die Chaperon-Aktivität.

Kapitel 3.3.7.4 - Die Bedeutung der Aldose-Reductase in der Linse

In der Linse ist der Sorbitol-Stoffwechselweg der Glucose sehr ausgeprägt. Da Glucose entsprechend ihrer Konzentration im Blut in die Linse gelangt, können beim Diabetiker größere Mengen an Fructose entstehen, welche ein höheres Glycierungspotenzial als Glucose besitzt und zur AGE-Bildung beitragen kann. Fructose glyciert unter diabetischen Bedingungen vorrangig ß- und γ-Crystalline. Die enstandenen Heyns-Produkte werden schnell in AGEs überführt.

Bei der Galactosämie ist die Cataract-Bildung eine früh einsetzende Komplikation. Auch hierbei ist das höhere Glycierungspotenzial der Galactose eine wichtige pathogenetische Komponente.

Die Aldose-Reductase im Sorbitol-Stoffwechselweg reduziert Glucose zu Sorbitol und Galactose zu Galactitol. Sorbitol kann durch die Sorbitol-Dehydrogenase zu Fructose oxidiert werden (siehe Abbildung 3). Galactitol wird nicht dehydriert. Wenn diese Zuckeralkohole in der Linse akkumulieren, bewirken sie eine Hyperosmolarität, die Einstrom von Wasser in die Linse hervorruft. Dadurch kommt es zu Linseneintrübungen.

Oxidativer Stress scheint jedoch eine wichtigere Rolle in der Cataractogenese zu spielen als die durch die Polyalcohole ausgelöste Hyperosmolarität, da die Menge an Aldose-Reductase in der Linse relativ gering ist. Andererseits bewirkt ein steigender osmotischer Druck durch Erhöhung der intrazellulären Glucose-Konzentration eine vermehrte Genexpression der Aldose-Reductase, wodurch der Sorbitolgehalt ansteigt und erhebliche Glucosemengen in diesem Stoffwechselweg umgesetzt werden.

Fructose-3-Phosphat und Sorbitol-3-Phosphat werden in der diabetischen Linse durch eine 3-Phosphokinase aus Fructose bzw. Sorbitol gebildet. Fructose-3-Phosphat ist ein bedeutendes AGE-bildendes Hexosephosphat, da es in 3-Deoxyglucoson zerfällt. Insulin senkt den Gehalt der Linse an Fructose-3-Phosphat drastisch.

Kapitel 3.3.7.5 - Glycierung durch Vitamin C in der Linse

Die Linse besitzt einen bemerkenswert hohen Gehalt an Ascorbinsäure (Vitamin C). Die Ascorbinsäure-Konzentration in der Linse (~130 µmol/100 g) ist dreifach höher als die Glucose-Konzentration (~40 µmol/100 g) bei normoglycämischen Personen und in ähnlichen Konzentrationsbereichen wie Glucose bei Diabetikern (150 µmol/100 g). Ascorbinsäure in Form der Dehydroascorbinsäure glyciert Linsenproteine 100 Mal schneller als Glucose.

Oxalsäuremonoalkylamid ist ein in Linsenproteinen nachgewiesenes Maillard-Produkt der Ascorbinsäure. L-Threose, ein Abbauprodukt der Ascorbinsäure, wirkt wesentlich stärker glycierend als Glucose. Durch Ascorbinsäure und Threose entstehen sehr schnell AGEs, die eine Cataract-Bildung induzieren. Auch L-Erythrulose, ein weiteres Abbauprodukt der Ascorbinsäure, ist eine hochreaktive Ketose, die Proteine schnell glyciert und vernetzt.

UVA-Licht beschleunigt die Entstehung Vitamin C-bedingter Quervernetzungen in den Linsenproteinen. Diese AGEs besitzen besondere fotosensibilisierende Eigenschaften, wodurch die Entstehung reaktiver Sauerstoffspecies, das Altern und die Cataractbildung beschleunigt werden.

Kapitel 3.3.7.6 - Linsenmembranen

Die Integrität der Linsenmembranen ist eine wichtige Voraussetzung für den Stoffaustausch in den gefäßlosen Augenlinsen. Bei der diabetischen Linseneintrübung sind wichtige Proteine der Membranen sowohl durch Amadori-Produkte als auch durch AGEs chemisch modifiziert. Dazu gehören das MIP26, das 50% der Membranproteine ausmacht, und MIP22, ein proteolytisches Abbauprodukt von MIP26. Die Glycierung von MIP26 als Kanal-bildendem, Wasser transportierendem Protein reduziert wahrscheinlich die Bindung von Calmodulin und damit die Ca^{2+}-abhängige Membranpermeabilität. Dies könnte eine weitere Ursache für eine Linseneintrübung sein. Die Proteine der Linsenkapsel sind ebenfalls glyciert. Ihre Glycierung führt zu Konformationsänderungen mit einer Zunahme von ß- und irregulären Strukturen. Die epitheliale Basalmembran der Cornea enthält bei Diabetikern Carboxymethyllysin.

Kapitel 3.3.8 - Osteocalcin

Osteocalcin, ein kleines 5,9 kDa Protein in Knochen und Zähnen, bindet Ca^{2+}-Ionen. Nach Collagen I ist Osteocalcin eine Hauptkomponente der Knochenmatrix. Es wird durch Osteoblasten sezerniert. Das adulte menschliche Skelett enthält 15 g Osteocalcin.
Osteocalcin besitzt eine biologische Halbwertszeit von 3000 Tagen und ist dadurch ein Substrat für Glycierungsprozesse mit einer Akkumulation von AGEs. Seine Glycierung nimmt altersabhängig zu. Die Glycierung von Osteocalcin könnte für die Pathogenese der senilen Osteoporose und der diabetischen Osteopenie von Bedeutung sein (29).

Kapitel 3.3.9. Myeline

Die Axone der peripheren Nerven sind von einer Myelinscheide umgeben. Wichtige Proteine der Myelinscheide sind das Myelin-basische Protein (MBP), das Myelin assoziierte Glycoprotein (MAG), das periphere Myelinprotein (PMP-22) und das Protein O (P_o). Die Proteine P_o und MAG sind Adhäsionsproteine, welche die Zwischenräume der Myelinscheiden abdichten. P_o macht etwa 50% der Proteine der Myelinscheide aus.
Sowohl die Myeline des Zentralnervensystems als auch die Myeline peripherer Nerven werden glyciert. Beim Diabetes mellitus ist ein drei- bis fünffacher Anstieg der Glycierung bei den peripheren und eine zwei- bis dreifache Zunahme bei den zentralen Myelinen beobachtet worden. Der Pentosidin-Gehalt in den Markscheiden und im Cytoske-

lett peripherer Nerven war signifikant erhöht. Bei den peripheren Myelinen war besonders stark das Protein P_o und eine hochmolekulargewichtige Proteinfraktion glyciert. Bei den Proteinen der Markscheiden des ZNS wiesen das Proteolipid und das Myelin-basische Protein neben nicht näher charakterisierten hochmolekulargewichtigen Aggregaten den höchsten Glycierungsgrad auf. Die in vitro Glycierung von Markscheiden führte nur zu einer Beladung des Myelin-basischen Proteins mit Glucose. In vivo ist das Myelin-Proteolipid das am stärksten glycierte Membranprotein des Hirns. Seine Glycierung steigt beim Diabetes mellitus an.

Die Glycierung peripherer Nerven und zentraler Neurone nimmt altersabhängig zu. Zusammenhänge zwischen Alter und dem Gehalt an Carboxymethyllysin, Imidazolon und Pentosidin in pyramidalen Neuronen des Hippocampus wurden beschrieben. Makrophagen eliminieren Glucose-modifizierte Proteine und Lipide der Myelinscheiden und tragen damit zur Demyelinierung peripherer Nerven bei.

Kapitel 3.3.10 - Histone

Das Chromatin des Zellkerns besteht zu etwa gleichen Anteilen aus Proteinen und DNA. Die Proteine des Chromatins sind überwiegend die Arginin- und Lysin-reichen Histone. Histone sind langlebige Strukturproteine, die in vivo und in vitro glyciert werden und AGEs akkumulieren. Besonders Glucose-6-Phosphat und Fructose führen zu einer schnellen AGE-Bildung. Glycierung und Glycoxidation von Histonen finden auch mit ADP-Ribose statt. Über die pathophysiologische Bedeutung der Histon-Glycierung ist nichts bekannt. Sie könnte eine Rolle bei der beim Diabetes mellitus erhöhten Teratogenität spielen. Die HMG-Proteine (high mobility group proteins), Nichthistonproteine des Chromatins, werden ebenfalls glyciert.

Kapitel 3.3.11 - Proteoglycane

Proteoglycane sind Verbindungen zwischen Proteinen und langen Kohlenhydratketten, den Glycosaminoglycanen. Sie sind wichtige Bestandteile der interzellulären Matrix und des Bindegewebes. Ein Proteoglycan im Gelenkknorpel, das Aggrecan, enthält Pentosidin. Die Vernetzungen führen nicht zu Veränderungen des Molekulargewichts. Sie sind deshalb intramolekular. Eine Pentosidinbildung wird auch in vitro nach Inkubation mit Ribose gefunden. Obwohl Aggrecan zu den langlebigen Proteinen gehört, war eine altersabhängige Akkumulation von Pentosidin nicht nachweisbar. Dies wurde mit Besonderheiten im Stoffwechsel des Aggrecans begründet, der von der Aktivität der Gelenke abhängt. Bei ruhig gestellten Gelenken wird Aggrecan abgebaut und seine Synthese vermindert. Der Pentosidingehalt des Aggrecans in gesundem und osteoarthritischem Knorpel war gleich. Im Knorpel der Zwischenwirbelscheiben akkumulierte Pentosidin altersabhängig sowohl in den Aggrecanen als auch im Collagen.

Die Aggregat-Struktur der Aggrecane wird durch Linkerproteine stabilisiert, die Hyaluronsäure binden. Diese Linkerproteine werden in gealtertem Knorpel über AGE-bedingte Quervernetzungen kovalent an die Aggrecane gebunden.

AGEs in der Knorpelmatrix, wie Pentosidin, hemmen die Synthese von Proteoglycanen und Collagen II durch Chondrocyten und könnten eine Ursache der altersbedingten Osteoarthritis sein.

Kapitel 3.4 - Proteine des Cytoskeletts
Kapitel 3.4.1 - Actin, Myosin

Actin aus den Neuronen des Zentralnervensystems und Thrombocyten ist beim Diabetes mellitus vermehrt glyciert. Etwa 30% der Lysylreste des Actins sind potenzielle Glycierungsstellen. Die Glycierung verhindert die Polymerisation des G-Actins in F-Actin nicht.
Die Glycierung von Myosin führt zum Verlust seiner ATPase-Aktivität. Tropomyosin kann ebenfalls glyciert werden.

Kapitel 3.4.2 - Tubulin

Eine Glycierung des Tubulins ist sowohl in peripheren Nerven als auch in Neuronen des Zentralnervensystems nachgewiesen worden.

Das Tubulin-assoziierte Protein τ des Zentralnervensystems verliert nach Glycierung die Fähigkeit, mit den Mikrotubuli des Cytoskeletts zu assoziieren.

Kapitel 3.5 - Enzyme

Die Glycierung von Enzymen (siehe Tabelle 15), die in vivo und in vitro untersucht wurde, führt in der Regel zum Verlust oder einer Verminderung der enzymatischen Aktivität. Ausnahmen bilden die Enzyme Alcohol-Dehydrogenase, Aldose-Reductase und Trypsin, bei denen die Glycierung eine Aktivitätssteigerung hervorruft. Weiterhin ist sie mit dem Verlust antigener Eigenschaften verbunden. Die Glycierung eines Trypsin-Inhibitors führt zu einer Verminderung seiner Wirkung.

Tabelle 15 - Glycierte Enzyme

Enzym	Glycierung		Effekt
	in vivo	in vitro	
Cathepsin B		+	Hemmung
ß-N-Acetyl-D-gluco-saminidase	+	+	Hemmung
RNase		+	Hemmung
Purinnucleosid-Phosphorylase	+		Hemmung
Nucleosid-Diphospho-kinase	+		Hemmung
Adenylat-Kinase	+		Hemmung
Cu-Zn-Superoxid-Dismutase	+	+	Hemmung
Extrazelluläre Superoxid-Dismutase	+	+	Hemmung
Carboanhydrase	+		Hemmung
Acetylcholinesterase		+	Hemmung
Na^+/K^+-ATPase	+	+	Hemmung

Ca^{2+}-ATPase	+	+	Hemmung
Aldose-Reductase	+	+	*Aktivierung*
Sorbitol-Dehydrogenase	+	+	Hemmung
Plasminogen d. Plasminaktivierung	+	+	Hemmung
Alcohol-Dehydrogenase	+	+	*Aktivierung*
Aspartyl-tRNA-Synthetase (Hefe)		+	Hemmung
Phosphoglucoisomerase	+		Hemmung
Glucokinase	+	+	Hemmung
Hexokinase		+	Hemmung
Bisphosphoglycerat-Mutase	+	+	Hemmung
Trypsin	+		*Aktivierung*
Glutathion-Reductase		+	Hemmung
Glutathion-Peroxidase	+	+	Hemmung
Rhodanese	+		Hemmung (durch Glucose-induzierte Oxidation)
Myosin-ATPase	+		Hemmung
Aspartat-Aminotransferase		+	Hemmung
Alanin-Aminotransferase	+		Hemmung
Glucose-6 P-Dehydrogenase		+	Hemmung
Aldehyd-Reductase	+		Hemmung
Glyceraldehyd-3 P-Dehydrogenase		+	Hemmung
Alkalische Phosphatase	+		Hemmung
Malat-Dehydrogenase		+	Hemmung
Catalase	+		Hemmung
Lysozym		+	Hemmung
Carboxylesterase	+		Hemmung
Paraoxonase (HDL)	+	+	Hemmung
Isocitrat-Dehydrogenase +	+		Hemmung

Welche Auswirkungen diese nichtenzymatischen Modifikationen auf den Zellstoffwechsel und damit auf die Funktion von Organen und Geweben haben, ist noch nicht zu beurteilen. Die intrazellulären Glucosemetabolite (Hexosephosphate, Triosephosphate und reaktive Carbonylverbindungen) besitzen wesentlich bessere glycierende Eigenschaften als Glucose und demzufolge werden intrazelluläre Enzyme schneller und effektiver modifiziert als extrazelluläre.

An Enzyme, bei welchen die glycierten Aminosäuresequenzen ermittelt wurden, wird Glucose oder Fructose meist außerhalb des aktiven Zentrums gebunden. Die Amadori-Produkte induzieren Konformationsänderungen, die zur Beeinträchtigung der biologischen Aktivität führen. Dies ist für die Glutathion-Peroxidase belegt, die mit Lysin 110 nur eine Glycierungsstelle besitzt. Der modifizierte Lysylrest interagiert über Wasserstoffbrückenbindungen mit Selenocystein im aktiven Zentrum des Enzyms. Fructosyllysin 110 befindet sich aufgrund der Faltung der Polypeptidkette des Enzyms nur 1,5 nm vom Selenocystein entfernt.

Bei der RNase hingegen wird ein Lysinrest im aktiven Zentrum des Enzyms glyciert.

Bei der extrazellulären Superoxid-Dismutase wird durch Glycierung in der Heparin-bindenden Domäne die Wechselwirkung des Enzyms mit Heparin bzw. den Heparansulfaten auf den Zelloberflächen der Endothelien abgeschwächt und die Anfälligkeit für oxidativen Stress erhöht. Die Cu, Zn-Superoxid-Dismutase unterliegt einer Fragmentierung bei der Glycierung (autoxidative Glycierung) durch Spaltung von Peptidbindungen. Dabei werden Cu-Ionen freigesetzt, welche in der Fenton-Reaktion H_2O_2 zum OH-Radikal reduzieren. Dieses Radikal spaltet auch Phosphodiesterbindungen in der DNA und oxidiert Guaninnucleotide in der DNA zu 8-OH-Desoxyguanosin. Ob diese oxidativen Veränderungen eine zellphysiologische Signifikanz haben, ist ungeklärt.

Die Glycierung der Cu, Zn-Superoxid-Dismutase soll in der Etiopathogenese der Amyotrophen Lateralsclerose eine Rolle spielen. Besonders schnell wird die Cu, Zn-Superoxid-Dismutase durch Glyceraldehyd, Glycolaldehyd und Glyoxal schon bei Konzentrationen von

1 mM inaktiviert. Für die Entwicklung diabetischer Folgeerkrankungen durch oxidativen Stress ist die Inaktivierung der Glutathion-Peroxidase, der Glutathion-Reductase, der Catalase und der Superoxid-Dismutasen bedeutungsvoll. Die Inaktivierung der Aldehyd-Reductase beeinträchtigt den Abbau der Glucosone und begünstigt dadurch die Bildung von AGEs. Durch die Aktivierung der Aldose-Reductase durch Glycierung könnten vermehrt Sorbitol und Fructose gebildet, allerdings auch die Reduktion von Oxoaldehyden gesteigert werden. Dies führt zu einem Verbrauch von $NADPH_2$, welches der Glutathion-Reductase nicht mehr zur Verfügung steht. Durch die Sorbitol-Dehydrogenase wird jedoch vermehrt $NADH_2$ gebildet, woraus eine Erhöhung der $NADH_2/NAD$- bzw. Lactat/Pyruvat-Quotienten resultiert (Pseudohypoxie, reductiver Stress). Die glycierte Aldose-Reductase wird durch Aldose-Reductase-Hemmstoffe wie Sorbinil nicht mehr gehemmt. Die Sorbitol-Dehydrogenase wird durch Glycierung inhibiert.

Die Inaktivierung Ionen-transportierender ATPasen an den Zellmembranen hat Konsequenzen für die Aufrechterhaltung des intrazellulären Ionenmilieus und von Membranpotenzialen.

Die Glycierung der Glucokinase in den ß-Zellen des endokrinen Pankreas inaktiviert den Glucosensor dieser Zellen und könnte eine Ursache für die Insulin-Sekretionsstarre beim metabolischen Syndrom und Diabetes mellitus Typ 2 sein. Die Glycierung in den ß-Zellen reduziert nicht nur die Glucokinase-Aktivität, sondern auch die Glucokinase-Gen-Transcription über eine verminderte Bindung der Haupttranscriptionsfaktoren Pal und PDX-1 an den Glucokinase-Genpromotor.

Eine Inaktivierung der Glucokinase der Leber durch Glycierung oder fehlende Synthese infolge Insulinmangels verursacht eine Zunahme der postprandialen Hyperglycämie.

Fructose induziert in ß-Zellen oxidativen Stress durch eine Hemmung der Glutathion-Peroxidase. Die Genexpression des Enzyms wird durch Fructose ebenfalls inhibiert.

Kapitel 3.6 - Hormone

Für eine Glycierung kommen nur Proteohormone, Peptidhormone und Aminosäure-Derivate in Betracht. Infolge ihrer geringen Verweildauer in der Blutzirkulation ist eine extrazelluläre Glycierung in vivo unwahrscheinlich.

Die in vitro-Glycierung von Humaninsulin bewirkt eine N-terminale Modifizierung (Phenylalanin 1 der B-Kette) und eine Verminderung seiner biologischen Aktivität. Die Glycierung erhöht die physikalische Stabilität des Insulins. In Gegenwart von Übergangsmetallionen findet eine Oxidation von Histidinresten statt, die die biologische Aktivität des Hormons aufhebt. Ein doppelt glyciertes Insulin (Gly-1, Phe-1 der A- und B-Ketten) zeigte einen verminderten hypoglycämischen Effekt und eine um ca. 30% reduzierte Fähigkeit, die Verstoffwechselung von Glucose in der Muskulatur zu stimulieren.

Eine in vivo-Glycierung von Insulin wurde in den ß-Zellen des Pankreas und in Zellkulturen Insulin-produzierender Zellen nachgewiesen. Der immunchemische Nachweis glycierten Insulins im Blutplasma und Inselzellen diabetischer Tiere unterstützt die Annahme, dass die Glycierung des Insulins in die Pathogenese des Typ 2-Diabetes einbezogen sein könnte.

Im Proinsulin ist die N-terminale Aminosäure Phenylalanin ebenfalls glyciert.

Amylin (islet amyloid polypeptide) wird von den ß-Zellen des endokrinen Pankreas zusammen mit Insulin sezerniert. Es reguliert die Glucose-Aufnahme in die Blutzirkulation durch Verzögerung des postprandialen Blutzuckeranstiegs und unterdrückt die Glucagon-Sekretion. Es unterstützt demzufolge Insulinwirkungen. Amylin besitzt einen hohen Anteil an ß-Strukturen, die eine Fibrillenbildung begünstigen. In vitro AGE-modifiziertes Amylin bildet hochmolekulare fibrilläre Aggregate und beschleunigt nach Zusatz zu nativem Amylin die Ausbildung von Amyloid. Diese Untersuchungen besitzen Modellcharakter für die Amyloidbildung in den Inselzellen als auch für Amyloidosen anderer Genese. Die Amyloidbildung könnte die Insulinsekretion beeinträchtigen, die ß-Zellen langsam zerstören und damit die Entstehung eines

Diabetes mellitus auslösen. Die Glycierung von Proteinen innerhalb der ß-Zellen kann über die Ausbildung von oxidativem Stress Zellschädigung bzw. Zelltod bewirken. Die Akkumulation von AGEs beeinträchtigt die Insulinsynthese und -sekretion. Diese Hemmung kommt über eine durch Glycierung und oxidativen Stress vermittelte Suppression der Insulingen-Promotor-Aktivität zustande.

Die in vitro Glycierung von Glucagon verursachte keine biologischen Effekte. Ähnliches gilt für T3 (3,5,3'-L-Triiodthyronin) und Lysin-Vasopressin.

Das Glucagon-ähnliche Peptid 1 (7-36) ist ein Proteolyseprodukt des Präproglucagons. Es wird durch die L-Zellen der Dünndarmschleimhaut gebildet und sezerniert. Dieses Peptid stimuliert die Insulin- und Somatostatinsekretion des pankreatischen Inselorgans. Es befördert weiterhin die Glucoseaufnahme, die Glycogenbildung und die Glucoseverwertung in der quergestreiften Muskulatur. Eine in vitro-Glycierung reduziert diese Effekte deutlich. In Dünndarmextrakten waren 14% des Peptids glyciert.

Das gastroinhibitorische Polypeptid (GIP), ein Hormon des Gastrointestinaltrakts, fördert die Glucoseaufnahme, Glucoseoxidation und Glycogenbildung in der Muskulatur. Eine in vitro Glycierung von GIP verminderte diese biologischen Effekte. Eine N-terminale Glycierung fördert die insulinotropen Wirkungen des Hormons. Etwa 20% des aus der Dünndarmmucosa diabetischer Mäuse extrahierten GIPs waren glyciert. Im Dünndarm gesunder Mäuse waren nur 2% des Hormons Glucose-modifiziert. Die N-terminale Glycierung des Cholecystokinins verringert seine insulinotropen Wirkungen.

Kapitel 3.7 - Sonstige

Calmodulin ist ein ubiquitär vorkommender, Ca^{2+}-abhängiger Regulator intrazellulärer Prozesse. Seine Glycierung bewirkt über eine Konformationsänderung in der Enzym-bindenden Domäne des Proteins eine Verminderung der Calcium-Calmodulin-abhängigen Aktivierung der Adenylat-Cyclase, Phosphodiesterase und Proteinkinase im Zentralnervensystem.

Ferritin ist ein intrazellulärer Eisenspeicher. Glyciertes Ferritin hatte die gleiche biologische Halbwertszeit in der Blutzirkulation wie nicht glyciertes Ferritin (20 Minuten). Seine Glycierung kann über die Bildung von reaktiven Sauerstoffspecies zu einer DNA-Schädigung führen.

Die Glycierung des löslichen IGF-Bindungsproteins-3 (IGFBP-3) erhöhte die Bindung von IGF durch Vermehrung der Bindungsstellen bei unveränderter Affinität. Daraus resultierte eine verminderte mitogene Aktivität von IGF-1 (insulin like growth factor-1) bei Fibroblasten.

PDGF (platelet derived growth factor) verliert nach Gycierung seine Eigenschaft, die Wundheilung zu fördern.

Erythrocytäre *Membranproteine* unterliegen aufgrund ihrer Verweildauer von 100 bis 120 Tagen im Blut einer intensiven nichtenzymatischen Umsetzung mit Glucose. Die Amadori-Produkte reagieren weiter zu AGEs. Aminophospholipide der Erythrocytenmembran sind ebenfalls glyciert. Ihr Gehalt an Fructosylethanolamin ist bei Diabetikern um das 10-fache erhöht. Aus den chemischen Veränderungen der Membranproteine und Lipide resultieren eine erhöhte Membranpermeabilität und eine verminderte Fluidität. Die herabgesetzte Membranfluidität der Erythrocyten erhöht die Blutviskosität. Über eine durch Glucose, Amadori-Produkte oder AGEs induzierte Lipidperoxidation tritt eine Inaktivierung von Ionen-transportierenden Membranenzymen (ATPasen) ein. Nach Inkubation von Erythrocytenmembranen mit Glucose waren die Aktivitäten der Acetylcholinesterase und der Na^+/K^+-ATPase vermindert. Die in den Erythrocytenmembranen enthaltene Ca^{2+}-ATPase wird durch Glycierung in vivo und in vitro inaktiviert.

AGE-modifizierte Erythrocyten interagieren mit Makrophagen über AGE-spezifische Rezeptoren, wodurch ihr Abbau eingeleitet wird. Sie binden ebenfalls an die AGE-Rezeptoren der Endothelzellen und induzieren über die Auslösung eines oxidativen Stresses eine erhöhte Permeabilität der Endothelien. Intensiv wurden die Wechselwirkungen der erythrocytären AGEs mit dem endothelialen RAGE (receptor for advanced glycation endproducts) untersucht. Weitere Details sind in Kapitel 5.2.2. beschrieben. Die Bindung AGE-haltiger Erythrocyten an spezifische Rezeptoren auf Makrophagen und die folgende Endocytose mit Abbau ist ein Modell für eine altersabhängige Eliminierung von Zellen und die Erneuerung der Gewebe.

Die Hauptmenge intrazellulärer AGEs in Makrophagen stammt allerdings nicht aus der Endocytose AGE-modifizierter Proteine und Zellen, sondern einer intrazellulären Bildung.

Die Glycierung von Thrombocytenmembranen führt ebenfalls zu einer Abnahme ihrer Fluidität und zu einer Sensibilisierung für die aggregationsfördernde Wirkung von Thrombin. Auch über eine Glycierung der Membranproteine von Endothelzellen wurde berichtet.

Die Glycierung des Ca^{2+}-aktivierten K^+-Kanals in der glatten Gefäßmuskulatur ist eine Ursache für eine beeinträchtigte arterielle Vasorelaxation durch Kohlenmonoxid (CO) beim Diabetes.

Zusammenfassung der Kapitel 1 - 3

Die beiden großen Interventionsstudien DCCT und UKPDS haben eindeutig belegt, dass eine langdauernde Hyperglycämie die primäre Ursache diabetischer Komplikationen ist. Aber auch die postprandiale Hyperglycämie beim Typ 2-Diabetes ist von pathophysiologischer Bedeutung. Eine gesteigerte Glycierung und oxidativer Stress sind unmittelbare Folgen des erhöhten Blutglucosespiegels.

Der Begriff „Maillard-Reaktion" wurde von Lebensmittelchemikern geprägt, die damit die Umsetzung reduzierender Kohlenhydrate mit Proteinen bei den Prozessen der Lebensmittelzubereitung und -konservierung beschrieben. Diese Reaktion führt zu braunen, fluoreszierenden Produkten. Die Maillard-Reaktion ist eine nichtenzymatische Reaktion, die auch in vivo abläuft. Man unterscheidet frühe (Aldimine, Amadori-Produkte) von späten Maillard-Produkten (AGEs, Glycoxidationsprodukte; ALEs, Lipoxidationsprodukte).

Die nichtenzymatische Kondensation der Aldose Glucose mit Aminogruppen der Proteine (Glycierung) führt zu Aldiminen (Schiff'schen Basen), die zu stabileren Aminoketosen (Amadori-Produkten) umgelagert werden. Auch andere Monosaccharide wie Fructose, Galactose, Ribose und Dehydroascorbinsäure setzen sich mit Proteinen um. Das häufigste Amadori-Produkt ist Fructoselysin. Die Menge an gebildeten

Amadori-Produkten steht in einem Gleichgewicht mit der Glucose-Konzentration.

Schiff'sche Basen und Amadori-Produkte bilden in komplexen Reaktionsfolgen die irreversiblen AGEs (Bräunung, Maillard-Reaktion). Ein wesentlicher Anteil an AGEs wird allerdings aus Carbonylverbindungen wie 3-Deoxyglucoson, Methylglyoxal und Glyoxal gebildet, die der direkten Glucoseoxidation (Autoxidation), der Spaltung von Aldiminen und Amadori-Produkten, der Elimination von Phosphat aus Fructose-3-Phosphat und Triosephosphaten entstammen. Weitere Carbonylverbindungen werden beim oxidativen Abbau polyungesättigter Fettsäuren (Acrolein, Malondialdehyd, Hydroxynonenal, Gly-oxal) und Aminosäuren gebildet. Die Bildung von Peroxiden und Superoxid-Anionen ist eng mit der Glycierung assoziiert. Diese oxidierenden Verbindungen befördern das Entstehen von AGEs als Glycoxidationsprodukte wie Carboxymethyllysin, Pentosidin und Versperlysinen. Eine gesteigerte Bildung von Carbonylen (Carbonyl-Stress) ist die Voraussetzung für das Entstehen von AGEs wie die Imidazolysine (GOLD, MOLD), Carboxyethyllysin, Imidazolone, Argpyrimidin, Glucosepane, DODIC, MODIC und DOGDIC. Oxidativer und Carbonyl-Stress sind ebenfalls eine Ursache der vermehrten AGE-Bildung beim chronischen Nierenversagen. Nicht nur Amadori-Addukte und AGEs, sondern auch Carbonyle treten vermehrt im Blut von Diabetikern und Urämie-Patienten auf. Ihre Bildung ist nicht nur auf Glucose bezogen. Sie können auch aus Fructose entstehen, welche aus Glucose über den Sorbitol-Stoffwechselweg gebildet wird. Pentosen, Tetrosen, Triosen und Carbonyle bilden AGEs in Abwesenheit von Sauerstoff. AGEs werden auch mit der Nahrung und durch Zigarettenrauch zugeführt.

Folgen der Amadori-Produkt- und AGE-Bildung sind Struktur- und Funktionsänderungen der Proteine mit Verlust der elastischen Eigenschaften der Gewebe, z.B. der Gefäßwände. Besonders die AGE-vermittelten intra- und intermolekularen Quervernetzungen der Collagene spielen eine wichtige Rolle. Reduzierte Aktivitäten intra- und extrazellulärer Enzyme, die erhöhte Thrombophilie des Blutes, Basalmembranverdickungen, eine verminderte Fluidität von Zellmembranen und Interaktionen mit Fructoselysin- und AGE-spezifischen Rezeptoren auf verschiedenen Zellen, die ihrereseits vielfältig und zellspezifisch auf die Bindung dieser Liganden reagieren, werden durch Maillard-Produkte hervorgerufen. Glucose-modifizierte Proteine induzieren eine Autoantikörperbildung. AGEs inaktivieren den endothelialen Relaxationsfaktor NO.

Auch Phosphatidylethanolamin in Zellmembranen und Liporoteinen kann Glucose nichtenzymatisch binden und Amadori-Produkte und AGEs bilden. Besonders gut untersucht in diesem Zusammenhang sind die Lipoproteine niedriger Dichte (LDL), deren Atherogenität durch die Glucosemodifikation erhöht wird.

Die Maillard-Addukte sind für den Organismus bei vermehrter Bildung toxisch. Sie sind an der Ausbildung diabetischer Folgeerkrankungen beteiligt und spielen bei physiologischen und pathologischen Alterungsprozessen eine wichtige Rolle, da sie in langlebigen Proteinen akkumulieren.

Kapitel 4 - Zucker-Modifikationen von Desoxyribonucleinsäuren (DNA): Schädigung der Erbsubstanz

Desoxyribonucleinsäuren sind riesige, fadenförmige Makromoleküle im Zellkern und in den Mitochondrien, welche die genetische Information für alle Proteine und Ribonucleinsäuren über charakteristische Folgen von Purin- und Pyrimidinbasen codieren. Chemische Basenmodifikationen können zu Mutationen führen. Die DNA in ruhenden, postmitotischen Zellen (G_0-Phase) besitzen eine Lebensdauer, die der ihrer Zellen entspricht. Die DNA unterliegt demzufolge chemischen Veränderungen.

Kapitel 4.1 - AGEs in der DNA

Eine wichtige chemische Modifikation der DNA ist die Glycierung mittels Glucose, Fructose und Carbonylen. In vitro Untersuchungen mit Glucose bzw. Glucose-6-Phosphat ergaben, dass Nucleotide und Einzelstrang-DNA sich sehr schnell mit Hexosen umsetzen. Doppelstrang-DNA wird wesentlich langsamer glyciert, da die complementären Basen über Wasserstoffbrückenbindung miteinander assoziiert sind. Zuckermodifikationen der DNA werden durch Lysin wesentlich erleichtert. Da die DNA mit Arginin- und Lysin-reichen Histonen assoziiert ist, könnten diese Proteine einen Einfluss auf die Glycierung und AGE-Bildung in der DNA nehmen. Die Inkubation mit Glucose-6-Phosphat und reaktiven Carbonylverbindungen (Methylglyoxal, 3-Deoxyglucoson, Glyceraldehyd-3-Phosphat) verursachte auch Strangbrüche. N^2-(1-Carboxyethyl)guanin und N^2-(1-Carboxymethyl)guanin wurden als AGEs nach Modifikation von Guaninnucleotiden mit Glucose, Glucose-6-Phosphat bzw. Methylglyoxal nachgewiesen. Die Bildung von Carboxyethyl- bzw. Carboxymethyldeoxyguanosinen destabilisiert die N-glycosidische Bindung zwischen Base und Deoxyribose und führt zu einer Abspaltung des modifizierten Guanins (Depurinierung) sowie zu Strangbrüchen in der DNA und einer Erhöhung der Mutationshäufigkeit.

Die chemischen Modifikationen an den Purinbasen reduzieren die Transkription von Genen.

Durch Fructose werden ebenfalls AGEs in der DNA gebildet. Die Anwesenheit von Schwermetallionen beschleunigt die Glycierung über eine Autoxidation der Fructose.

Kapitel 4.2 - AGE-modifizierte DNA und Mutationen

In vitro Studien mit Glyeraldehyd-3-Phosphat zeigten, dass modifizierte Oligonucleotide nicht mehr mit ihren DNA-bindenden Transcriptionsfaktoren interagierten und auch umgekehrt Glyceraldehyd-modifizierte Transcriptionsfaktoren nicht mehr an spezifische Nucleotidsequenzen banden. Solche Prozesse können sich auch in vivo abspielen und zu einer Beeinträchtigung der Transcription führen.

Die Autoxidation von Hexosen in Gegenwart von Übergangsmetallionen führt zur Bildung von OH-Radikalen. Diese können Strangbrüche in der DNA hervorrufen, die Mutationen auslösen.

Wenn in vitro mit Glucose-6-Phosphat inkubierte Plasmid-DNA (kleine ringförmige extrachromosomale DNA von Prokaryonten) zur

Transformation von Escherichia coli-Bakterien verwendet wurde, war die Transformationseffizienz vermindert. Die Glucose-modifizierte transformierte DNA erhöhte die Mutationsrate der Plasmid-DNA in E. coli. In Ergänzung zu diesen Untersuchungen konnten Lee und Cerami zeigen, dass die Plasmid-DNA mit Glucose-6-Phosphat inkubierter Coli-Bakterien erhebliche Veränderungen infolge von Insertionen und Deletionen (Mutationen) aufwies.

Die in vitro und bei Bakterien beobachteten Glycierungseffekte sind auch in vivo an der DNA von Säugern nachweisbar. Schädigungen der DNA durch AGEs können über eine Erhöhung der Mutationsfrequenz zu alters- und diabetesbedingten Störungen der Zellfunktionen führen (19, 71-74).

Unter Verwendung von Mäusen wurde untersucht, ob eine Hyperglycämie der Mutter sich auf die Mutationsrate ihrer Feten auswirkt. In den Feten diabetischer Mütter wurde ein zweifacher Anstieg der Mutationshäufigkeit im Vergleich zu Feten nachgewiesen, die sich unter Normalbedingungen entwickelten. Hyperglycämie, Glucose-induzierte Veränderungen in der DNA und angeborene Missbildungen scheinen in einem Zusammenhang zu stehen.

AGEs sind auch genotoxisch, indem sie über reaktive Sauerstoffspecies eine Fragmentierung der DNA auslösen.

Zusammenfassung des Kapitels 4

Glycierung und AGE-Bildung der DNA ruhender, postmitotischer Zellen beziehen vor allem die Aminogruppe von Guaninbasen ein. Die Glucosemodifikation von DNA führt zur Abspaltung von chemisch veränderten Purinbasen und Strangbrüchen und könnte eine Ursache für ein gehäuftes Auftreten von Mutationen sowie für die erhöhte Missbildungsrate bei Kindern diabetischer Mütter sein. Alterungsprozesse der Zellen können Glucose-bedingte Veränderungen der DNA einbeziehen.

Kapitel 5 - Zellphysiologische Antworten auf die Maillard-Reaktion: Rezeptoren für Maillard-Addukte

Die Maillard-Reaktion der Proteine mit den daraus folgenden Veränderungen ihrer Struktur und Funktion ist ein pathogenetischer Mechanismus bei der Entstehung diabetischer Spätkomplikationen und beim Altern. Sie spielt auch beim normalen physiologischen Proteinumsatz des Organismus eine wichtige Rolle. Physiologische und pathologische Folgen der Maillard-Reaktion entstehen ebenfalls dadurch, dass Amadori-Produkt- und AGE-modifizierte Proteine als chemisch veränderte Eiweiße von unterschiedlichen Rezeptoren auf Monocyten und Makrophagen gebunden, durch Endocytose in die Zellen befördert und lysosomal abgebaut werden. Aber auch auf vielen anderen Zellen werden Rezeptoren für Amadori- und AGE-modifizierte Proteine gefunden, die zellspezifische Reaktionen induzieren. Die Aufklärung von Signaltransduktionsketten zwischen diesen Rezeptoren und intrazellulären Zielmolekülen ist von grundlegender Bedeutung, um die pathogenetischen Effekte der Maillard-Addukte in vollem Umfang zu verstehen und Ansatzpunkte für neue Therapiekonzepte zu finden.

Unterschieden werden Rezeptoren, die nur Amadori-Produkte binden, und Rezeptoren für AGEs. Zur ersten Gruppe gehören die Fructoselysin-spezifischen Rezeptoren und die Bindungsproteine für eine Amadori-modifizierte Aminosäuresequenz in glyciertem Albumin. Da AGEs chemisch sehr heterogen sind, können ihre zellulären Wechselwirkungen durch verschiedene Rezeptoren vermittelt werden. Die AGE-bindenden Rezeptoren sind der AGE-Rezeptor-Komplex (AGE-R), der Rezeptor für AGEs (RAGE), Scavenger-Rezeptoren (SR-A, B, E), CD36, FEEL sowie nicht näher charakterisierte Bindungsstellen auf glattmuskulären Zellen der Gefäße. Weitere AGE-bindende Proteine sind Lactoferrin und Lysozym sowie die aus Nieren isolierten ERM-Proteine Ezrin, Radixin und Moesin.

Kapitel 5.1 - Rezeptoren für Amadori-Produkte
Kapitel 5.1.1 - Fructoselysin-spezifische Rezeptoren

Die Eigenschaften Fructoselysin-spezifischer Rezeptoren sind in Tabelle 16 zusammen gefasst. Die Bindung glycierten Albumins als Ligand wurde zur Identifizierung von Bindungsproteinen von 110, 130-150 und 200 kDa in den Zellmembranen von Monocyten genutzt. Der Fructoselysin-spezifische Rezeptor wurde außerdem auf Makrophagen, Kapillarendothelien, Fibroblasten und den monocytären Zelllinien U937, MonoMac 6, THP-1 und HL-60 gefunden. Lymphocyten exprimieren diesen Rezeptor nicht.

Glycierte LDL mit einem Gehalt von 8 bis 9 mol Fructoselysin/mol Apolipoprotein B, eine Modifikation, wie sie bei Diabetikern gefunden werden kann, binden an Fructoselysin-spezifische Rezeptoren sowie an LDL- und Scavenger-Rezeptoren. Ein beträchtlicher Teil wird auch unspezifisch durch Makrophagen aufgenommen. Gebundene Proteine werden von Monocyten und Makrophagen abgebaut. Monocyten setzten nach Bindung von glyciertem Albumin die Cytokine Interleukin 1ß (IL-1ß) und tumor necrosis factor (TNF) frei und führen zu einer Aktivierung der Proteinkinase C der MAP-Kinasen p38 und ERK (p44/42) sowie der Transcriptionsfaktoren AP-1 und NF-κB (68).

An peritonealen Mesothelzellen stimuliert Amadori-modifiziertes Albumin die Expression von Plasminogenaktivator-Inhibitor-1 (PAI-1), iNOS, Cyclooxygenase 2, TNFα, IL-1ß, Il-6 sowie von VEGF (vascular endothelial growth factor) über eine Aktivierung von AP-1 und NF-κB. Dabei scheint eine altersabhängige Rezeptorexpression für glyciertes Albumin vorzuliegen. Bei älteren Menschen ist die Aktivierbarkeit proinflammatorischer Cytokine, der iNOs und COX-2 durch Amadori-modifiziertes Albumin deutlich reduziert.

Tabelle 16 - Eigenschaften Fructoselysin-spezifischer Rezeptoren

Vorkommen:	Zellmembranen von Monocyten, Makrophagen, kapillären Endothelzellen, Fibroblasten; nicht auf Lymphocyten

Kinetik:	Affinitätskonstante $K_a \sim 10^7$ M^{-1} mit glyciertem Albumin (1 mol Fructoselysin/mol Protein); 10000 bis 20000 Bindungsstellen/Zelle
Kompetitoren:	glycierte Proteine (Albumin, LDL, IgG), glyciertes Polylysin, Fructoselysin und glyciertes ß-Alanin; Hexitollysin ist nicht kompetitiv
Struktur:	Bindungsproteine mit molekularen Massen von 110, 150 und 200 kDa
Funktion:	Abbau Fructosyllysin-modifizierter Proteine durch Monocyten/Makrophagen; Freisetzung von Cytokinen
Besondere Charakteristika:	unterschiedliche individuelle Expression, Assoziation der Rezeptorexpression mit Kennzeichen der diabetischen Mikroangiopathie; Aktivierung von PKC, Tyrosinkinasen und MAP-Kinasen, gesteigerte DNA-Bindung von AP-1 und NF-κB, gesteigerte Transcription des IL-1ß-Gens.

Modifiziert nach Krantz et al. [68]

Glyciertes Albumin bewirkt an Pigmentzellen der Retina und an Keratocyten der Cornea die Genexpression und Sekretion des Chemokins Interleukin 8 (IL-8) und des Monocyten chemotaktischen Proteins-1 (MCP-1). Seine Bindung an spezifische Rezeptoren des renalen tubulären Bürstensaums beschleunigt den Transport dieses glycierten Proteins in den Harn.

In der glatten Gefäßmuskulatur induziert Amadori-modifiziertes Albumin eine Aktivierung von NF-κB und AP-1 und steigert die Aktivität von Mitogen aktivierten Proteinkinasen (ERK1/2, p38). NF-κB-abhängig wird die Expression von Il-6 und MCP-1 erhöht. Über AP-1 kommt es zu einer Zunahme der Proliferation und Migration der Zellen. Die Inkubation von Skelettmuskelzellen mit glyciertem Albumin hemmte die Insulin-stimulierte Glucoseaufnahme und Glycogensynthese zeit- und dosisabhängig. Die Tyrosin-Phosphorylierung der Insulinrezeptor-Substrate 1 und 2 war vermindert und demzufolge auch die PI3K-Aktivierung. Die Proteinkinase C-Aktivität wurde durch glyciertes Albumin gesteigert und führte zu einer Serin/Threonin-Phosphorylierung der Insulinrezeptor-Substrate. Daraus resultiert letztendlich eine Insulinresistenz der Muskulatur. Eine Aktivierung von MAP-Kinasen wurde nicht beobachtet.

Für die Pathogenese diabetischer Folgeerkrankungen kann von Bedeutung sein, dass die FL-Rezeptorexpression bei Mensch und Tier individuell unterschiedlich ist. Die Höhe der Rezeptorexpression auf Monocyten korrelierte mit dem zeitlichen Auftreten der diabetischen Mikroangiopathie nach Manifestation des Typ 1-Diabetes und ihrem Schweregrad. Die kapilläre Basalmembranverdickung (ein morphologisches Kennzeichen der Mikroangiopathie) war bei diabetischen Ratten positiv mit dem Rezeptorstatus auf Makrophagen assoziiert.

Das 110 kDa Bindungsprotein in U937-, MonoMac 6-, THP-1 und HL-60 Zellen zeigt eine Aminosäuresequenzhomologie mit Nucleolin, einem nucleären RNA-bindenden Protein, das zwischen Nucleolus und Cytoplasma wandert und auch in Zellmembranen gefunden wird. Das 200 kDa Rezeptorprotein enthält ein der schweren Kette des zellulären Myosins ähnliches Protein sowie das Nucleophosmin, ein nucleoläres Protein, ähnlich dem Nucleolin. Das glyciertes Albumin bindende 150 kDa Protein ist ebenfalls ein Nucleophosmin-Derivat.

Kapitel 5.1.2 - Rezeptoren für eine Amadori-modifizierte Aminosäuresequenz in glyciertem Albumin

Cohen und Mitarbeiter identifizierten über eine Bindung glycierten Albumins zwei Bindungsproteine mit molekularen Massen von 110 und 205 kDa aus Aortenendothelien und mesangialen Zellen der Nierenglomeruli. Die Spezifität des Rezeptors wurde mittels eines Antikörpers gegen die Fructosyllysin enthaltende Aminosäuresequenz (um

Lys 525) im glycierten Albumin und durch Kompetitionsexperimente mit glyciertem LDL ermittelt. Der Antikörper konnte eine Bindung an den Rezeptor verhindern, glycierte LDL nicht (Tabelle 17). Die Bindung glycierten Albumins durch die Aortenendothelien verminderte die Synthese von Typ IV-Basalmembran-Collagen und hemmte die Zellproliferation. Diese Effekte konnten durch den Antikörper gegen die Amadori-modifizierte Sequenz im Albumin aufgehoben werden. Glyciertes Albumin inhibierte die Proliferation mesangialer Zellen ebenfalls, stimulierte aber die Expression von Collagen IV, TGF-ß1 und TGF-ß-Typ II-Rezeptor. Diese Effekte wurden durch hohe Glucosekonzentrationen verstärkt und durch den Antikörper unterdrückt. Eine Aktivierung der Proteinkinase $C\beta_1$ durch Amadori-modifiziertes Albumin ist mit der gesteigerten Collagen IV-Synthese mesangialer und endothelialer Zellen der Nierenglomeruli assoziiert. Der Effekt wird über TGF-ß (transforming growth factor) vermittelt. Die parenterale Applikation von Fab-Fragmenten des Antikörpers für eine Amadori-modifizierte Sequenz an diabetische Mäuse mit einer Nephropathie reduzierte die Albuminurie, die Expansion des glomerulären Mesangiums und verminderte die Plasmakonzentration an glyciertem Albumin. Weiterhin wurde die stimulierte Collagen- und Fibronectin-Biosynthese unterbunden. Die Antikörperbehandlung verbesserte die Nierenfunktion, verhinderte einen Creatinin-Anstieg, verminderte die Harnstoff-Konzentration im Blut und ein Absinken der Creatinin-Clearance. Diese Untersuchungen bestätigen, dass glycierte Plasmaproteine eine Bedeutung für das Entstehen und die Progredienz der diabetischen Nephropathie haben (31, 147).

Tabelle 17 - Kennzeichen eines Rezeptors mit einer Spezifität für eine Amadori-modifizierte Aminosäuresequenz in glyciertem Albumin

Vorkommen:	Zellmembranen von Aortenendothelzellen und mesangialen Zellen der Nierenglomeruli
Kinetik:	hochafffine Bindungsstellen auf Aortenendothelien: 3×10^6/Zelle, $K_a = 1{,}4 \times 10^7$

	M^{-1}, niedrigaffine Bindungsstellen: 8,7 x 10^6/Zelle, K_a = 9,6 x 10^5 M^{-1}
Kompetitoren:	Antikörper gegen die Amadori-modifizierte Sequenz in glyciertem Albumin, glycierte LDL nicht kompetitiv
Struktur:	Proteine mit molekularen Massen von 110 und 205 kDa
Besondere Charakteristika:	Verminderte Zellproliferation und Reduktion der Collagen-Biosynthese von Aortenendothelien; stimulierte Collagen- und Fibronectin-Biosynthese mesangialer Zellen; verbesserte Nierenfunktion durch Antikörper gegen glycierte Aminosäuresequenz bei der Nephropathie durch Reduktion des glycierten Albumins und Blockade der Rezeptorbindung; Aktivierung der Proteinkinase C in mesangialen und endothelialen Zellen der Glomeruli, Stimulierung der TGF-ß- und Collagen IV-Expression durch Proteinkinase Cß.

Nach Cohen und Ziyadeh [31]

Kapitel 5.1.3 - Andere Amadori-Produkte bindende Proteine

Ein spezifisch Amadori-Produkte bindendes Protein von 45 kDa wurde von Monnier in Zellmembranen von Mikroorganismen gefunden und charakterisiert. Es zeigt keine Homologien zu bekannten Proteinen. Seine Funktion ist unbekannt. Es könnte die Aufnahme glycierter Aminosäuren in die Zellen ermöglichen und Modellcharakter für zukünftige therapeutische Strategien haben (88).

Kapitel 5.2 - Rezeptoren für AGEs

Studien an AGE-Rezeptoren sind mit dem Problem behaftet, dass für die Untersuchungen vorwiegend AGEs eingesetzt wurden, die in vitro durch Langzeitinkubation von reduzierenden Zuckern mit Proteinen, z.B. Albumin, erhalten wurden. Dabei ist nicht geklärt, ob diese in vitro erhaltenen Strukturen mit in vivo entstehenden Modifikationen eine weitgehende Übereinstimmung zeigen.

Kapitel 5.2.1 - Der AGE-Rezeptor-Komplex (AGE-R)
Kapitel 5.2.1.1 - Strukturen des AGE-Rezeptor-Komplexes

Der von Vlassara entdeckte AGE-Rezeptor-Komplex besteht aus drei Komponenten. AGE-R_1 ist ein 60 kDa Protein, welches homolog mit einer Oligosaccharyltransferase des endoplasmatischen Reticulums ist (p60/OST).

AGE-R_2 ist ein 90 kDa Protein, das Homologie zu dem Protein 80K-H, einem Substrat der Proteinkinase C, zeigt (p90/80K-H).

AGE-R_3 ist das Kohlenhydrate bindende 32 kDa Protein Galectin-3 (Mac-2). Seine Expression wird durch eine Hyperglycämie gesteigert und nimmt mit dem Altern im Gegensatz zu p60 und p90 zu. Galectin-3 ist ein Chemoattraktant für Monocyten und Makrophagen. Es zeigt Eigenschaften eines Scavenger-Rezeptors, da es nicht nur AGEs, sondern auch acetylierte und oxidierte LDL bindet, die sich gegenseitig und durch AGEs vom Rezeptor verdrängen lassen (127, 128).

Die AGE-R_1-Expression wird durch AGEs stimuliert. AGE-R_2 und AGE-R_3 waren bei Diabetikern im Vergleich zu Nichtdiabetikern erhöht. Die AGE-R_2-Expression korrelierte mit der Serum-AGE-Konzentration. AGE-R_3 in der Niere verhindert eine Anhäufung von AGEs und schützt vor der Entwicklung einer Nephropathie. Eine fehlende AGE-R_3-Bildung führte zu einer verminderten Synthese der AGE-abbauenden Rezeptoren AGE-R_1 und MSR-A sowie zu einer gesteigerten Expression der zellaktivierenden AGE-Rezeptoren AGE-R_2 und RAGE. AGE-R_3 kommt in der Zellmembran assoziiert mit den Komponenten R_1 und R_2 vor.

AGE-R$_1$ unterdrückt die Expression von RAGE und verhindert dadurch AGE-RAGE-Interaktionen, die über eine Stimulierung von MAP-Kinasen zu einer Aktivierung von NF-κB führen. Die AGE-R$_1$-Aktivierung durch AGEs verhindert die Bildung reaktiver Sauerstoffspecies über einen gesteigerten intrazellulären AGE-Abbau. Damit hätte AGE-R$_1$ eine protektive Bedeutung bei durch AGEs induzierten Zellschäden durch oxidativen Stress und Entzündungsreaktionen (97, 132,133).

Kapitel 5.2.1.2 - Wechselwirkungen von AGEs mit AGE-R

Der AGE-Rezeptor-Komplex wird auf verschiedenen Zellen exprimiert und löst nach Bindung seiner Liganden zellspezifische Reaktionen aus (Abbildung 13, Tabelle 18).

Kapitel 5.2.1.2.1 - Monocyten/Makrophagen

Makrophagen eliminieren AGE-modifizierte Makromoleküle und Zellen durch Endocytose und können dadurch an Reparatur- und Erneuerungsprozessen der Gewebe teilnehmen. Die Rezeptor-Ligand-Wechselwirkungen führen zu einer Freisetzung von Cytokinen und der Wachstumsfaktoren IL-1ß, TNF-α, welche die Rezeptorexpression stimulieren, sowie die Sekretion von platelet derived growth factor (PDGF) und von insulin-like growth factor 1A (IGF-1A) induzieren. Dabei wirkt ein autokriner Regulationsmechanismus. TNF-α und AGEs stimulieren die Expression der AGE-Rezeptoren. Insulin reprimiert die Expression. AGEs befördern autokrin die Proliferation von Makrophagen über eine Induktion des granulocyte/macrophage colony stimulatory factor (G/M-CSF), welcher ebenfalls zu den proinflammatorischen Cytokinen gehört. Die AGE-Rezeptoren sind für die chemotaktischen Wirkungen der AGEs verantwortlich. Das monocyte chemoattractant protein-1 (MCP-1) wird von Makrophagen in den arteriosklerotischen Plaques nach Wechselwirkungen mit AGEs exprimiert, nicht jedoch in gesunden Gefäßwänden. Das Cytokin ist chemotaktisch wirksam, aktiviert Monocyten und ist ein Mitogen für die glatte Gefäßmuskulatur. Typ 1-Diabetiker exprimieren eine höhere Anzahl an AGE-Bindungsstellen auf Monocyten als Gesunde. Die unspezifische Bindung AGE-modifizierter Proteine ist ebenfalls erhöht. Dies kann als ein Schutzmechanismus interpretiert werden, mit dem Diabetiker auf einen erhöhten AGE-Gehalt in den Körperflüssigkeiten und im Gewebe reagieren. Nur aktivierte Monocyten binden AGEs spezifisch. AGEs können jedoch Monocyten aktivieren. Diese Basisaktivierung verhindert aber eine weitere Reaktion nach erneuter Stimulation. Differenzierung, Endocytose und Produktion von Matrix-Metalloproteinasen der Monocyten werden durch AGEs stimuliert. AGEs unterdrücken die Phagocytose residenter, nicht aktivierter Peritoneal-Makrophagen. Da die Phagocytose ein inhärenter Bestandteil der unspezifischen Abwehr ist, führt die Hemmung einer solchen Aktivität zu einer verminderten Bekämpfung bakterieller Infektionen beim Diabetiker. Die Wechselwirkung von AGEs mit Monocyten/ Makrophagen über die auslösbaren Immun- und Entzündungsreaktionen bestehen sowohl in einer Stimulation als auch in einer Hemmung.

Kapitel 5.2.1.2.2 - Lymphocyten

T-Helferzellen (CD4) und cytotoxische T-Lymphocyten (CD8) exprimieren AGE-R konstitutiv. Eine Stimulation mit Phythämagglutinin, Lipopolysacchariden oder TNF bewirkt eine Zunahme der Rezeptorexpression und die Sekretion von γ-Interferon. Die AGE-aktivierten T-Lymphocyten können Gewebeschäden verursachen. Lymphocyten in arteriosklerotischen Plaques sind Teilnehmer an einem immunähnlichen Geschehen und tragen dadurch zur Atherogenese bei. Die AGE-Rezeptoren auf Lymphocyten vermitteln eine gesteigerte Haftung an AGE-modifizierten Proteinen und wirken wie Zelladhäsionsproteine.

Tabelle 18 - AGE-Rezeptoren

Zelltyp	Rezeptor-Komponenten	Funktion
Monocyten/Makrophagen	p60/OST, p90/80 K-H, Galectin-3 (AGE-R$_{1-3}$) RAGE (MSR-A)	AGE-Ligandenbindung, Endocyto-Scavenger Typ A se, Abbau, Freisetzung von Neopterin, Produktion von Cytokinen (TNFα, IL-1ß, IL-6), Wachstumsfaktoren (PDGF, Gewebefaktor, IGF-1A) Chemotaxis, AGE-R-Expression durch AGE und TNF gesteigert, durch Insulin reprimiert; gesteigerte AGE-Aufnahme des Scavenger Rezeptors durch Insulin; stimuliert Makrophagenwachstum über G/M-CSF.
T-Lymphocyten CD4+, CD8+	p60/OST, p90/80 K-H, Galectin-3 (AGE-R$_{1-3}$) RAGE	Ligandenbindung, konstitutive Expression, Produktion von γ-Interferon.

Endothelzellen	p60/OST, p90/80 K-H, Galectin-3 (AGE-R_{1-3}) RAGE	Ligandenbindung, gesteigerte Transcytose und Permeabilität, vermehrte Bildung von Gewebefaktor, Endothelin-1, PAI-1; verminderte Bildung von Thrombomodulin und Prostacyclin, gesteigerte Expression von VCAM-1, ICAM-1, PECAM-1, E-Selectin und VEGF, Induktion von oxidativem Stress.
Mesangiale Zellen	p60/OST, p90/80 K-H, Galectin-3 (AGE-R_{1-3}) RAGE	Bindung, Endocytose, Abbau, vermehrte Bildung von Fibronectin, Laminin und Collagen IV unter Einfluss von PDGF und TGF, Induktion der Wachstumsfaktoren PDGF und TGF-ß1.
Fibroblasten	p90/80 K-H, Galectin-3 (AGE-$R_{2\ und\ 3}$), RAGE	Ligandenbindung, Proliferation, vermehrte Bildung von

		EGF.
Glatte Gefäßmuskeln	p60/OST, p90/80 K-H,	Ligandenbindung Proliferation
Neurone, Glia-Zellen	p60/OST, 90/80 K-H, Galectin-3 (AGE-R$_{1-3}$) RAGE	Oxidativer Stress.

RAGE (**R**ezeptor für **AGE**): Immunglobulin-ähnliches Polypeptid; OST: Oligosaccharyl-Transferase; 80 K-H: Substrat für Proteinkinase C; VCAM, ICAM, PECAM, E-Selectin: zelluläre Adhäsionsproteine; VEGF: vascular endothelial growth factor; PDGF: platelet derived growth factor; TGF: transforming growth factor; EGF: endothelial growth factor; G/M-CSF: granulocyte/macrophage-colony stimulating factor. Modifiziert nach Vlassara [129, 131]

Kapitel 5.2.1.2.3 - Endothelien

Die AGE-Bindung an Rezeptoren von Endothelien bewirkt eine Zunahme der Transcytose und Permeabilität für Makromoleküle. Die Erhöhung der Permeabilität wird durch eine Verminderung der Expression von Cadherin-Proteinen, welche die lateralen Verbindungen und Kontakte der Endothelien herstellen, hervorgerufen. Die Ligandenbindung erzeugt einen prokoagulatorischen Zustand durch eine gesteigerte Synthese von Gewebefaktor sowie eine verminderte Synthese von Thrombomodulin und Prostacyclin. Endothelien produzieren vermehrt die Adhäsionsproteine ICAM-1, VCAM-1 und PECAM-1, die Rezeptormoleküle für Leukocyten sind. Diese Adhäsionsproteine binden bei Nichtdiabetikern keine Erythrocyten. Beim Diabetes sind sie jedoch in die Bindung von Erythrocyten an die Endothelien einbezogen. Die Expression der Rezeptorproteine AGE-R$_{2-3}$ in Endothelien wird durch Bindung AGE-modifizierten Albumins gesteigert. Gleichzeitig findet eine Phosphorylierung von AGE-R$_2$, welcher selbst ein Substrat für die Proteinkinase C ist, statt. In Endothelien der retinalen Mikrovasculatur sind AGE-R$_{1-3}$ in apicalen membranständigen Caveolen lokalisiert, über die AGE-Proteine gebunden und internalisiert werden. Natives Albumin wird über Clathrin-abhängige Mechanismen (coated pits) endocytiert.

Kapitel 5.2.1.2.4 - Mesangium-Zellen der Niere

Mesangiale Zellen bauen ebenfalls AGE-modifizierte Proteine ab. Gleichzeitig kommt es zu einer stimulierten Genexpression und Sekretion von Collagen IV, Fibronectin, Laminin und eines Collagen-Chaperons (Hsp 47) sowie der Wachstumsfaktoren PDGF, TGFß1 (transforming growth factor ß1), IGF-1 und IGF-2. Diese wachstumsstimulierenden Proteine sind verantwortlich für die Hypertrophie der Glomeruli, die Basalmembranverdickungen und die Zunahme extrazellulärer Matrix des Mesangiums in der Niere. Hohe Glucose-Konzentrationen, Amadori- und AGE-modifizierte Albumine führen zu einer gesteigerten Expression von AGE-R$_3$/Galectin-3 und AGE-R$_2$/p90, aber nicht von AGE-R$_1$/p60 im Mesangium. Unter normoglycämischen Bedingungen ist AGE-R$_3$/Galectin-3 im AGE-Rezeptor-Komplex dieser Zellen nicht nachweisbar. Über oxidativen Stress lösen AGEs eine Aktivierung der Proteinkinase Cß$_2$ in mesangialen Zellen aus.

Kapitel 5.2.1.2.5 - Fibroblasten

AGE-Bindung stimuliert die Proliferation der Fibroblasten, die Genexpression und Sekretion von EGF (epidermal growth factor) und EGF-Rezeptoren. Dadurch entsteht eine autokrine Regulation, welche die Zellproliferation steigert. Dieser Effekt könnte auch über RAGE vermittelt sein.

Kapitel 5.2.1.2.6 - Glatte Gefäßmuskulatur

Auf die glatte Gefäßmuskulatur wirken AGEs ebenfalls proliferationsfördernd. AGE-Bindung an Galectin-3 (AGE-R$_3$) führt zur Aktivierung Mitogen-aktivierter Proteinkinasen.

Kapitel 5.2.1.2.7 - Neuronen und Gliazellen

Im Hirn wird AGE-R sowohl in Neuronen als auch in Gliazellen gefunden. Die Rezeptorproteine AGE-R_{1-3} sind auf Gliazellen nachweisbar und spielen eine Rolle beim Abbau AGE-modifizierter Hirnproteine. Astrocyten binden AGEs über AGE-R_1 und AGE-R_3, während AGE-$R_{1,2}$ hauptsächlich auf pyramidalen Neuronen exprimiert werden. AGE-R_3 wurde auf Astrocyten nachgewiesen, die sich in unmittelbarer Nachbarschaft kleiner Gefäße befinden. Die Bindungsproteine werden auf Neuronen, Astrocyten und Mikroglia konstitutiv exprimiert. Astrocyten produzieren nach AGE-Bindung das Cytokin G/M-CSF (granulocyte/macrophage-colony stimulating factor), welches die Expression von AGE-R_3 stimuliert.

Kapitel 5.2.1.3 - Bedeutung des AGE-Rezeptor-Komplexes

Das AGE-Rezeptor-System könnte ein prinzipieller Abbauweg für AGE-modifizierte Makromoleküle in Makrophagen sein (AGE-R_1 und AGE-R_3). Dabei entstehen AGE-haltige Peptide, die in den Zellen nicht weiter abgebaut werden. Sie kehren in die Blutzirkulation zurück (AGEs der „zweiten Generation") und werden über die Niere ausgeschieden. Sie können jedoch auch in den Gefäßwänden neue Quervernetzungen hervorrufen. AGE-R_2 ist vorrangig in den Ras/MAPK-Signaltransduktionsweg eingebunden und spielt als AGE-Rezeptor eine untergeordnete Rolle. Über den AGE-Rezeptor-Komplex werden neben dem Abbau von Proteinen und Zellen Zellaktivierungen mit Freisetzung von Cytokinen und Wachstumsfaktoren sowie Zellproliferationen vermittelt, wodurch strukturelle und funktionelle Veränderungen in Organen und Geweben entstehen.
AGE-R_1 und $-R_3$ bewirken eine Eliminierung von AGEs und blockieren oxidativen Stress und Entzündungen.
Der AGE-Rezeptor-Komplex kommt häufig gemeinsam mit RAGE in den Zellen und Geweben vor.

Durch AGE-Rezeptoren vermittelte zelluläre Reaktionen

Makrophagen	→	Endocytose, Abbau, Zellproliferation, Chemotaxis, Cytokine, Wachstumsfaktoren
T-Lymphocyten	→	Interferon-γ
Endothelien	→	Proliferation und Angiogenese, oxidativer Stress, Adhärenzproteine (VCAM, ICAM, Integrine), Wachstumsfaktoren und Cytokine, prokoagulatorische Eigenschaften
Mesangium	→	Endocytose, Abbau, Wachstumsfaktoren und Cytokine, vermehrte Synthese von Basalmembranproteinen
Glatte Muskeln	→	Proliferation, Endocytose, Abbau
Nerven- und Glia-Zellen	→	Oxidativer Stress

Abbildung 13 - Übersicht über bedeutende zelluläre Reaktionen, die nach Bindung von AGEs an AGE-Rezeptoren entstehen und in der Pathogenese diabetischer Folgeerrkrankungen eine Rolle spielen.

Kapitel 5.2.2 - Rezeptor für AGEs (RAGE), ein Multiligand-Rezeptor
Kapitel 5.2.2.1 - Strukturen von RAGE

Der Rezeptor für AGEs (RAGE) ist das bestuntersuchte und wahrscheinlich bedeutsamste membranständige Bindungsprotein für AGEs. Es spielt in der Pathogenese der diabetischen Komplikationen, neurodegenerativen Erkrankungen, bei Entzündungen und beim Altern eine wichtige Rolle (98).
RAGE ist ein integrales ~50 kDa Membranprotein, welches zur Immunglobulin-Superfamilie gehört. Das Protein besteht aus einer extrazellulären Region mit einer V- und zwei C- Ig-ähnlichen Domänen,

148

einer transmembranalen und einer intrazellulären Domäne. Drei unterschiedliche Liganden-Bindungsstellen, die auf die diversen AGE-Strukturen und andere Liganden ausgerichtet sind, befinden sich in der N-terminalen V-Region. Die kleine intrazelluläre C-terminale Domäne vermittelt Signaltransduktionen. Die V-Region ist N-glycosyliert. Eine Deglycosylierung erhöht die Bindungsaffinität für AGEs. Der Rezeptor liegt in der Membran als Oligomer vor. Auf Makrophagen und Endothelien kommt RAGE assoziiert mit dem 80 kDa Protein Lactoferrin vor, welches ebenfalls AGEs bindet (21, 58). Nach der Bindung von AGEs oder anderer Liganden, z.B. ß-Amyloid an RAGE wird der Ligand-Rezeptor-Komplex internalisiert.

Im Blut des Menschen zirkulieren verschiedene Spleißvarianten des membranständigen RAGE, denen die transmembranale und die cytosolische Domänen fehlen. esRAGE (endogener löslicher RAGE) ist ein solches kürzlich nachgewiesenes Syntheseprodukt einer veränderten m-RNA infolge alternativen Spleißens.

hRAGEsec, einer sekretorischen Variante des humanen RAGE, fehlen 19 Aminosäuren der transmembranalen Domäne (Deletionen von 42 und 113 bp im N- und C-terminalen Bereich), sodass dieses Protein sezerniert wird. RAGEsec ist ebenfalls das Ergebnis eines alternativen Spleißens. Eine hohe Expression dieses Proteins findet sich im Hirn.

Endothelien und Pericyten der Mikrovasculatur exprimieren neben dem kompletten RAGE ebenfalls Spleißvarianten: eine Isoform, der die V-Domäne fehlt (N-verkürzt) und eine Isoform mit fehlender transmembranaler Domäne (C-verkürzt). Die C-verkürzte Form wird besonders in Endothelien gebildet und sezerniert (esRAGE). Die N-verkürzte Form befindet sich in der Zellmembran, kann aber keine AGEs und andere Liganden binden. Eine weitere Spleißvariante von RAGE (Δ^8-RAGE) wird in Astrocyten und mononucleären Blutzellen synthetisiert. Infolge des Fehlens von Exon 8 und der Existenz eines frühen Stopp-Codons durch Verschiebung des Leserahmens wird eine sekretorische Variante von RAGE (42 kDa) gebildet.

Die gewebespezifischen Spleißvarianten können sich beim Diabetes mellitus ändern. Durch Ca^{2+}-abhängige Proteolyse kann die die V-Region mit den Ligandenbindungsstellen aus der Membran abgespalten werden und ist als lösliches Rezeptorfragment im Blut nachweisbar (sRAGE). Die Spaltung wird durch eine Metalloproteinase (ADAM10) und die γ-Se-cretase, die auch für die Abspaltung der Aß-Peptide aus einem Vorläuferprotein im Hirn verantwortlich ist, bewerkstelligt. Niedrige Plasmakonzentrationen von esRAGE wurden bei der Arteriosclerose, der coronaren Herzkrankheit, Bluthochdruck, beim metabolischen Syndrom, Typ 1- und 2-Diabetes und bei der Alzheimer'schen Erkrankung beschrieben. Niedrige esRAGE-Spiegel im Blut erhöhen das Risiko für cardiovasculäre Erkrankungen und sind mit einer hohen Mortalitätsrate nach Nierentransplantation korreliert. Bei Typ 2-Diabetikern war die Plasmakonzentration von esRAGE bei erhöhten CML- und S100A12-Gehalten erniedrigt. Ein niedriger es-RAGE-Spiegel im Blut war bei Patienten mit einer terminalen Niereninsuffizienz mit einer erhöhten Mortalität an cardiovasculären Komplikationen assoziiert. Die esRAGE-Konzentrationen sind bei Patienten mit Sepsis bzw. septischem Schock erhöht. Bei Patienten mit einem tödlichen Ausgang der Erkrankung waren die Werte am höchsten. Damit ist esRAGE ein Indikator für die Schwere der Erkrankung. Bei der Präeklampsie ist die esRAGE-Konzentration um das Dreifache erhöht. Sechs Monate nach der Entbindung waren die Werte niedriger als bei den Kontrollen.

Die sRAGE-Konzentrationen im Blut sind bei chronischen Entzündungen, Arteriosclerose, Diabetes, Nierenerkrankungen und im Alter reduziert (81). Niedrige sRAGE-Konzentrationen fanden sich bei Lungen- und Pankreascarcinomen, bei Typ 2-Diabetikern mit Retino- und Nephropathie, bei der Amyotrophen Lateralsclerose, bei der Multiplen Sclerose, bei der Hypercholesterolämie und Übergewicht. Bei Patienten mit einer Hämodialyse-Behandlung war sRAGE erhöht. sRAGE zeigt cardioprotektive Wirkungen beim Infarkt.

Personen mit einem hohen sRAGE-Spiegel im Blut besitzen eine erhöhte Lebenserwartung.

Die biologische Halbwertszeit von sRAGE beträgt ca. 22 Stunden. Proliferierende Zellen synthetisieren mehr sRAGE als nicht proliferierende. sRAGE konnte auch intrazellulär in verschiedenen Zellen und Geweben nachgewiesen werden. Die löslichen RAGE können mit dem zellulären RAGE um die Bindung von AGEs und anderen Liganden (s.u.) konkurrieren und so die durch RAGE-Liganden ausgelösten zellulären Reaktionen verhindern (140).

Die ersten Ergebnisse über die biologische Bedeutung von sRAGE aus der Arbeitsgruppe von Stern und Schmidt wurden mit einem rekombinant hergestellten sRAGE erhalten, was für die therapeutische Anwendung von Bedeutung sein könnte. Infusionen von sRAGE an Tiere schützten vor Arteriosclerose und Nephropathie. Auch esRAGE könnte von therapeutischem Nutzen bei der Prävention diabetischer Komplikationen sein (59).

Die kurze C-terminale cytosolische Domäne bewirkt eine Vielzahl zellulärer Reaktionen: z.B. Aktivierungen der MAPK p42/44 (ERK), JAK/STAT, rho-Kinase (cdc42/rac), Ras, der NADPH-Oxidase, der Proteinkinase C, von NF-κB, CREB (cAMP-responsive element binding protein) und Smad. Dadurch werden u.a. vermehrt Cytokine und Wachstumsfakoren, wie z.B. TGF-ß, VEGF, PDGF, IGF-1 sowie Zelladhäsionsproteine wie VCAM gebildet.

Sowohl das durch die NADPH-Oxidase gebildete H_2O_2 als auch die in der Atemkette entstehenden Superoxid-Anionen sind in die Signaltransduktion von RAGE einbezogen.

An die N-terminale Bindungsstelle des Rezeptors binden nicht nur AGEs, sondern auch Amphoterin (HMG protein box 1), proinflammatorische S-100/Calgranuline, Amyloide und $ß_2$-Integrine (Mac-1). Die Ligand-RAGE-Interaktionen können im Gegensatz zu anderen Ligand-Rezeptor-Wirkungen an der Zellmembran zu einer Zellaktivierung über Wochen führen.

Kapitel 5.2.2.2 – Genetik von RAGE

Das Gen für RAGE ist auf Chromosom 6p21.3 in der MHC III-Region nahe der Verbindung zum MHC Klasse II-Komplex lokalisiert. Das RAGE-Gen besteht aus einer 1,7 kb langen 5'-flankierenden, regulatorischen Sequenz und 11 Exons mit 3652 Basenpaaren. Die Analyse verschiedener cDNAs hat hohe Homologien zwischen Rinder-, Maus-, Ratte-, Hund- und menschlichem RAGE ergeben. RAGE zeigt Homologien zu MUC18, einem Mitglied der Immunglobulin-Superfamilie, einem neuralen Adhäsionsprotein (NCAM) und zu CD20, einem Membranprotein der B-Lymphocyten. Die RAGE-Promotor-Region besitzt drei NF-κB-Bindungsstellen, von denen zwei aktiv und in die Kontrolle der RAGE-Expression einbezogen sind, ein Interferon-γ response element (γ-IR), ein Nuclearfaktor-Interleukin 6-DNA-Bindungsmotiv (NF-IL-6), Sp-1-Bindungsmotive so-wie AP-1- und AP-2-Bindungsstellen.

Die Stabilität der RAGE-mRNA ist eine Kontrollstelle der Genexpression. Am 3'-Ende des RAGE-Gens finden sich TA-reiche Basensequenzen, die zum Auftreten von AU-reichen Bereichen in der nicht translatierten 3'-Region der mRNA führen. Diese Sequenzen bewirken eine Instabilität der RAGE-mRNA und stellen einen Mechanismus für die Regulation der RAGE-Genexpression dar.

Polymorphismen des RAGE-Gens aufgrund von Mutationen (SNPs, single nuleotide polymorphisms) wurden zuerst von Hudson beschrieben. Basenaustauschreaktionen waren in Exons und Introns lokalisiert. Davon führten vier zum Austausch funktioneller Aminosäuren. Der Glycin 82 Serin-Dimorphismus (G82S; Codon 82: G/A) wurde untersucht, um Unterschiede in der Genotypverteilung zwischen ethnischen Gruppen (Asiaten, Kaukasier) zu finden und Beziehungen zum Arteriokclerose-Risiko und zum Diabetes herzustellen, da das Ser-Allel im Vergleich zum Gly-Allel die Liganden-Affinität und die Liganden-stimulierte Bildung von Entzündungsmediatoren erhöht. Genotyp- und Allelfrequenzen ergaben keine Hinweise auf Unterschiede (58, 62).

Der G82S-Polymorphismus ist mit der sRAGE-Konzentration im Serum korreliert. Der homocygote G-Typ korrelierte mit höheren sRAGE-Spiegeln als bei G/S- und homocygoten S-Merkmalsträgern. Weiterhin bestand beim Ser-Allel eine Assoziation mit der AGE-Konzentration im Serum. Homocygote S-Merkmalsträger haben ein höheres Risiko für Arteriosclerose und cardiovasculäre Erkrankungen (niedriger sRAGE, höherer AGE-Spiegel). Das S-Allel ist ein Marker für die Retinopathie und ein Risikofaktor für die Entwicklung einer Nephropathie beim Diabetes. Es wird vermehrt bei Patienten mit rheumatoider Arthritis gefunden. G/S- und S/S-Allele dominieren auch bei Patienten mit Morbus Alzheimer. Das Risiko an Magenkrebs zu erkranken ist beim Auftreten des S-Allels erhöht.

Der G82S-Polymorphismus betrifft die Liganden bindende Domäne von RAGE und führt zu einer verstärkten Bindung von Carboxymethyllysin und S100/Calgranulinen (s.u.) durch S-Typen. Dadurch kommt es bei Makrophagen zu einer vermehrten Freisetzung proinflammatorischer Cytokine und Matrix-Metalloproteinasen. Obwohl durch die bisherigen Studien nicht belegt, könnte dieser Polymorphismus zu einer Verstärkung von Entzündungsreaktionen an den Gefäßen führen.

Neben dem G82S-Dimorphismus wurden noch folgende Punktmutationen beschrieben: 540 C/T (bedeutet Austausch der Base 540 Cytosin gegen Thymin) (Arginin 77 Serin), 578 C/G (genetisch stumm, da Valin gegen Valin), 1927 T/A (Histidin 305 Glutamin), 1931 A/T (Serin 307 Cystein); im Intron 3 die Veränderung 718 G/T, im Intron 7 1704 G/T und eine Insertion 1727 A/1728ins; Veränderungen im Intron 8 (2117 A/G, 2184 A/G, 2249 A/G), im Intron 9 2741 G/A und eine Deletion von 2 Basenpaaren (3089 AC del). Eine statistisch signifikante Assoziation mit diabetischen Dermatosen wurde beim G82S-Dimorphismus, bei den 1704 G/T- und den 2184 G/A-Allelen gefunden. Der 1704 G/T-Genpolymorphismus zeigt nur eine schwache Assoziation mit der Nephropathie bei Typ 2-Diabetikern in Japan. Im Zusammenhang mit dem 242 C/T p22phox-Polymorphismus (einer Untereinheit der NADPH-Oxidase) kann er zur Ermittlung des Riskopotenzials der Nephropathie genutzt werden. Patienten mit der Kombination p22phox CC- und RAGE GT und TT-Genotypen hatten eine signifikant höhere Nephropathie-Häufigkeit als der Genotyp p22phox CT und TT/RAGE. Die Entwicklung einer chronischen Periodontitis kann durch den 1704 G/T-Polymorphismus unabhängig von einem Diabetes beeinflusst werden. In der Patientengruppe war das T-Allel signifikant vermindert.

Die Vermutung ist naheliegend, dass genetische Polymorphismen im Promotor, die zu Differenzen in der RAGE-Expression führen, die Pathogenese diabetischer Vasculopathien beeinflussen. Ein Polymorphismus in der Promotor-Region (-1152 C/A) induziert protektive Effekte und eine längere Nephropathie-freie Periode beim Typ 1-Diabetes. In der 5'-flankierenden regulatorischen Genregion von RAGE wurden weitere zwei Polymorphismen, -374 T/A, -429 T/C und eine 63 Basenpaare umfassende Deletion (-407 bis -345) beschrieben. Die A- und C-Allele sowie die Deletion führen zu einer Aufregulation der RAGE-Genexpression infolge einer verminderten Repressorbindung.

Der -374 T/A Polymorphismus des RAGE-Gens (AA-Genotyp) schränkt die Entwicklung einer Nephropathie ein und reduziert das Risiko cardiovasculärer Komplikationen beim Typ 1-Diabetes, aber auch bei gesunden Probanden. Gesunde A-Merkmalsträger hatten einen niedrigeren Blutdruck als Träger des T-Allels. Bei Typ 2-Diabetikern war jedoch das Auftreten des A-Allels mit erhöhten Blutdruckwerten und verminderter Elastizität der Arterien korreliert. Andererseits soll es ein potenzieller Schutzfaktor für vasculäre Komplikationen bei kaukasischen Typ 2-Diabetikern sein. Das A-Allel ist bei Patienten mit multipler Sclerose vermindert.

Das -429 C-Allel war in einer diabetischen Patientengruppe mit Retinopathie vermehrt vertreten und begünstigte das Auftreten einer Nephropathie (ebenso das G-Allel im 2184A/G-Austausch). Das C-Allel ist zudem mit einem erhöhten HbA_{1c}-Spiegel assoziiert. Die Deletion von 63 Basenpaaren (-407 bis -345) schützt vor dem Auftreten einer Nephropathie bei Typ 2-Diabetikern.

Risikohaplotypen für die diabetische Neuropathie sind -429 C, -374 T und 2184 G. Träger dieser Merkmale reagieren bei einer Hyperglycämie mit einer gesteigerten RAGE-Expression.

Bei Patienten mit einer chronischen Hämodialyse-Behandlung war die Mortalitätsrate mit Genpolymorphismen des RAGE-Gens assoziiert. -429 CC- und 2184 GG-Merkmalsträger starben bevorzugt auch an cardiovasculären Komplikationen.

Ein -388 T/A-Polymorphismus wurde in nichtkleinzelligen Lungencarcinomen nachgewiesen. Der AA-Genotyp war überdurchschnittlich hoch in diesen Zellen repräsentiert (siehe auch Tabelle 19).

Tabelle 19 - Genetische Polymorphismen des RAGE-Gens

RAGE-Gen-Polymorphismen	Region	Allel-Frequenzen	Krankheitsassoziationen
- 1420 $(GTT)_n$	5'-Flanke		
- 1393 G/T	5'-Flanke		
- 1390 G/T	5'-Flanke		
- 1202 G/A	5'-Flanke		
- 405 bis - 345 Deletion	5'-Flanke	>99% Ins. < 1% Del.	vermindertes Auftreten der Nephropathie bei Typ 2-Diabetes.
- 429 T/C	5'-Flanke	83% -429T 17% -429C	Keine Assoziation mit ischämischer Herzkrankheit bei Diabetikern und Nichtdiabetikern; -429C assoziiert mit Retinopathie und Nephropathie.
- 388 T/A	5'-Flanke		assoziiert mit nicht-kleinzelligem Lungencarcinom.
- 374 T/A	5'-Flanke	81% -374T 19% -374A	-374A assoziiert mit kleinzelligem Lungen-carcinom, Schutz vor cardiovasculären Er-krankungen und Proteinurie; A bei Diabetikern mit Coronarsclerose erhöht; A bewirkt niedrigen Blut-Druck bei Gesunden, erhöhten Blutdruck bei Typ 2-Diabetikern; A-Allel schützt vor Arterio-sclerose; bei Patienten mit multipler Sclerose vermindert.

Ala2Ala (GCT/GCA)	Exon 1	86% T, 14% A	
67 C/G	Intron 1,	83% C, 17% G	
Lys37Ser	Exon 2	>99% Lys < 1% Ser	
Arg77Cys	Exon 3	> 99% Arg < 1% Cys	
Gly82Ser	Exon 3	95% Gly 5% Ser	S-Allel Marker für Retinopathie; erhöht das Arteriosclerose-Risiko; bedingt erniedrigte es-RAGE- und erhöhte AGE-Mengen im Blut; S-Allel befördert Magen-Carcinome; Assoziation mit diabetischen Hauterkrankungen; positive Assoziation mit rheumatoider Arthritis.
Val89Val (GTG/GTC)	Exon 3	95% G 5% C	
Gly90Gly (GCT/GCA)	Exon 3	95% T 5% A	
718 G/T	Intron 3	92% G 8% T	
Thr18Pro	Exon 6	>99% Thr	
1704 G/T	Intron 7	95% G 5% T	Keine Assoziation mit Retinopathie, Assoziation mit oxidativem Stress und Nephropathie bei Typ 2-Diabetikern und Parodontitis.
A-Insertion 1727	Intron 7		

His305Gln	Exon 8	>99% His	
Ser307Cys	Exon 8	>99% Ser	
Gly329Arg	Exon 8	>99% Gly	
2117 A/G	Intron 8		
2184 A/G	Intron 8	84% A 16% G	Keine Assoziation mit Retinopathie; Assoziation mit oxidativem Stress und Nephropathie bei Typ 2-Diabetikern; Assoziation von 2184G mit Psoriasis.
2224 A/G	Intron 8		
2245 G/A	Intron 8	92% G 8% A	Keine Assoziation mit Retinopathie.
2249 A/G	Intron 8		
2741 G/A	Intron 9		
Leu363Leu (CTG/TTG)	Exon 10	99% C	
Arg389Gln	Exon 10	>99% Arg	
CA-Deletion 3089	3'-UTR deletiert	< 1% CA	

Modifiziert nach Hudson et al. [58]

RAGE wird auf fast allen Zellen exprimiert. Die RAGE-Expression ist normalerweise auf Endothelien, glatter Gefäßmuskulatur, Mesangium und Monocyten niedrig. Im wachsenden Organismus ist die RAGE-Expression, besonders im ZNS, hoch. Vor allem in der Lunge wird RAGE überdurchschnittlich hoch exprimiert. Die RAGE-Expression auf Endothelien steigt bei occlusiven Gefäßerkrankungen und beim Diabetes an. Dagegen ist sie in der glatten Gefäßmuskulatur niedrig, ändert sich nicht mit zunehmendem Alter, nimmt aber beim Diabetes zu. In diabetischen Versuchstieren und Patienten findet sich eine hohe RAGE-Expression in der Retina, in der Niere und in den großen Arterien. Die durch eine Hyperglycämie ausgelöste Überproduktion reaktiver Sauerstoffspecies erhöht die Expression von RAGE (und seiner Liganden S100/Calgranuline und Amphotherin) über die Bildung von Methylglyoxal.

Weiterhin steigt die RAGE-Expression bei Entzündungen und degenerativen Hirnerkrankungen an.

Doppelt transgene Mäuse mit einer Überexpression von RAGE und einem genetisch bedingten Typ 1-Diabetes entwickeln frühzeitig eine schwere Nephropathie. Die Ausschaltung des RAGE-Gens reduziert die Arteriosclerose-Entwicklung beim Diabetes.

Analysen der RAGE-Expression in verschiedenen Geweben haben die Vermutung aufkommen lassen, dass die Expression einer multiplen Kontrolle unterliegt. AGEs stimulieren die RAGE-Expression über eine Aktivierung von NF-κB. NF-κB scheint auch für die Lipopopolysaccharid-stimulierte Expression von RAGE in Endothelien und in der glatten Gefäßmuskulatur verantwortlich zu sein. AGEs in den Gefäßwänden fördern die Expression von RAGE ebenso wie AGE-modifiziertes $ß_2$-Mikroglobulin und Aß-Polymere in Amyloidablagerungen des Hirns. Die RAGE-Expression der Endothelien wird durch AGEs, TNF-α und 17ß-Estradiol stimuliert. Die Promotor-Region des RAGE-Gens enthält AGE/TNF- und Estradiol-Response-Elemente, an die NF-κB und Sp-1 binden. Die AGE- und TNF-Effekte werden durch NF-κB, die Wirkungen von ß-Estradiol durch den Transcriptionsfaktor Sp-1 vermittelt. Im Gegensatz zur NF-κB-Aktivierung durch Cytokine führen AGE-RAGE-Wechselwirkungen zu einer dauerhaften NF-κB-Stimulierung. Da die RAGE-Expression selbst unter der Kontrolle von NF-κB steht, werden durch die erhöhte Expression des Rezeptors mehr AGE-Bindungsstellen verfügbar, die ihrerseits zur Aufrechterhaltung der Zellaktivierung beitragen. Das C-reaktive Protein, ein u.a. bei der Arteriosclerose proinflammatorisch wirkendes Cytokin und Akute Phase-Protein, steigert ebenfalls die Expression von RAGE.

Kapitel 5.2.2.3 - Wechselwirkungen von AGEs mit RAGE

AGE-RAGE-Wechselwirkungen werden von unterschiedlichen Zellen und Geweben nicht einheitlich beantwortet. Die Interaktionen verschiedener Zellen eines Gewebes mit AGEs, z.B. in den Basalmembranen sind schwierig zu bewerten. Die unterschiedlichen Effekte von AGEs und RAGE auf verschiedene Prozesse der Signaltransduktion und Genexpression spielen eine Rolle in der epigenetischen und metabolischen Kontrolle des Zellstoffwechsels und sind von Bedeutung für die Pathogenese AGE-induzierter Krankheiten, insbesondere der diabetischen und der durch eine Niereninsuffizienz bedingten Gefäßerkrankungen sowie degenerativen, durch Amyloidosen verursachten Zellschädigungen. AGE-RAGE-Interaktionen führen zu oxidativem Stress und Entzündungsreaktionen (14, 15).

Kapitel 5.2.2.3.1 - Endothelien

Die Bindung von AGEs an RAGE induziert in Endothelien oxidativen Stress. Dieser führt zu einer vermehrten Bildung Thiobarbitursäure-reaktiver Substanzen, wie Malondialdehyd, zu einer Aktivierung des Transkriptionsfaktors NF-κB sowie zu einer vermehrten Bildung von Hämoxygenase 1, VCAM-1, ICAM-1 und E-Selectin. Die Überexpression dieser Adhäsionsproteine steigert die Adhäsivität von Monocyten und Leukocyten an der Endothelzellmembran. Eine Folge der NF-κB-Aktivierung ist ein Anstieg der Permeabilität der Endothelien, wobei AGE-modifizierte Makromoleküle, Erythrocyten und Monocyten leichter in subendotheliale Schichten gelangen. Die Bindung AGE-modifizierter Erythrocyten an Endothelien bewirkt eine Sekretion von Interleukin 6 (IL-6), wodurch Entzündungen begünstigt werden. Eine weitere Folge der NF-κB-Aktivierung ist die Bildung von Gewebefaktor und Endothelin-1. AGEs stimulieren über RAGE weiterhin das Wachstum von Endothelien und die Expression von Plasminogenaktivator-Inhibitor-1 (PAI-1), hemmen aber ihre Prostacyclin-Produktion. Diese Interaktionen begünstigen Angiogenese und Thrombogenese (136).

In gelagerten Erythrocyten (32-45 Tage) ist der Carboxymethyllysin-Gehalt der Zellmembranen im Vergleich zu frisch entnommenen Blutkörperchen deutlich höher, was Wechselwirkungen mit RAGE, oxidativen Stress und Schädigungen der Endothelien nach einer Bluttransfusion auslösen könnte. Durch AGEs wird die Expression der

Aldose-Reductase in Endothelien der Mikrovasculatur über eine durch oxidativen Stress vermittelte Aktivierung des Transkriptionsfaktors AP-1 gesteigert. Dies führt zu einer Aktivierung des Polyolstoffwechsels und trägt zu einer Dysfunktion der Endothelien unter den Bedingungen einer chronischen Hyperglycämie bei.

AGEs erniedrigen die cAMP-Konzentration in Endothelien, was eine Einbeziehung von cAMP in AGE-induzierte Signalketten vermuten lässt.

Eine Aktivierung des Peroxisomenproliferator-aktivierten Rezeptors γ inhibiert die Expression von RAGE in Endothelien und glatten Gefäßmuskelzellen und hemmt dadurch deren AGE-induzierte Proliferation. Thiazolidin-Derivate (orale Antidiabetika, Insulin-Sensitizer, Rezeptoragonisten) unterdrücken die RAGE-Expression auf Endothelien und besitzen neben ihren metabolischen Effekten modulierende Wirkungen auf AGE-induzierte vasculäre Dysfunktionen beim Diabetes.

Der in Endothelien über die Bindung von AGEs an RAGE ausgelöste oxidative Stress kann durch α-Liponsäure als Antioxidans verhindert werden. Die Transcription und Expression der Gene für Gewebefaktor, Endothelin-1 und VCAM-1 sowie die Monocytenadhärenz, die der stressaktvierte NF-κB vermittelt, werden unterdrückt (13). Ob sich aus diesen Ergebnissen ein therapeutisches Konzept entwickeln lässt, bleibt weiteren Untersuchungen vorbehalten.

TNF-α und reaktive Sauerstoffspecies induzieren über NF-κB eine vermehrte RAGE-Expression in Endothelien.

Die Bindung diabetischer Erythrocyten an Endothelien fördert über die Ausbildung oxidativen Stresses die Diapedese von Monocyten durch Endothelien und die Phosphorylierung des Thrombocyten-Endothelien-Adhäsionsproteins (PECAM-1). Hemmung der Proteinkinase C blockierte diese Effekte, von denen angenommen wurde, dass sie bei der Arteriosclerose-Entstehung von Bedeutung sind. Weiterhin wurde eine Stimulation der Proteinkinase C in Aortenendothelien beobachtet. Die Bindung von AGEs an RAGE aktiviert über reaktive Sauerstoffspecies die MAP-Kinasen ERK-1 und 2 (p44/42), wodurch die Translokation von NF-κB induziert wird. AGEs bewirken zudem eine Aktivierung der Phosphatidylinositol-3-Kinase (PI-3-Kinase) an der Zellmembran und der Proteinkinase B/Akt, Mechanismen, die Beziehungen zur Insulin-Signaltransduktion zeigen. Eine RAGE-Mutante, der die cytosolische Domäne fehlte (DN-RAGE; DN = dominant negativ), verhinderte die Aktivierung der MAP-Kinasen durch AGEs. Die MAP-Kinasen ERK-1/2 (p44/42) binden direkt an die cytosolische Domäne von RAGE und werden nach Ligandenbindung unmittelbar aktiviert. In Endothelien bewirken AGEs über Bindung an RAGE eine STAT-5-Aktivierung und veranlassen eine Inhibition Cyclin-abhängiger Proteinkinasen.

Die Aktivierung von RAGE führt zu einer stumulierten Genexpression der Phospholipase Cß1 und 4, sowie der Ca^{2+}/Calmodulin-abhängigen Proteinkinase und von NF-κB. Amphoterin fördert auf diese Weise die Produktion von TNFα.

Auf welche Weise nach AGE-Bindung an RAGE oxidativer Stress ausgelöst wird, ist noch nicht geklärt. In die durch AGE-RAGE-Interaktionen vermittelte intrazelluläre Bildung von H_2O_2 ist die in der Zellmembran lokalisierte NADPH-Oxidase einbezogen. In neutrophilen Granulocyten stimulieren AGEs die NADPH-Oxidase und die „oxygen burst"-Reaktion über die Aktivierung der cytosolischen Phospholipase A_2 und die Freisetzung von Arachidonsäure aus der Zellmembran. Diese Prozesse können zum oxidativen Geschehen in den arteriosklerotischen Plaques und damit zum Fortschreiten der u.a. durch eine gesteigerte Bildung von Lipoxidations- und Glycoxidationsprodukten beitragen.

Die Deletion von RAGE in Endothelien und hämopoetischen Stammzellen verhinderte die letalen Effekte eines septischen Schocks, der von Elementen der angeborenen Immunität unterhalten wird. Daraus kann geschlussfogert werden, dass RAGE eine Rolle bei diesen Prozessen spielt.

Kapitel 5.2.2.3.2 - Pericyten

AGEs induzieren in Pericyten über RAGE einerseits längerfristig eine Apoptose und kurzfristig eine Überexpression von VEGF. Beide Prozesse spielen in die Pathogenese der diabetischen Angiopathien eine Rolle. Zudem verzögern AGEs das Wachstum von Pericyten. Angiotensin II verstärkt die AGE-induzierte Apoptose.

Kapitel 5.2.2.3.3 - Glatte Gefäßmuskulatur

In glatten Gefäßmuskelzellen bewirken AGE-RAGE-Interaktionen eine Aktivierung mit Freisetzung proinflammatorischer Cytokine (Interleukine und TNF) und Wachstumsfaktoren sowie Chemotaxis mit Zunahme der Zellmigration und Proliferation. RAGE-Suppression hemmt die Proliferation, Migration und Expression extrazellulärer Matrixproteine nach AGE- und S100-Stimulation oder die Schädigung arterieller Gefäße. Glatte Gefäßmuskelzellen exprimieren nur wenig RAGE. Beim Diabetes steigt die Expression deutlich an. RAGE wird auch in der Skelettmuskulatur exprimiert.

Kapitel 5.2.2.3.4 - Neurone und Glia

RAGE wird auf Neuronen, Mikroglia und Astrocyten exprimiert. In Gliom-Zellen induzieren AGEs über eine Aktivierung von MAP-Kinasen (p38) und Protein-Tyrosinkinasen die Bildung der iNO-Synthase.
Die Bindung von AGEs an Neuronen und Mikroglia induziert die Expression von M-CSF, welches seinerseits die Expression von RAGE steigert. In Neuronen und Glia löst eine AGE-Bindung oxidativen Stress aus.

Kapitel 5.2.2.3.5 - Nierenglomeruli und Mesangium

In mesangialen Zellen stimulieren AGEs nach Rezeptorbindung und Auslösung oxidativen Stresses den Transcriptionsfaktor Peroxisomproliferator-aktivierter Rezeptor γ (PPARγ), ein zur Familie der Ligand-aktivierten Kernrezeptoren gehörendes cytoplasmatisches Protein, der z.B. auch Steroid- und Schilddrüsenhormon-Rezeptoren zugeordnet sind. In die Aktivierung ist die Proteinkinase C einbezogen.

AGEs steigern auch die Genexpression von α-Actin, welches ein Markerprotein für phänotypische Veränderungen in mesangialen Zellen ist. AGEs hemmen über Bindung an Rezeptoren den durch Angiotensin II induzierten Ca^{2+}-Einstrom in mesangiale Zellen des Glomerulus, ohne dass eine Aktivierung der Proteinkinase C erfolgt. Ein ähnlicher Effekt wird nach Inkubation dieser Zellen mit hohen Glucosekonzentrationen beobachtet, wobei jedoch eine Aktivierung der Proteinkinase C stattfindet.

Über AGE-RAGE-Interaktionen wird in mesangialen Zellen die TGF-ß-Produktion induziert. Der transformierende Wachstumsfaktor stimuliert über eine autokrine Sekretion die vermehrte Synthese von Basalmebranproteinen. AGEs stimulieren in renalen Tubulus- und Mesangium-Zellen sowie in glatten Gefäßmuskelzellen nach Bindung an RAGE eine Aktivierung von Smad-Proteinen (TGF-ß-Rezeptorabhängige Proteine, die als Transcriptionsfaktoren die Aktivierung von Genen kontrollieren) durch die MAP-Kinasen ERK 1/2 und p38. Die Synthese und Freisetzung von TGF-ß steht unter Kontrolle dieser MAP-Kinasen. Blockade der Smad-Signalkaskade verhinderte die Matrix-Collagen-Synthese renaler und vasculärer Zellen.

Ein eleganter Beweis, dass RAGE für die vermehrte Collagensynthese durch mesangiale Zellen verantwortlich ist, wurde durch Ausschaltung der RAGE-mRNA durch speziell in den Zellen etablierte Ribozyme erbracht. Diese bauen die mRNA ab und verhindern die RAGE-Expression auf der Zelloberfläche. Daraus ergibt sich ein interessantes und neues Therapiekonzept für die diabetische Nephropathie.

Die RAGE-Expression war bei der diabetischen Nephropathie besonders in den Glomeruli als Ergebnis von Wechselwirkungen mit Carboxymethyllysin-Ablagerungen in den glomerulären Basalmembranen erhöht. In den Podocyten des Nierenglomerulums wird durch AGEs über Bindung an RAGE vermehrt VEGF gebildet, welches Einfluss auf die Albuminausscheidung nimmt (140).

Eine gesteigerte Expression von RAGE in der Nierenrinde trotz erhöhter Blut- und Gewebekonzentrationen an AGEs in diabetischen Mäusen konnte nicht nachgewiesen werden. Andererseits zeigte eine immunhistochemische Untersuchung, dass AGEs und RAGE an den

Stellen zusammen auftreten, die besonders für die Entwicklung einer Mikroangiopathie prädestiniert sind (Niere, Retina, kleine Arterien), während in der Lunge, die von der diabetischen Mikroangiopathie nicht betroffen wird, solche Gemeinsamkeiten fehlten.

RAGE-transgene Mäuse überexprimieren RAGE. Die Überexpression von iNOS (induzierbare NO-Synthase) in diesen transgenen Mäusen führt zu einem Typ-1-ähnlichen Diabetes. Kreuzt man beide transgene Tierstämme, erhält man doppelt transgene Tiere mit einer Hyperglycämie und erhöhten Konzentrationen an HbA_{1c} und AGEs. Diese Tiere entwickeln sehr große Nieren mit Zeichen einer mesangialen Expansion, Glomerulosclerose und Albuminurie. Die Expression von RAGE ist der geschwindigkeitsbestimmende Schritt bei der Entwicklung der diabetischen Nephropathie in diesem doppelt transgenen Tiermodell. Dies ist der erste direkte in vivo Beweis für die Bedeutung von AGE-RAGE-Wechselwirkungen in der Pathogenese diabetischer Gefäßkomplikationen. Eine Bestätigung liefern Versuche mit Mäusen, bei denen das RAGE-Gen ausgeschaltet wurde (homocygote RAGE-0-Mäuse). Glomerulosclerose und Albuminurie waren stark vermindert.

In Nierentubuluszellen wurde nach AGE-Bindung eine Phosphorylierung und Aktivierung der MAPK p42 sowie des nachfolgenden AP-1-Komplexes (activation protein-1, Transcriptionsfaktor, der die Aktivierung verschiedener Gene reguliert) beobachtet.

Kapitel 5.2.2.3.6 - Linsenepithelien

AGEs in den Linsenkapseln von Cataracten stimulieren über RAGE die vermehrte Synthese von Collagenen, Fibronectin und anderen Matrixproteinen durch Linsenepithelien, was für die Pathogenese diabetischer Cataracte bedeutsam sein kann.

Kapitel 5.2.2.3.7 - Monocyten und Makrophagen

AGEs induzieren in Makrophagen die Expression von RAGE dosisabhängig. Resveratrol, ein Polyphenol u.a. in Rotweinen, reduziert die durch AGEs induzierte RAGE- und SR-A-Expression. In mononukleären Phagocyten bewirken AGE-RAGE-Interaktionen eine Aktivierung mit Freisetzung von Interleukinen, TNF und Wachstumsfaktoren sowie Chemotaxis.

Die Cytokinsekretion und die Bildung von Gewebefaktor der Monocyten nach Bindung von AGEs an RAGE, die durch oxidativen Stress und die Aktivierung von NF-κB veranlasst wird, erfordert die Aktivierung von Tyrosin-Kinasen sowie der MAP-Kinasen p38 und ERK 1/2 (p44/42). Die Effekte waren durch ein synthetisches Peptid, welches mit Abschnitten der Ligandenbindungsdomäne von RAGE homolog ist, anti-RAGE-Antikörper sowie durch Expression von DN-RAGE unterdrückbar.

AGEs stimulieren die Cholesterolaufnahme in Makrophagen.

Die Bindung von AGEs oder S100B (s. Abschnitt Calgranuline) an RAGE bewirkt in Monocyten über eine gesteigerte Expression der induzierbaren Cyclooxygenase-2 eine Bildung von Prostaglandinen (PE2) sowie die Adhäsion an die glatte Gefäßmuskulatur. Dabei werden verschiedene Signaltransduktionswege genutzt (PKC, MAP-Kinasen, oxidativer Stress), die zu einer Aktivierung von NF-κB führen. Dies sind wichtige Hinweise dafür, dass AGE-RAGE-Interaktionen Monocyten aktivieren, entzündliche Prozesse in den Gefäßwänden verstärken und eine Dysfunktion von Zellen auslösen können.

Monocyten binden über RAGE AGE-modifiziertes ß2-Mikroglobulin. Bindung und Endocytose können durch sRAGE und Anti-RAGE-Immunglobuline verhindert werden. Die Bindung von ß2M führt zur Sekretion von TNF über die Auslösung von oxidativem Stress. Diese Wechselwirkungen stellen eine wichtige Möglichkeit zur Eliminierung der toxischen AGE-ß2M dar. AGE-modifiziertes ß2-Mikroglobulin, ein wesentlicher Bestandteil des Amyloids bei Dialyse-assoziierten Amyloidosen, verzögert die Apoptose in Monocyten nach Bindung an RAGE. Dadurch trägt es zur Aufrechterhaltung lokaler Entzündungsreaktionen bei der Amyloidose bei.

Hochmolekulare Hyaluronsäure (1,2 MDa) hemmt die über eine NF-κB-Aktivierung hervorgerufene Freisetzung proinflammatorischer Cytokine (IL-1, IL-6, TNFα) durch AGEs an Monocyten/Makrophagen. Niedermolekulare Hyaluronsäure-Derivate zeigen einen reduzierten Effekt. Eine Hyaluronsäure-Depolymerisierung bei chronischen Entzündungen und beim Altern führt zum Verlust einer AGE-antagonisierenden physiologischen Aktivität.

Typ 1-Diabetiker mit einer Retino- oder Nephropathie exprimieren signifikant weniger RAGE auf Monocyten als Patienten ohne mikrovasculäre Komplikationen oder Gesunde.

Kapitel 5.2.2.3.8 - Fibroblasten

AGE-modifiziertes ß2M unterdrückt die Collagenbiosynthese von Fibroblasten über eine Bindung an RAGE. Einbezogen in dieses Geschehen ist der epidermale Wachstumsfaktor (EGF) als Mediator. Die Befunde stützen die Hypothese, dass AGE-ß2M über Wechselwirkungen mit Fibroblasten-RAGE an Prozessen teilnimmt, die zu einem Umbau von Bindegewebe und Knochen bei der Amyloidose von Langzeit-Dialysepatienten führen.

AGEs stimulieren dosisabhängig die Proliferation von Nieren-Fibroblasten, die durch eine Aktivierung des JAK/STAT-Signalweges eingeleitet wird. AGEs steigerten die Bindung von STAT an die DNA. Die Aktivierung des JAK/STAT-Signaltransduktionsweges nach Bindung von AGEs an RAGE führt auch zu einer gesteigerten Bildung von RAGE und Collagen. In Haut-Fibroblasten induzieren AGEs via RAGE die vermehrte Expression eines Bindegewebswachstumsfaktors, welcher an der Ausbildung von Fibrose und Angiogenese in vielen Geweben als Teil spezifischer diabetischer Komplikationen beteiligt ist sowie eine Apoptose. In cardialen Fibroblasten bewirken AGEs die Aktivierung verschiedener Signaltransduktionswege wie der p38 und p44/42 MAP-Kinasen, der Jun-Kinase und der Transcriptionsfaktoren ATF-2 sowie NF-κB. Dadurch kommt es u.a. zu einer Expression und Aktivierung von Metalloproteinasen.

Kapitel 5.2.2.3.9 - Lunge

Auf Alveolarepithelien wird RAGE hoch exprimiert und ist in ihre Proliferation und Differenzierung einbezogen. Bei akuten Lungenschädigungen steigt die RAGE-Expression an. In Lungencarcinomen ist die Rezeptorexpression erniedrigt. esRAGE tritt auch in Bronchialsekreten auf. Die selektive Lokalisation von RAGE an der Basalseite von Pneumocyten und das Fehlen von Kapillarendothelien bietet eine Erklärung dafür, dass die diabetische Mikroangiopathie in diesem Organ nicht beobachtet wird. Auch bei einer Lungenfibrose ist die Expression von RAGE und sRAGE vermindert. Allerdings spielt bei der Entstehung einer Lungenfibrose, ähnlich wie bei Fibrosen der Niere und des Peritoneums, RAGE eine wichtige Rolle. Einbezogen sind Cytokine und insbesondere das Amphoterin. RAGE und Amphoterin werden in der Lunge von Patienten mit COPD überexprimiert. Dies fördert chronische Entzündungen und Gewebeumbau in den Bronchien. Bei Lungentransplantationen zeigte sich, dass hohe RAGE- und sRAGE-Konzentrationen in den Spenderlungen zu frühzeitigen Abstoßungsreaktionen führten.

Kapitel 5.2.2.3.10 - Mesothel des Peritoneums

Eine Expression von RAGE findet auch auf mesothelialen Zellen des Peritoneums statt und wird durch AGEs gesteigert. Wechselwirkungen mit AGEs führen zu einer Produktion von TGF-ß und zur Bildung einer Fibrose des Peritoneums. Der Prozess wird durch die Umwandlung von Mesothelzellen in Myofibroblasten vermittelt. AGEs fördern ein Absterben der Mesothelien und könnten damit eine weitere Ursache für die Peritonealsclerose sein, die sich bei Patienten mit einer chronischen Peritonealdialyse entwickelt (92). Die AGE-Konzentrationen sind bei einer Urämie ohnehin erhöht und können durch Produkte der Dialyseflüssigkeit lokal noch weiter gesteigert werden AGEs stimulieren über RAGE die Bildung von VCAM-1, wodurch über die Bindung von Leukocyten lokale Entzündungsreaktionen initiiert werden.

Kapitel 5.2.2.3.11 - Darmepithelien

RAGE wird besonders auf der lateralen Seite intestinaler Epithelien exprimiert. Die Rezeptordichte ist gering, wird aber durch IFN und TNF erhöht. Bei entzündlichen Dickdarmerkrankungen nimmt die RAGE-Expression in der Mucosa des Colons zu. RAGE fördert die Anlagerung von neutrophilen Granulocyten an die Dickdarmepithelien und ihren Transport durch das Epithel über die Bindung von ß2-Integrinen (5).

Kapitel 5.2.2.3.12 - Myocard

AGE-RAGE-Wechselwirkungen nehmen einen direkten Einfluss auf die Calcium-Verteilung im Herzmuskel. Sie verlängern die Abfallzeiten des intrazellulären Calciums und beeintrachtigen dadurch Kontraktions- und Relaxationszeiten des Myocards (2).

Kapitel 5.2.2.3.13 - Leber

In der Leber scheint AGE-R$_3$ (Galectin-3) cytoprotektive und RAGE zellschädigende Wirkungen zu haben. Die Expression von RAGE erfolgt vorrangig in den perisinusoidalen Ito-Zellen (Fett- und Vitamin A-Speicherung). Neben RAGE exprimieren diese Zellen die AGE-binden Rezeptoren AGE-R$_3$, CD36, SR-AI und SR-BI. Nach Bindung von AGEs kommt es zu einer vermehrten Bildung reaktiver Sauerstoffspecies über die Stimulierung der NADPH-Oxidase. Ito-Zellen beteiligen sich an der Ausbildung von Leber-Zirrhosen.
Eine AGE-induzierte Transdifferenzierung von Endothelien zu Myofibroblasten ist mit einer gesteigerten Expression von RAGE verbunden. Myofibroblasten spielen eine Schlüsselrolle bei der Entstehung von Leberfibrosen.
Bei einer Lebercirrhose exprimieren die Hepatocyten und Kupffer-Zellen Galectin-3. In den Gallengangsepithelien werden RAGE und Galectin-3 exprimiert. Galectin-3 scheint eine Schutzfunktion für Hepatocyten bei Leberschäden auszuüben.

Reaktionen bei hepatischer Ischämie und Reperfusion nach Leber-transplantationen bzw. Resektionen sind durch Zelluntergang und Entzündungsprozesse gekennzeichnet, die durch Blockade von RAGE mit sRAGE gemindert werden können. Die Aktivierung von MAP- und Janus-Kinasen sowie von Transcriptionsfaktoren, wie AP-1 und STAT 3, die die Freisetzung entzündungsbegünstigender Chemokine und Adhäsionsproteine in Gang setzen, wird unterdrückt.

Die Wechselwirkungen von AGEs mit RAGE der Hepatocyten stimulieren die Sekretion der Cytokine TNF, IL-1 und IL-6, die ihrerseits die Produktion des C-reaktiven Proteins steigern.

Kapitel 5.2.2.3.14 - Granulocyten und Lymphocyten

AGEs werden über RAGE auch an neutrophile Granulocyten gebunden. Dadurch induzieren sie einen intrazellulären Anstieg freier Ca-Ionen sowie eine Actin-Polymerisation. Sie verhindern die transendotheliale Migration der Leukocyten und die Produktion reaktiver Sauerstoffmetabolite. Letztlich führen diese Effekte zu einer verminderten Infektabwehr durch die Neutrophilen.

Eine RAGE-Expression auf T-Lymphocyten ist für die Initiation einer Immunantwort notwendig.

Kapitel 5.2.2.3.15 - Gingiva

RAGE ist ebenfalls in der Gingiva nachweisbar. Der über eine AGE-Bindung ausgelöste oxidative Stress war bei Diabetikern erhöht und könnte eine Ursache für akzelerierte Parodontopathien sein. Matrix-Metalloproteinasen und proinflammatorische Cytokine führen zu einem gesteigerten Knochenabbau durch Osteoklasten. Die Effekte können durch sRAGE unterbunden werden. Die Expression von RAGE ist durch die vermehrte Ablagerung von AGEs in der Gingiva gesteigert.

Kapitel 5.2.2.3.16 - Carcinome

RAGE ist über die Bindung von S100/Calgranulinen an der Aufrechterhaltung chronischer Entzündungen beteiligt, die eine Voraussetzung für eine Tumorentwicklung sind. S100/Calgranuline und Amphotherin werden von Krebszellen vermehrt sezerniert und sind mit der Metastasierung verschiedenster Tumore assoziiert. Diese Liganden reagieren autokrin mit RAGE der Krebszellen und stimulieren Proliferation, Invasion, Chemotaxis und Metastasierung (75). Sie können auch auf benachbarte Nichttumorzellen wie Fibroblasten, Leukocyten und Gefäßzellen einwirken und Fibrosierung, Entzündungen und Angiogenese auslösen (1).

Der über AGE-RAGE-Wechselwirkungen induzierte oxidative Stress führt zu vermehrter Bildung von AGEs und von RAGE. Da diese Reaktionen beim Diabetes verstärkt sind, könnte dies eine Ursache für ein erhöhtes Krebsrisiko beim Diabetes sein.

Auf Adenocarcinom-Zellen des Colons wird RAGE exprimiert. Nach Bindung von AGEs kommt es zu einer p44/42 MAP-Kinase-Aktivierung, wodurch die Zellproliferation stimuliert wird.

In metastasierenden Pankreas-Carcinomen ist die RAGE-Expression besonders hoch. Ihre Proliferation wird durch S100P stimuliert. Wenig differenzierte Adenocarcinome synthetisieren besonders viel RAGE. Die RAGE-Expression ist eng mit dem Wachstum und der Metastasierung dieser Tumore assoziiert.

RAGE wird auch von Magen-Carcinomen gebildet. Gallen-Carcinome, die RAGE exprimieren, haben ein höheres invasives Wachstumspotenzial als Carcinome mit einer niedrigen RAGE-Expression.

Eine RAGE-Expression wurde auch in Melanomzellen der Haut nachgewiesen. AGEs stimulierten Wachstum und Migration der Zellen. Anti-RAGE-Antikörper verlängerten die Lebenszeit tumortragender Mäuse und verhinderten eine Metastasierung in die Lunge. Diese Resultate geben ebenfalls Hinweise, dass Wachstum und Metastasierung der Melanome von AGE-RAGE-Wechselbeziehungen unterhalten und gefördert werden. Verhornende Plattenepithelcarcinome der Mundhöhle bilden ebenfalls RAGE. Nach Stimulation mit Amphoterin sezernieren sie den die Angiogenese fördernden Wachstumsfaktor VEGF.

Lungencarcinome exprimieren vermindert RAGE, was die Proliferation der Tumorzellen begünstigt. Auch die sRAGE-Expression ist vermindert.

Kapitel 5.2.2.3.17 - AGE-Epitope

Hydroimidazolone, Glyceraldehyd-abhängige AGEs und Carboxymethyllysin stellen Liganden für RAGE dar. Es gibt sicherlich noch weitere AGEs, die an RAGE binden. RAGE auf Alveolarepithelien soll CML nicht binden.

Kapitel 5.2.2.4 - RAGE - Rezeptor für Calgranuline und Mediator von Entzündungen

RAGE spielt in immunologischen Abwehr- und Entzündungsprozessen eine Rolle und ist auch ein Signaltransduktionsrezeptor für S100/Calgranulin-ähnliche Polypeptide, die EN-RAGE genannt wurden.

Die S100/Calgranulin-Proteinfamilie besteht aus 20 eng verwandten, Ca-bindenden Polypeptiden, die von polymorphkernigen Leukocyten, Monocyten, Makrophagen, dendritischen Zellen und Lymphocyten als Folge einer Entzündungsreaktion freigesetzt werden und an RAGE binden (64). S100/Calgranuline als proinflammatorisch wirksame Polypeptide beeinflussen die intrazelluläre Ca^{2+}-Bindung. S100-Polypeptide binden an RAGE und aktivieren Endothelien, Phagocyten und Lymphocyten. Diese Zellen sind in den Ablauf von Entzündungen einbezogen. Eine Blockade von RAGE oder der S100/Calgranulin-RAGE-Wechselwirkungen unterdrückt akute und chronische Entzündungsreaktionen, die mit einer Aktivierung von NF-κB und der Freisetzung proinflammatorischer Cytokine einhergehen. Endothelien sezernieren nach Exposition mit EN-RAGE die Zelladhäsionsproteine ICAM-1 und VCAM-1 über eine Aktivierung von NF-κB. Interaktionen von S100 mit DN-RAGE (Deletion der cytosolischen Domäne) führten deshalb zu keiner Aktivierung von NF-κB. S100 wirkt auf mononucleäre Phagocyten chemotaktisch und induziert die Freisetzung von IL-1ß, IL-2 und TNFα nach Aktivierung von NF-κB. Deletionsmutanten wie DN-RAGE zeigen diese Effekte nicht. Die Untersuchungen belegen eine wichtige Funktion von RAGE bei der Modulation akuter und chronischer Entzündungsprozesse.

S100- und AGE-RAGE-Interaktionen in der Darmschleimhaut spielen eine Rolle bei chronischen Entzündungen des Colons sowie bei den durch einen hämorrhagischen Schock ausgelösten Permeabilitätsveränderungen im Dünndarm.

Die Konzentration von S100 ist in Arterien und im Plasma von Diabetikern erhöht.

Blockade von RAGE durch sRAGE fördert die Wundheilung wahrscheinlich über die Ausschaltung von S100, wodurch die Infiltration von entzündungsfördernden Zellen, proinflammatorischen Cytokinen und Metalloproteinasen im Wundgebiet vermindert werden. Hingegen waren PDGF und VEGF erhöht. RAGE scheint demzufolge auch eine zentrale Bedeutung bei der gestörten Wundheilung der Diabetiker zu besitzen.

In diabetischen Apo E-null Mäusen, die eine frühe Arteriosclerose entwickeln, wurde eine gesteigerte Expression von RAGE, S100/Calgranulinen sowie von VCAM-1 und Gewebefaktor, die als Mediatoren entzündlicher Prozesse gelten, in der Aorta nachgewiesen. In diabetischen Nieren war die Synthese von Typ IV-Collagen, Fibronectin und TGF-ß erhöht. Die Untersuchungen zeigen ebenfalls, dass eine Aktivierung von RAGE durch S100 die Bildung entzündungsbegünstigender Mediatorproteine induziert. Die S100/Calgranulin-Konzentration ist im Blutplasma von Typ 2-Diabetikern als Ausdruck latent ablaufender Entzündungen in den Gefäßen erhöht.

S100-Proteine, speziell S100B und A1 werden im Nervensystem stark exprimiert und wirken ähnlich wie Amphoterin als Cytokine für Neuronen über RAGE. Nach Bindung an Neuronen kommt es zu einer Rezeptoraktivierung, welche zu Neuritenbildung und Aktivierung von NF-κB führt. In nanomolaren Dosen stimuliert S100B die Bildung des

Antiapotosefaktors Bcl-2. Mikromolare Konzentrationen rufen eine Apoptose über die Auslösung von oxidativem Stress hervor. Über RAGE werden damit sowohl trophische als auch toxische Effekte vermittelt.

Eine gesteigerte Expression von RAGE und von S100/Calgranulinen im Rückenmark von Patienten mit Multipler Sclerose, einer Autoimmunerkrankung des Zentralnervensystems, scheint eine wichtige Rolle in der Pathogenese dieser Erkrankung zu spielen (123). Blockade von RAGE verminderte die Infiltration des Rückenmarks mit Immun-(CD4-T- Helfer-Lymphocyten) und Entzündungszellen.

S100A2 ist ein Tumorsuppressor, der besonders in Epithelien exprimiert wird. Er bindet an RAGE und vermindert dadurch insbesondere die Migration von Carcinomzellen. Seine Synthese ist in Carcinomen reprimiert.

Das Wachstum von Pankreas-Carcinomen wird durch S100P stimuliert.

Blockade von RAGE scheint auch günstige Effekte bei Organtransplantationen zu haben.

Kapitel 5.2.2.5 - RAGE als endothelialer Adhäsionsrezeptor für Leukocyten – ein Verstärker von Entzündungen

Die Bindung von Leukocyten an Endothelzellen ist ein wichtiger Vorgang bei entzündlichen Prozessen. Dabei werden auf den Leukocyten Bindungsproteine wie die ß2-Integrine exprimiert, die mit den Adhäsionsproteinen ICAM-1 und VCAM-1 der Endothelien reagieren. Von der Arbeitsgruppe um Nawroth wurde nachgewiesen, dass der endotheliale RAGE auch ein Rezeptor für ß2-Integrine (Mac-1) ist (25). Durch Amphoterin und S100-Calgranuline werden die Integrin-RAGE-Wechselwirkungen verstärkt. Damit wird die zentrale Rolle von RAGE in der Pathogenese von Entzündungen und von diabetischen vasculären Komplikationen weiter unterstützt. Auch sRAGE bindet an die Integrine von Leukocyten und wirkt dadurch proinflammatorisch über die Freisetzung von IL-6 und TNF sowie chemotaktisch (26).

Kapitel 5.2.2.6 - Amphoterin und RAGE

Amphoterin (HMG protein box 1) wurde primär als ein High Mobility Group-Protein beschrieben, welches Strukturbestandteil des Chromatins ist. Auf noch ungeklärte Weise wird es sezerniert und wirkt extrazellulär als proinflammatorisches Cytokin.

Antikörper gegen Amphoterin erhöhten die Überlebensrate beim septischen Schock über Einwirkung in das angeborene Immunsystem (natürliche Resistenz). Die Ausschaltung von RAGE unterdrückte adaptive Immunreaktionen (erworbene, adaptive Resistenz), reduzierte Darm- und Gelenkentzündungen sowie autoimmunologisch bedingte Enzephalitiden im Tierexperiment, an deren Entstehung Amphoterin und Calgranuline beteiligt sind (64).

Kapitel 5.2.2.6.1 - Neurone

Amphoterin bindet spezifisch an RAGE der Neuronen und stimuliert die RAGE-Expression über eine Bindung des Transcriptionsfaktors Sp-1 an den RAGE-Promotor. Die Amphoterin-Bindung an RAGE bewirkt Neuritenwachstum und eine Entwicklung des Hirns. Amphoterin und RAGE werden häufig gemeinsam exprimiert. In Neuronen ist die cytoplasmatische Domäne von RAGE für das durch Amphoterin stimulierte Neuritenwachstum und die Aktivierung von NF-κB erforderlich. Die N-terminale V-Domäne von RAGE auf Neuronen enthält carboxylierte N-Glycane (4,5 kDa), die für die Bindung von Amphoterin essenziell sind. Lösliche Glycane sind kompetitiv für Amphoterin und verhindern das Neuritenwachstum, welches von einer Aktivierung der zur Rho-Familie gehörenden GTPasen Rac und Cdc42 abhängt. Die Translokation von NF-κB hingegen ist unabhängig von Rac und Cdc42. Weiterhin führen Amphoterin-RAGE-Wechselwirkungen in Neuronen und anderen Zellen zu einer Aktivierung von NF-κB über eine Stimulierung von MAP-Kinasen.

Die Bildung von Chromogranin A und B sowie Secretogranin, Komponenten sekretorischer Vesikel in Neuronen, wird durch RAGE induziert. Die Bindung von Amphoterin an RAGE führt zu einer Translokation des phosphorylierten cAMP response element-binding protein (CREB) in den Zellkern. CREB scheint für die Chromogranin-Expression notwendig zu sein. Amphoterin befördert auf diese Weise die RAGE-abhängige Zelldifferenzierung von Neuronen.

Kapitel 5.2.2.6.2 - Endothelien

In Endothelien bewirkt Amphoterin als ein Entzündungsreaktionen stimulierendes Cytokin eine Synthese der Adhäsionsproteine VCAM-1 und ICAM-1, der proinflammatorischen Faktoren IL-8 und TNFα, chemotaktischer Proteine (MCP-1) sowie von PAI-1 und tPA. Gleichzeitig wird die Synthese von RAGE hochreguliert. Infolge der Amphoterin-RAGE-Wechselwirkungen findet eine Aktivierung der MAP-Kinasen ERK 1/2 (p44/42) und der Janus-Kinase statt, die eine Translokation von NF-κB und Sp-1 in den Zellkern induzieren. Amphoterin löst damit eine Aktivierung der Endothelien und eine Entzündungsreaktion aus, wie sie z.B. bei einer Sepsis beobachtet wird.

Kapitel 5.2.2.6.3 - Makrophagen und glatte Gefäßmuskelzellen

Die Bindung von Amphoterin an Makrophagen induziert die Bildung proinflammatorischer Cytokine.
Amphoterin fördert nach Bindung an RAGE in der glatten Gefäßmuskulatur die Migration und Proliferation durch Aktivierung der MAP-Kinasen p44/42.
Amphoterin stimuliert in Myoblasten über RAGE die Differenzierung und Reifung der Zellen durch eine Aktivierung der MAPK p38.

Kapitel 5.2.2.6.4 - Tumore

Amphoterin-RAGE-Wechselwirkungen sind für das Wachstum und die Metastasierung nicht nur von Hirntumoren von Bedeutung. Blockade dieser Interaktionen durch sRAGE, Antikörper gegen RAGE oder Manipulationen am RAGE-Gen (DN-RAGE), welche die RAGE-induzierte Aktivierung von MAP-Kinasen (p44/42, p38) und Janus-Kinasen unterbinden, reduzierten die Tumorproliferation und Ausbreitung. Wachstum und Metastasierung von Tumoren sind mit einer RAGE-Expression verbunden. Carcinom-Zellen exprimieren auch Amphoterin.

Eine Coexpression von Amphoterin und RAGE in colorectalen Carcinomen verschlechtert die Prognose inbezug auf invasives Wachstum und Metastasierung.

Eine Übersicht zu einigen AGE- und Amphoterin-vermittelten Signaltransduktionswegen gibt Tabelle 20.

Kapitel 5.2.2.7 - Amyloid und RAGE – Induktion degenerativer zentralnervöser Prozesse

RAGE auf Neuronen und Glia bindet auch AGE-freie lösliche, fibrilläre Aß-Polymere, die Faltblattstrukturen aufweisen und wesentlicher Bestandteil der senilen Plaques in Alzheimer-Hirnen sind.

Tabelle 20 - Durch AGEs und Amphoterin aktivierte Signaltransduktionswege

Zelle	Effekt
Herzfibroblasten	AGE $\rightarrow$ MAPK p38, ERK und jun-Kinase $\rightarrow$ Transcriptionsfaktoren ATF-2 und NF-κB $\rightarrow$ Matrix-Metalloproteinasen (MMP-2, -9, -13) $\rightarrow$ Gewebeumbau
Nierenfibroblasten (NRK-49F)	AGE $\rightarrow$ Janus-Kinase 2 (JAK2) $\rightarrow$ STAT 1,3 $\rightarrow$ Zellteilung bzw. Collagen I-Synthese (Fibrose)
Monocyten (THP-1)	AGE $\rightarrow$ ERK 1 und 2 (p44/42), MAPK p38 $\rightarrow$ NF-κB $\rightarrow$ IL-1ß, TNFα, MCP-1 $\rightarrow$ Entzündung
Tubulus-Zellen	AGE $\rightarrow$ MAPK p42 $\rightarrow$ Transcriptionsfaktor AP-1
Arterielle glatte	AGE $\rightarrow$ G-Protein p21^{ras} $\rightarrow$ ERK 1 und 2

Muskulatur	⟶ Transcriptionsfaktoren; ⟶ MAPK p42 ⟶ Zellproliferation
Neuronen (Neuro- blastom)	Amphoterin ⟶ GTPasen Cdc42 und Rac ⟶ Neuritenwachstum; Amphoterin ⟶ G-Protein p21^{ras} ⟶ MAPK ⟶ NF-κB ⟶ Transcriptionsfaktor Sp1 ⟶ RAGE-Expression
Tumorzellen	Amphoterin ⟶ MAPK p38, ERK 1 und 2, jun-Kinase ⟶ Wachstum, Metastasierung
Mesangium	AGE ⟶ Hemmung der Ca^{2+}-Freisetzung aus intrazellulären Speichern und des Ca^{2+}-Einstroms; ⟶ Aktivierung der Proteinkinase C

MAPK: Mitogen-aktivierte Proteinkinase; ERK (p44/42): durch extrazelluläre Signale regulierte MAPK.
AGE-RAGE-Interaktionen führen primär zur Bildung reaktiver Sauerstoffspecies, zu deren Bildung die membranständige NADPH-Oxidase beiträgt.

Den Wechselwirkungen von RAGE mit diesen Polypeptiden wird eine wesentliche Bedeutung in der Pathogenese der Alzheimer'schen Erkrankung beigemessen. Durch diese Interaktionen werden die Wirkungen auch geringer Aß-Peptidaggregate verstärkt. In Neuronen wird dadurch oxidativer Stress und Cytotoxizität ausgelöst und eine Fibrillenbildung in der Nachbarschaft von Neuronen gefördert. In Mikroglia wird Chemotaxis und eine Aktivierung der Zellen eingeleitet (27).
RAGE in den Hirngefäßen befördert außerhalb des Gehirns gebildetes ß-Amyloid-Peptid **in** das Hirn und trägt damit zur Plaque-Bildung bei der Alzheimer'schen Demenz bei (37). Dadurch wird die Blut-Hirnschranke für dieses Protein überwunden. Das dem LDL-Rezeptor verwandte Protein 1 (LRP-1) der Hirngefäße vermittelt den Transport von ß-Amyloid **aus** dem Gehirn. Bei Alzheimer-Patienten war die RAGE-Aktivität in den Neuronen des Hippocampus im Vergleich zu gleichaltrigen Nichtdementen erheblich reduziert, in der Mikrovascula-

tur jedoch stark erhöht. Die Expression von LRP-1 hingegen war in den Gefäßen der Kontrollen im Gegensatz zu den Alzheimer-Kranken deutlich gesteigert. Die Aufnahme von Amyloid könnte demnach in der Pathogenese der Alzheimer'schen Erkrankung eine Rolle spielen.

RAGE bindet auch andere an der Ausbildung von Amyloidosen beteiligte Proteine, sofern sie fibrilläre ß-Strukturen besitzen. Die bei der Familiären Amyloidotischen Polyneuropathie gebildeten Fibrillen aus mutiertem Transthyretin, einem Thyroxin und Retinol transportierenden Plasmaprotein (Präalbumin), sind ebenfalls Liganden für RAGE und induzieren eine Aktivierung von NF-κB. Diese Wechselwirkungen sind auch verantwortlich für die bei der Erkrankung auftretenden Störungen im Gastrointestinaltrakt. In dem aus Transthyretin gebildeten Amyloid akkumulieren AGEs.

Kapitel 5.2.2.8 - Heparin als Ligand für RAGE

Niedrig molekulargewichtiges Heparin bindet an RAGE mit hoher Affinität und wirkt als RAGE-Antagonist, welcher das Entstehen bzw. das Fortschreiten einer Nephropathie verhindern konnte. Desulfatiertes Heparin hat deutlich verminderte antikoagulatorische Eigenschaften, jedoch eine breite antiinflammatorische Wirksamkeit, die u.a. durch Bindung an RAGE zustande kommt.

Kapitel 5.2.2.9 - Möglichkeiten zur Unterbindung von Ligand-RAGE-Interaktionen

RAGE ist ein „pattern recognition receptor", der verschiedene, chemisch nicht verwandte Liganden bindet und einheitliche, für Zellen spezifische Reaktionen auslöst. RAGE-Ligand-Wechselwirkungen sind ein pathogenetischer Faktor akuter und chronischer Erkrankungen. Ein hoher Spiegel an AGEs beim Diabetes und bei chronischem Nierenversagen, Amyloidfibrillen beim Morbus Alzheimer und bei anderen Amyloidosen, Amphoterin bei der Tumorentstehung und -ausbreitung, S100/Calgranulin bei Entzündungen sowie AGEs bei der

Tumorproliferation führen über die Bindung an RAGE auf verschiedenen Zellen zu generellen Schäden von Organen und Geweben. So ist RAGE kein Rezeptor, der Reparaturprozesse in Gang setzt, sondern eine Folge von pathologischen Ereignissen induziert.

Durch die Applikation von sRAGE an diabetische Mäuse mit einer durch Ausschaltung des Apolipoprotein E-Gens induzierten Arteriosclerose kann die Ausbildung der Makroangiopathie, die Freisetzung von VCAM-1 und Gewebefaktor in der Aorta sowie die vermehrte Synthese von Collagen IV, Fibronectin und TGF-ß in der Niere unterdrückt werden. Blockade von RAGE verhindert auch das Fortschreiten einer schon bestehenden Arteriosclerose sowie die Restenosierung geschädigter Arterien.

Die durch ß-Amyloid induzierten Veränderungen an Nerven- und Gliazellen können durch sRAGE-Infusionen reduziert werden. Die Amyloidbildung wird vermindert. Lernfähigkeit und Gedächtnis verbessern sich beim Morbus Alzheimer.

Ebenso verhindert sRAGE den durch eine Parodontopathie ausgelösten alveolären Knochenabbau.

sRAGE unterbindet zudem die Amphoterin-RAGE-Interaktionen und hemmt damit die Ausbreitung bestimmter Tumoren des Hirns, der Lunge und der Haut. Auch eine Blockade der RAGE-Amphoterin-Interaktionen durch Antikörper verhindert das Wachstum implantierter und spontaner Hirntumore, das Entstehen von Papillomen und die Metastasierung von Lewis-Lungencarcinomen. Durch die Hemmung der RAGE-Aktivierung unterbleibt die Stimulation der MAP-Kinasen. RAGE könnte in der Tumortherapie eine wichtige Zielstruktur werden.

Intravenös oder intraperitoneal verabfolgter sRAGE an Ratten verhinderte die AGE-induzierte Albumin- oder Inulinpermeation durch Aortenendothelien, reduzierte die durch diabetische Erythrocyten hervorgerufene Hyperpermeabilität und verminderte den oxidativen Stress.

Synthetische Peptide, die homolog zur Ligandenbindungsdomäne des Rezeptors sind, verhindern Wechselwirkungen der verschiedenen Liganden mit RAGE. Als Schlussfolgerung aus diesen Untersuchungen

ergibt sich, dass sRAGE, RAGE- spezifische Antikörper und Oligo-
peptide sowie Ribozyme und interferierende RNAs potenzielle Therapeutika bei diabetes- und altersbedingten Gefäßleiden, immunologischen Erkrankungen, chronischen Entzündungen, degenerativen
durch Amyloidablagerungen bedingten Prozessen, wie z.b. Hirnerkrankungen (Alzheimer) und bei der Tumorausbreitung und Metastasierung darstellen.

Die Verabfolgung von niedrig molekulargewichtigem Heparin könnte
ebenfalls von Bedeutung zur Unterbindung von Ligand-RAGE-
Wechselwirkungen werden.

Kapitel 5.2.3 - Scavenger-Rezeptoren

Der Begriff Scavenger-Rezeptor (SR) wird zur Beschreibung einer
Rezeptor-Familie verwendet, die aus strukturell nicht verwandten Pro-
teinen besteht, aber eine gemeinsame Affinität zu negativ geladenen
Liganden und modifizierten Proteinen, wie z.b. oxidierten oder acety-
lierten LDL aufweist. Die AGE-bindenden Rezeptoren SR-A, SR-B
(CD36), SR-C, SR-D (CD68/Makrosialin), SR-E (LOX-1), FEEL-1,
FEEL-2 und Hyaluronat-bindende Proteine (Stabilin-2) gehören zu
dieser Proteinfamilie.

Kapitel 5.2.3.1 - Makrophagen Scavenger-Rezeptor-A (MSR-A)

MSR-AI und II sind Spleißvarianten eines Gens auf Chromosom
8p22. Die MSR-A I und II sind multifunktionelle Rezeptoren und
wichtige Bindungsstellen für die Aufnahme von Lipiden und die Bildung von Schaumzellen aus Makrophagen. Weiterhin spielen sie eine
Rolle bei der Abwehr entzündlicher Reaktionen, der Aktivierung und
Adhäsion von Makrophagen sowie deren Wechselwirkungen mit anderen Zellen. MSR-A als ein AGE-bindender Rezeptor auf Makrophagen wurde von Horiuchi beschrieben. Acetylierte und oxidierte
LDL sind Kompetitoren für AGE-modifizierte Proteine. Durch eine
Modifikation von Proteinen mit Glycolaldehyd erhaltene AGEs werden von diesem Rezeptor bevorzugt gebunden (56,57).

Neben dem AGE-Rezeptor-Komplex werden in der Leber die Scavenger-Rezeptoren A und BI (s.u.) exprimiert. AGE-Bindungsproteine auf sinusoiden Leberendothelien und Kupffer-Zellen sind ebenfalls Scavenger-Rezeptoren (54). Die AGE-Rezeptoren auf sinusoiden Leberzellen könnten mit den von Vlassara beschriebenen AGE-R_1 und -R_2 identisch bzw. verwandt sein. Endocytose AGE-modifizierter Proteine durch sinusoidale Leberendothelien führt zu einem Verlust von Scavenger-Rezeptoren in deren Zellmembran und zu einem verzögerten Transport.

Experimente mit Makrophagen, in denen das Gen für MSR-A ausgeschaltet wurde, zeigen, dass die Endocytose sowohl von acetylierten LDL als auch von AGE-Proteinen deutlich vermindert, aber nicht vollständig reduziert ist. Über eine vermehrte Transcription und Biosynthese des Granulocyten/Makrophagen colony stimulating factor (G/M-CSF) wird durch AGEs ein Wachstum der Makrophagen angeregt. AGE-Bindungsstellen auf Kupffer-Zellen und sinusoiden Leberendothelien nehmen beim Diabetes mellitus zu. Ein Hyaluronsäuren bindender Rezeptor auf sinusoidalen Leberendothelien besitzt auch Affinitäten zu AGEs (siehe FEEL-1-Rezeptoren).

Die Leber bewirkt eine Eliminierung im Blut zirkulierender AGEs. AGE-modifizierte Proteine werden durch Kupffer-Zellen und sinusoidale Endothelien über eine durch Scavenger-Rezeptoren vermittelte Endocytose sehr schnell aus der Blutzirkulation entfernt. Bei Leberzirrhosen ist der Abbau plasmatischer AGEs deutlich verzögert. Nach Transplantation steigt die Eliminationsrate für AGEs wieder an. Die Rolle der Niere für diese Prozesse ist nicht geklärt. Freie AGEs und kleine AGE-haltige Peptide werden über den Harn ausgeschieden.

AGE-modifizierte Proteine können durch Makrophagen auch via Scavenger-Rezeptor (zum Vergleich s. RAGE) aufgenommen und lysosomal abgebaut werden. AGEs akkumulieren in Makrophagen und in Schaumzellen der arteriosklerotischen Plaques, die sich von Makrophagen und glatten Gefäßmuskelzellen ableiten. Die Anwesenheit extrazellulärer und intrazellulärer AGEs in den arteriosklerotischen Veränderungen der Gefäße und eine bevorzugte Expression dieses Scavenger-Rezeptors auf Schaumzellen lassen vermuten, dass die Wechselwirkungen von AGEs (z.B. AGE-modifizierte LDL) und Makrophagen eine Rolle bei der Arteriosclerose spielen.

Insulin steigert die Aufnahme von AGEs über die Scavenger-Rezeptoren der Makrophagen und sinusoiden Leberzellen. Der Effekt wird über das Insulin-Rezeptor-Substrat (IRS-1) und die Phosphatidylinositol-3-Kinase (PI3-K) vermittelt und zeigt damit Beziehungen zwischen der Insulin-Signalkaskade und der durch den Scavenger-Rezeptor induzierten Endocytose und dem lysosomalen Abbau AGE-modifizierter Proteine auf.

AGE-MSR-A-Wechselwirkungen in der Niere bewirken eine glomeruläre Hypertrophie und Expansion der mesangialen Matrix mit Albuminurie, die die Bedeutung glomerulärer Makrophagen für die Pathogenese einer Nephropathie unterstützt.

In Zellkultur induzieren AGEs nicht nur die Expression von SR-A auf Makrophagen sondern auch anderer Scavenger-Rezeptoren wie SR-B1, SR-E und den lectinähnlichen Rezeptor 1 für oxidierte LDL über eine Aktivierung der Transcriptionsfaktoren AP-1 und NF-κB.

MSR-A ist ein wichtiger AGE-bindender Rezeptor auf Makrophagen.

Kapitel 5.2.3.2 - Scavenger-Rezeptoren B (SR-BI) und CD36

Scavenger-Rezeptoren vom Typ BI und CD36 auf verschiedenen Zellen binden ebenfalls AGEs und bauen AGE-modifizierte Proteine lysosomal ab. Antikörper gegen die Rezeptoren verminderten die Bindung. Oxidierte und acetylierte LDL sind kompetitiv.

Hepatocyten exprimieren den Scavenger-Rezeptor BI. Er dient der Aufnahme des HDL-Cholesterols und damit dem reversen Cholesterol-Transport. AGEs hemmen die Aufnahme von HDL-Cholesterol über diesen Rezeptor ebenso wie die Cholesterolabgabe peripherer Zellen an HDL über ABC-Transporter. Damit sind wichtige Hinweise vorhanden, dass AGEs den Cholesterol-Stoffwechsel inhibieren.

CD36 ist ein Rezeptor für die Aufnahme oxidierter LDL, der auf einer Vielzahl von Zelloberflächen, z.B. Monocyten, Makrophagen, Endothelien, glatten Gefäßmuskelzellen und Thrombocyten exprimiert wird. Er bindet ebenfalls AGEs und kann in die Pathogenese arteriosklerotischer Prozesse einbezogen sein. CD36 und SR-A auf sinusoiden Leberendothelien spielen keine Rolle bei der Aufnahme von Hydroimidazolon-modifizierten Proteinen, die die bedeutendsten intrazellulären AGEs sind (57).

Auf Adipocyten wird als einziges AGE-bindendes Protein CD36 exprimiert. AGE-enthaltende Proteine werden durch Endocytose aufgenommen und lysosomal abgebaut. Neben der Leber und Niere spielt damit auch das Fettgewebe eine Rolle bei der Eliminierung von AGEs aus dem Blut. Die AGE-Bindung an CD36 der Adipocyten reduziert deren Leptin-Sekretion über die Induktion oxidativen Stresses.

Kapitel 5.2.3.3 - Scavenger-Rezeptor E (SR-E, LOX-1)

SR-E, ein Lectin-ähnlicher Rezeptor für oxidierte LDL (LOX-1) bindet auch AGEs. Er wird auf Aortenendothelien und Makrophagen exprimiert. Die Interaktionen von AGEs mit dem Rezeptor wurden durch SR-E-spezifische Antikörper unterbunden. Oxidierte LDL sind nur partiell kompetitiv.

Kapitel 5.2.3.4 - Die Scavenger-Rezeptoren FEEL-1 und FEEL-2

Die Ligandenspezifität von FEEL-1 und FEEL-2 (fasciclin EGF-like, laminin type EGF-like and link domain-containing scavenger receptor) entspricht dem klassischen Scavenger-Rezeptor A. FEEL-1 und 2 besitzen keine Strukturähnlichkeiten mit anderen Scavenger-Rezeptoren. FEEL-1 ist identisch mit dem Hyaluronan-Scavenger-Rezeptor (HA/SR, Stabilin-2) auf sinusoidalen Leberendothelzellen.

FEEL-1 und 2 werden in Milz und Lymphknoten exprimiert. FEEL-1 wurde zudem in den Zellmembranen von Monocyten/Makrophagen sowie von Endothelien der Gefäßwände nachgewiesen. Beide Rezeptoren binden und endocytieren AGE-Albumin.

Im Gegensatz zu RAGE werden AGE-Liganden durch FEEL-1 endocytiert und abgebaut. FEEL-1 auf Endothelien könnte eine wichtige

Rolle bei der Entstehung der Arteriosclerose und vasculären diabetischen Folgeerkrankungen spielen (115).

Kapitel 5.2.3.5 - Ezrin, Radixin und Moesin (ERM-Proteine)

Ezrin, Radixin und Moesin treten weitverbreitet in Zellmembranen auf. Sie sind einbezogen in die Verankerung des Cytoskeletts an die Zellmembran, in die Aktivierung von Signalproteinen und spielen eine bedeutende Rolle bei der Organisation der Zellmembran, bei Zellwanderung und -adhäsion, Phagocytose, Apoptose und beim Tumorwachstum.

Die ERM-Proteine besitzen eine 3-Domänenstruktur. An die N-terminale Domäne können AGEs binden und zu einer Aktivierung der Proteine führen (82). Die Bindung an Enzrin bewirkt veränderte Zellfunktionen über die Auflösung von Kontakten zwischen Zellmembran und dem Actin-Cytoskelett und der Induktion von Signaltransduktionen (42).

AGEs hemmen die Phosphorylierung von Ezrin in Nierenepithelzellen, die durch den EGF-Rezeptor vermittelt wird und hemmen dadurch die Ausbildung von Mikrotubuli.

Moesin in Endothelzellen wird nach Bindung von AGEs phosphoryliert und durch Abschwächung der Zellkontakte die Permeabilität der Endothelschicht erhöht. Die Aktivierung der rho-Kinase und der p38 MAP-Kinase ist für die Phosphorylierung erforderlich (47).

Kapitel 5.2.3.6 - Weitere Bindungsproteine für AGEs

Auf glatten Muskelzellen ist ein AGE-bindender Rezeptor gefunden worden, der sich von AGE-R, RAGE und Scavenger-Rezeptoren abgrenzen ließ. AGE-enthaltende Proteine werden internalisiert und abgebaut. Der Rezeptor löst Chemotaxis aus. Im Ergebnis einer AGE-Bindung wird die Sekretion von TGF-ß induziert, welcher für die Chemotaxis verantwortlich ist. Auf diese Art könnten glatte Gefäßmuskelzellen in arteriosklerotische Plaques gelangen. AGE-bindende Proteine auf Osteoblasten zeigen Ähnlichkeit mit AGE-R_3 und RA-

GE. Sie regulieren das Wachstum von Osteoblasten. Niedrige AGE-Konzentrationen stimulieren Proliferation und Differenzierung, höhere Konzentrationen hemmen diese Prozesse. Die durch AGEs beeinflussten Wachstums- und Differenzierungsprozesse der Osteoblasten werden durch einen autokrinen Regulationsprozess vermittelt, in welchen IGF-1 und seine Bindungsproteine einbezogen sind.

Megalin ist ein membranständiges 600 kDa Glycoprotein der LDL-Rezeptorgen-Familie, welches in proximalen Nierentubuluszellen exprimiert wird und an der Endocytose zahlreicher kleinmolekularer Plasmaproteine und Hormone sowie AGE-enthaltender Peptide aus dem Primärharn teilnimmt.

Lactoferrin und Lysozym binden ebenfalls AGEs und büßen dadurch ihre baktericiden Eigenschaften ein. Da Lysozym als ein unspezifisches Abwehrsystem gegen grampositive Bakterien in allen Körperflüssigkeiten vorkommt, kann die Bindung von AGEs eine Ursache für eine verminderte Infektabwehr beim Diabetiker sein.

Immobilisiertes Lysozym wurde zur Entfernung AGE-haltiger Peptide und Proteine aus dem Blut von Dialyse-Patienten genutzt. Dadurch konnte eine signifikante Senkung der AGE-LDL-Konzentration erreicht werden.

Lysozym könnte Bedeutung zur Prävention diabetischer Nierenschäden erlangen. Das injizierte Enzym verminderte den Serum-AGE-Spiegel und steigerte die renale Ausscheidung von AGEs. In vitro verbesserte es die Aufnahme und den Abbau von AGEs durch Makrophagen und unterdrückte die Produktion proinflammatorischer Cytokine und des IGF-1. In mesangialen Zellen verhinderte Lysozym die Synthese von PDGF und Matrixproteinen und beförderte die durch AGEs unterdrückte Synthese von Metalloproteinasen. Auch oral verabfolgtes mikroverkapseltes Lysozym schützte vor Nierenschäden.

Eine unspezifische Bindung und Aufnahme durch Monocyten/Makrophagen kann zu einer Eliminierung von AGEs beitragen wie die Rezeptor-vermittelten Prozesse.

Kapitel 5.3 - Bindungsproteine für Dicarbonyle in der Zellmembran

Es gibt Hinweise auf das Vorliegen von membranständigen Carbonyl-Rezeptoren. Dicarbonylverbindungen wie Glyoxal bewirken eine intensive Tyrosinphosphorylierung über eine Aktivierung der Rezeptorunabhängigen Protein-Tyrosinkinase (PTK) p60^{c-Src} in Fibroblasten und Thymocyten. Möglicherweise kommt dieser Effekt auch durch Vernetzungen von Membranproteinen zustande.

Zusammenfassung des Kapitels 5

Die durch die Maillard-Reaktion hervorgerufenen Veränderungen der Struktur und Funktion biologisch wichtiger Makromoleküle sind wesentliche Komponenten des Alterns und der Pathogenese diabetischer Folgeerkrankungen. Durch die Wechselwirkungen von Produkten der Maillard-Reaktion mit speziellen Rezeptoren auf den Membranen verschiedener Zellen entstehen weitere Folgen für die Entwicklung von Komplikationen über die Aktivierung von Signaltransduktionsketten und oxidativem Stress, die zellspezifisch variieren. Neben den diabetesspezischen Erkrankungen sind dies vor allem Entzündungen, degenerative Prozesse im Bindegewebe und ZNS, cardiovasculäre Erkrankungen sowie Tumorwachstum und Metastasierung.
Rezeptoren wurden sowohl für Amadori-Produkte als auch für AGEs beschrieben.
Fructoselysin-modifizierte Proteine werden durch Rezeptoren auf Monocyten, Makrophagen, Kapillarendothelien und Fibroblasten gebunden und induzieren eine Freisetzung proinflammatorischer Cytokine über eine Aktivierung von MAPK und PKC. Monocyten/Makrophagen bauen Fructoselysin-haltige Proteine ab. Die Expression dieser Rezeptoren variiert individualspezifisch und ist mit Kennzeichen der diabetischen Mikroangiopathie positiv assoziiert.
Nach Bindung von glyciertem Albumin an mesangiale Zellen der Niere, die Rezeptoren mit einer Spezifität für eine Amadori-modifizierte Aminosäuresequenz des glycierten Albumins besitzen, werden ver-

mehrt Basalmembranproteine synthetisiert. Durch Antikörper gegen diese Sequenz konnten Ausbildung und Verlauf der Nephropathie im Tierexperiment positiv beeinflusst werden. Ähnliche Rezeptorproteine wurden auch auf Endothelien gefunden.

Für AGEs existieren verschiedene Rezeptoren, die sich auf fast allen Zellen nachweisen lassen.

Der AGE-Rezeptor-Komplex (AGE-R) besteht aus den Komponenten AGE-R$_{1-3}$ (p60/OST, p90/80K-H und Galectin 3). Er dient der Eliminierung AGE-modifizierter Proteine, vermittelt Chemotaxis, Freisetzung von proinflammatorischen Cytokinen, Wachstumsfaktoren und Adhäsionsproteinen für Leukocyten.

Der bestuntersuchte Rezeptor ist RAGE (receptor for AGEs), der nicht nur AGEs, sondern auch S100/Calgranuline, Amphoterin, Amyloid, Heparin und Integrine bindet. Die Wechselwirkungen mit AGEs sind für das Entstehen diabetischer Gefäßerkrankungen von Bedeutung. S100/Calgranuline (EN-RAGE) befördern Entzündungsreaktionen. Amphoterin-RAGE-Interaktionen spielen in der Differenzierung von Neuronen, bei Entzündungsprozessen und in der Tumorbiologie eine wichtige Rolle. Die Bindung an ß-Strukturen im Amyloid ist ein Pathogenesefaktor für das Entstehen und die Progredienz degenerativer Erkrankungen des ZNS. RAGE ist ein Immunglobulinähnliches Membranprotein, welcher auf Monocyten und Endothelien assoziiert mit dem ebenfalls AGE-bindenden Lactoferrin vorkommt. Nach Rezeptorbindung findet eine Freisetzung von Cytokinen, Wachstumsfaktoren und Zelladhäsionsproteinen statt. AGE-Bindung an RAGE induziert in Endothelien und Neuronen oxidativen Stress, der zu einer Aktivierung des Transcriptionsfaktors NF-κB führt. Endothelien synthetisieren daraufhin vermehrt Gewebefaktor, PAI-1, Endothelin, weniger tPA und Prostacyclin. Zellspezifisch werden durch die Wechselwirkungen Glucose-modifizierter Proteine mit ihren Rezeptoren unterschiedliche Signaltransduktionswege aktiviert, wie z.B. die Proteinkinase C, Protein-Tyrosinkinasen, Janus- und Stressaktivierte, Cyclin-abhängige und MAP-Kinasen. Verminderungen des cAMP-Spiegels in Endothelien durch AGEs wurden ebenfalls beschrieben. Löslicher RAGE, rekombinanter RAGE und Antikörper gegen RAGE sowie Rezeptor-spezifische Peptide, Ribozyme und interferierende RNA können die durch AGEs auslösbaren zellulären Reaktionen unterdrücken.

Zahlreiche Mutationen in codierenden und nichtcodierenden Bereichen des RAGE-Gens wurden beschrieben. Eine Assoziation dieser Allele zum Diabetes-Syndrom und seinen vasculären Komplikationen ist noch nicht sicher gefunden worden, was u.a. an den relativ kleinen Patientengruppen und ethnischen Besonderheiten liegen könnte.

Die Scavenger-Rezeptoren A (MSR-A), BI, CD36 und E binden ebenfalls AGEs. Scavenger Receptoren BI verschiedener Zellen nehmen dadurch Einfluss auf den Cholesterol-Stoffwechsel, der durch AGEs gehemmt werden kann. Die Scavenger-Rezeptoren in der Leber und CD36 im Fettgewebe sowie SR-A auf Makrophagen sind für die Eliminierung der im Blut zirkulierenden AGEs erforderlich.

FEEL-1 und 2 sind weitere AGE.bindende Scavenger-Rezeptoren. FEEL-1 wird auf Endothelzellen exprimiert und soll eine Rolle bei der Arteriosclerose-Entstehung und bei der Entwicklung diabetischer Gefäßerkrankungen spielen.

Auf glatten Gefäßmuskelzellen werden AGE-Rezeptoren exprimiert, die nicht identisch mit AGE-R, RAGE und MSR-A sind.

Die chemotaktischen Wirkungen von AGEs werden über AGE-Rezeptoren auf Monocyten und Makrophagen ausgelöst.

AGE-Rezeptoren auf Osteoblasten nehmen Einfluss auf die Differenzierung dieser Zellen. Die Differenzierung von Osteoklasten aus ihren Vorstufen wird durch AGEs gehemmt. Hierbei scheint RAGE eine Rolle zu spielen.

Lysozym und Lactoferrin binden ebenfalls AGEs und büßen dadurch ihre bactericiden Wirkungen ein.

Weiterhin gibt es Hinweise für die Existenz von Rezeptoren für Dicarbonylverbindungen.

Kapitel 6 - Glucose, die Maillard-Reaktion und Altern

Altern ist ein komplexes biologisches Geschehen. Die biochemischen Prozesse des Alterns lassen sich drei Kategorien zuordnen: Lebensnotwendige Materialien verarmen und toxische Substanzen werden angehäuft. Biopolymere verlieren allmählich ihre funktionstragenden Strukturen. Bei der Polymeren-Biosynthese (Proteine, Nucleinsäuren) nimmt die Anzahl „molekularer Irrtümer" altersabhängig zu. Altern ist das Ergebnis chemischer Reaktionen, die chronisch und kumulativ die Funktionen biologischer Systeme beeinträchtigen.

Verschiedene Organe und Gewebe altern mit unterschiedlicher Geschwindigkeit. Graduelle Differenzen an chemischen Modifikationen von Proteinen und Nucleinsäuren resultieren aus Unterschieden in der Synthese und Reparatur, in postsynthetischen Modifikationen und im Abbau.

Zwei Hypothesen zur Erklärung von Alternsprozessen beanspruchen besonderes Interesse, da sie die zellulären und molekularen Mechanismen des Alterns umfassend interpretieren: die Theorie der freien Radikale und die Glycierungstheorie.

Kapitel 6.1 - Die Akkumulation von AGEs als Ursache des Alterns

1985 postulierte Cerami Glucose als einen Mediator des Alterns (22). Nach Monnier stützen drei grundlegende Beobachtungen die Glycierungstheorie:

- Altern beeinträchtigt vor allem die langlebigen Moleküle und Zellen. Hiervon sind Bindegewebe- und Matrixproteine sowie Nervenzellen betroffen, in denen AGEs besonders akkumulieren.
- Viele dieser Veränderungen laufen beim Diabetiker beschleunigt ab. *Der Diabetes mellitus ist mit vorzeitigem Altern assoziiert.*

- Bei Nagern führt eine calorische Restriktion zu einem Rückgang von Glucose-Addukten und zu einem Anstieg antioxidativer Abwehrsysteme. Eine Reduktion der Nahrungsaufnahme um 30% bei Ratten verminderte den AGE-Gehalt in den Collagenen von Aorta und Niere über einen Zeitraum von 20 Monaten um 75 bis 80% (84, 86, 87).

Ein Modell für AGE-induziertes Altern wurde durch eine chronische Applikation kleiner Mengen von D-Galactose, L-Glucose (die nicht metabolisiert werden kann) oder AGE-Lysin an Mäuse geschaffen. Die behandelten Tiere zeigten einen erhöhten Serum-AGE-Spiegel, einen vermehrten Hydroxyprolingehalt des Collagens und zerebrale Ausfallserscheinungen. Die Teilungsrate der Lymphocyten, die Interleukin 2-Produktion und die Superoxid-Dismutase-Aktivität waren erniedrigt. Gaben von Aminoguanidin konnten das Auftreten dieser Effekte unterdrücken. Eine Überernährung von Mäusen mit Glucose verursachte trotz permanenter Normoglycämie ein vorzeitiges Altern der Mikrovasculatur, welches ebenfalls durch Aminoguanidin verhindert werden konnte. Aus diesen Befunden wurde geschlussfolgert, dass AGEs für das Altern des Gefäßsystems verantwortlich sind. Eine lebenslange restriktive Nahrungsaufnahme reduzierte den Gehalt an Fructosaminen im Blut sowie den Pentosidingehalt von Typ 1-Collagen bei Ratten.

Mechanismen des Alterns

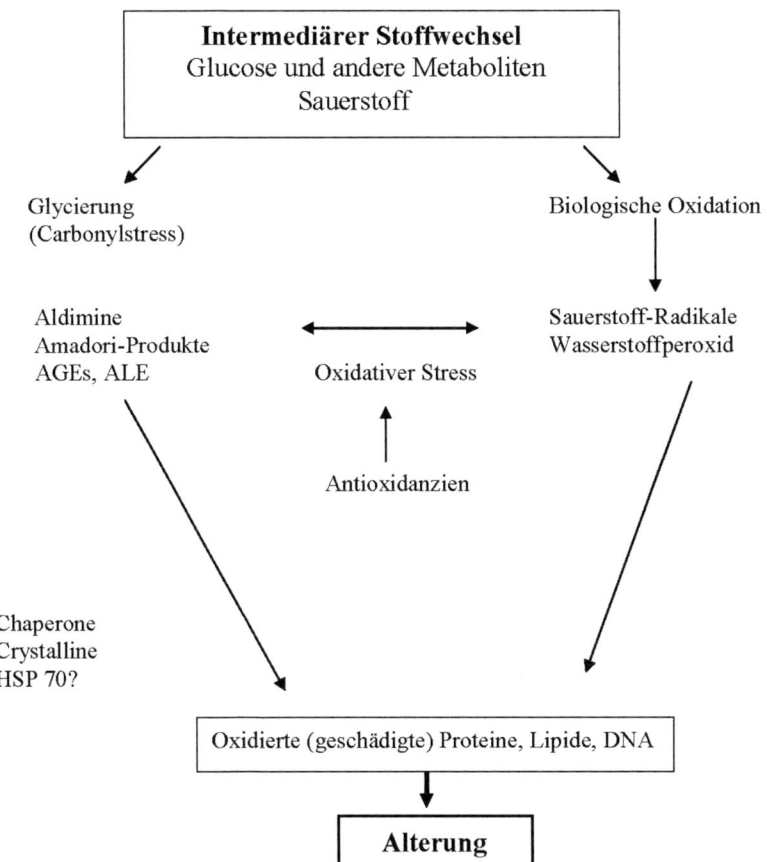

Abbildung 14 - Maillard-Reaktion und oxidativer Stress beim Altern. In Abhängigkeit von der Stoffwechselintensität werden reaktive Sauerstoffspecies und Maillard-Addukte gebildet, die Strukturen und Funktionen von Makromolekülen verändern.

Tabelle 21 - Effekte von Altern und calorischer Restriktion auf Membranstrukturen und den Stoffwechsel freier Radikale

Membranstrukturen	Altern	Calorische Restriktion
Lipide		
Hydroperoxide	↑	↓
Fettsäuren (22:5, 22:6)	↑	↓
Peroxide	↑	↓
Malondialdehyd-Produktion	↑	↓
Protein		
Cytochrom P-450	↓	↑
Membranfluidität	↓	↑
Produktion freier Radikale und von Wasserstoffperoxid		
Superoxidanion		↓
Hydroxyl (OH·)		↓
H_2O_2		↓
Antioxidanzien im Cytosol		
Superoxid-Dismutase		↑
Catalase	↓	↑
Glutathion-Reductase	↓	↑
Glutathion-Peroxidase	↓	↑

| reduziertes Glutathion | 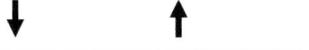 |

Nach Yu [145]

Altern ist ein unabhängiger Risikofaktor für die Entwicklung der Arteriosclerose und prädisponiert das Gefäßsystem für arteriosklerotische Schäden auf der Grundlage altersbedingter Veränderungen im Gefäßsystem selbst. Endothelien, glatte Gefäßmuskelzellen und Makrophagen spielen eine wichtige Rolle in der Pathogenese altersabhängiger Gefäßveränderungen. Ihre Wechselwirkungen mit der extrazellulären Matrix der Gefäßwände führen zu veränderten Reaktionen auf der Grundlage geänderter Signaltransduktionsprozesse. Die Maillard-Reaktion bewirkt Änderungen physikochemischer und biologischer Eigenschaften der Matrixkomponenten und geänderte Wechselwirkungen mit den zellulären Bestandteilen der Gefäßwände, z.B. über die Aktivierung von Signaltransduktionsprozessen mittels Amadori- und AGE-spezifischer Rezeptoren. Über den Zusammenhang zwischen Altern und der Signaltransduktion in den Zellen der Gefäßwände ist wenig bekannt.

Die AGE-bedingten Quervernetzungen in den Collagenen führen zu einem Verlust ihrer Elastizität, einer Erhöhung der mechanischen Reißfestigkeit, einer Verminderung ihrer thermischen Denaturierbarkeit und proteolytischen Abbaufähigkeit, wodurch sich ihre biologische Halbwertszeit erhöht. Ähnliches gilt für die Elastine. Die zunehmende Starrheit Collagen-reicher Gewebe, wie Arterien, Gelenke, Sehnen und der Verlust an Elastizität der Haut und Lunge, beruht wesentlich auf den durch die Maillard-Reaktion erzeugten Veränderungen. Der Gehalt an AGEs in den Matrixproteinen nimmt altersabhängig zu und ist beim Diabetes und bei der chronischen Niereninsuffizienz weiter gesteigert. Unter diesen Patientengruppen ist die Morbidität und Mortalität an Herz-Kreislauf-Erkrankungen (Arteriosclerose, Hypertonie, ischämische Herzerkrankung, cerebraler Insult) auffällig hoch.

In Hautcollagen wurde ein kurvilinearer Anstieg des Pentosidingehalts in Abhängigkeit vom Alter bei verschiedenen Säugetieren mit einer unterschiedlichen Lebensdauer gefunden. Die Geschwindigkeit der AGE-Akkumulation zeigte eine inverse Korrelation mit der maximalen Lebensdauer bei acht untersuchten Säugetierspecies. Unter der Annahme, dass der Collagen-Umsatz durch die AGE-bedingten Quervernetzungen beeinträchtigt ist, lassen diese Resultate vermuten, dass eine fortschreitende altersbezogene Veränderung der Glycoxidation die Alterungsprozesse reguliert. Eine generelle Beziehung zwischen der Blutglucose-Konzentration und der Glycoxidationsgeschwindigkeit bei verschiedenen Vertebraten wurde nicht gefunden. Die Geschwindigkeit der Anhäufung von AGEs in Collagenen ist wahrscheinlich ein genetisch determinierter Prozess, der den Basalstoffwechsel bestimmt.

Auf die altersabhängig gesteigerte Glycierung und Glycoxidation des Hautcollagens nimmt Aminoguanidin keinen Einfluss. Dadurch ergeben sich Hinweise, dass eine vermehrte Bildung von Carbonylen, die durch Aminoguanidin inaktiviert werden, keine Rolle bei der Hautcollagenalterung spielt. Vielmehr sind die in diesem Collagen vermehrt nachgewiesenen AGEs Carboxymethyllysin und Pentosidin das Ergebnis eines oxidativen Abbaus von Amadori-Produkten. Das Haupt-AGE in den Collagenen ist jedoch Glucosepane, welches mittels Glucose nichtoxidativ entsteht. Trotz dieser Befunde, wird nicht angezweifelt, dass Carbonyle, wie Methylglyoxal neben den AGEs eine wichtige Rolle bei Alterungsprozessen spielen („Gerontotoxine").

Die Beobachtungen, dass Diabetes und eine Beschränkung der Nahrungszufuhr altersbedingte Veränderungen in gegensätzlicher Richtung beeinflussen, stützt die Hypothese, dass die Maillard-Reaktion eine Ursache des Alterns ist.

Die tägliche Calorienaufnahme pro Gramm Organgewicht als Maß für den Ganzkörper-Stoffwechsel ist direkt proportional den oxidativen DNA-Schäden und der Glycierungsrate, gemessen als glyciertes Hämoglobin. Durch calorische Restriktion lassen sich der Gesamtstoffwechselumsatz und die Intensität der Glycierung senken und dadurch bei Nagern eine Lebensverlängerung erreichen. Es ist zu vermuten, dass der bei verschiedenen Tierspecies unterschiedliche Basalstoffwechsel eine Bedeutung für die durch reaktive Sauerstoffspecies und Glucose bedingten Alterungsprozesse hat. Es besteht eine eindeutige Korrelation der Lebensdauer einer Species mit der AGE-Akkumulation, die ein „chemischer Zeitmesser" eines Organismus sein könnte. Mechanismen, die Vernetzungen der Proteine durch die Maillard-Reaktion entgegen wirken, stehen wahrscheinlich unter genetischer Kontrolle. So besitzen zum Beispiel Vögel mit einer verhältnismäßig langen Lebensspanne im Verhältnis zur Körpergröße einen wesentlich höheren Blutzuckerspiegel als Nager. Solche Mechanismen könnten sein:

- die Glycoxidation von Amadori-Produkten zu nicht vernetzenden AGEs wie Carboxymethyllysin und Carboxyethyllysin,
- ein Abfangen reaktiver Carbonyle durch freie Aminosäuren, Peptide wie Glutathion, Carnosin und Anserin, Polyamine wie Spermin, Spermidin, Guanidinderivate sowie die Transglycierung,
- die enzymatische Inaktivierung von Carbonylen durch Reductasen, Glyoxalasen und Oxidation,
- der Abbau AGE-modifizierter Zellen und Makromoleküle durch Makrophagen, das Fettgewebe und die Leber,
- Inaktivierung reaktiver Sauerstoffspecies.

Vögel besitzen eine ungewöhnlich hohe Resistenz gegenüber oxidativem Stress.

Das ubiquitär, in der Muskulatur und im Hirn in besonders hoher Konzentration vorkommende Dipeptid Carnosin (ß-Alanyl-L-Histidin) sowie Acetylcarnitin könnten natürliche, die Glycierung und AGE-Bildung hemmende Verbindungen sein. Dass Carnosin die Alterung von Zellen und Geweben verzögert, wird schon seit langem diskutiert. Carnosin hemmt die Glycierung von N_α-Acetyl-lysyl-histidinamid als Modellsubstanz und von Crystallinen, Superoxid-Dismutase und Catalase. Es reagiert auch mit Carbonylen in Proteinen unter Bildung von Carnosin-Addukten und verhindert dadurch die weitere Umlagerung in AGEs und Vernetzungen von Proteinen. Acetylcarnitin inhibiert in vitro die Glycierung und AGE-Bildung von Linsenproteinen. Als Diätzusatz verzögerte es Alterungsprozesse im Tierexperiment.

Altersabhängige Veränderungen auf dem zellulären bzw. subzellulären Niveau lassen sich wesentlich schwieriger nachweisen als in den Bindegeweben. Ein Kennzeichen des Alterns postmitotischer Zellen ist die Ablagerung von Lipofuscin. Über seine Bildung ist wenig bekannt. Beziehungen zur Maillard-Reaktion bestehen offensichtlich, da in Lipofuscin- und Ceroid-ablagerungen sowie in den corpora amylacea und Hirano bodies des Hirns AGEs nachgewiesen werden konnten. Eine altersabhängige Akkumulation der AGEs Carboxymethyllysin, Imidazolon und Pentosidin in pyramidalen Neuronen des Hippocampus wurde beobachtet. AGEs wurden auch immunhistochemisch in basophilen Granula der Myofibrillen des Myocards gefunden. Das Auftreten dieser Granula (basophile Degeneration) nimmt altersabhängig zu (16).

Während der Serum-Pentosidingehalt beim Altern nicht ansteigt, ist eine altersabhängige Pentosidin-Akkumulation in T-Lymphocyten nachgewiesen worden. Gesteigerter oxidativer Stress in alternden Zellen, eine vermehrte Aufnahmen von AGEs verbunden mit einem verminderten lysosomalen Abbau könnten Ursachen für diesen Befund sein.

Extrazelluläre AGE-modifizierte Proteine interferieren mit Zell-Matrix- und Zell-Zell-Interaktionen. Wechselwirkungen von AGEs mit ihren Rezeptoren führen einerseits zum Abbau von durch Glucose modifizierten Proteinen, welche Alterungsprozessen entgegenwirken, nehmen andererseits aber auch einen gewebe- oder organspezifischen Einfluss auf die Genexpression von Cytokinen, Wachsumsfaktoren, Zelladhäsionsproteinen sowie Gerinnungs- und Fibrinolysefaktoren. Daraus ergeben sich komplexe biologische Reaktionen in alternden Geweben, die durch Merkmale von Cytotoxizität, Apoptose, Nekrose und oxidativem Stress geprägt werden.

Die Akkumulation von AGEs in Zellen und Geweben erfolgt nicht nur beim Altern und beim Diabetes mellitus, sie ist auch schon in frühen Stadien der Ontogenese nachweisbar.

Die durch Glucose oder ihre intrazellulären Metabolite ausgelösten Veränderungen an der DNA des Zellkerns oder der Mitochondrien sind über die Auslösung von Mutationen in altersbedingte Veränderungen des Stoffwechsels einbezogen. Hierbei sind auch Beeinträchtigungen von Reparaturmechanismen von Bedeutung, wobei zu berücksichtigen ist, dass mitochondriale DNA-Schäden nicht repariert werden.

Kapitel 6.2 - Amadori-Produkte und Altern

Für eine grundsätzliche Bedeutung von Amadori-Produkten beim Altern und in der Pathogenese diabetischer Folgeerkrankungen fehlen zwingende Hinweise auf eine unmittelbare Beteiligung an diesen Prozessen. Dafür sind folgende Gründe geltend gemacht worden:

-   Der Grad der Modifikation von Lysinresten in Proteinen übersteigt selten 1% sowohl im Blut als auch in den Geweben.
-   Die biologische Halbwertszeit der Proteine wird wahrscheinlich durch Amadori-Produkte nicht oder nur unwesentlich verändert. Die Menge an Amadori-Addukten erreicht ein Gleichgewicht in Abhängigkeit von der Glucose-Konzentration. Amadori-Produkte akkumulieren nicht. Die Glycierung beeinträchtigt nicht alle Proteine in ihrer Funktion. Unter physiologischen Umständen sind nicht alle Proteine glyciert.

Zu ergänzen wäre:

-   Die Menge an Amadori-Produkten ist viel größer als der AGE-Gehalt im Blut.
-   Die Glycierung beeinträchtigt die Funktion vieler Proteine. Rezeptoren für Amadori-Addukte auf Monocyten, Makrophagen, Endothelien und anderen Zellen reagieren mit einer Freisetzung von Cytokinen oder induzieren die Synthese von Basalmembran- und Matrixproteinen über die Aktivierung von Proteinkinasen.
-   Altern führt zu einer Zunahme von Fructoselysin im Hautcollagen, die durch dietätische Maßnahmen vermindert werden kann.

- Amadori-Produkte sind Ausgangssubstanzen für die Bildung vernetzender und nichtvernetzender AGEs.

An der Bedeutung der AGEs für das Altern gibt es jedoch keine Zweifel.
Die Bildung von Amadori- und Maillard-Produkten in Proteinen, Lipiden und DNA und ihrer Wirkungen wird meist nur unter pathophysiologischen Aspekten diskutiert. Die Bildung dieser Addukte findet jedoch auch unter normoglycämischen, physiologischen Bedingungen statt. Bisher wurde kaum untersucht, ob diese Reaktionen zu physiologisch wichtigen Produkten führen und für die Steuerung physiologischer zellulärer Funktionen erforderlich sind.

Kapitel 6.3 - Synergismen zwischen oxidativem Stress und Maillard-Reaktion beim Altern

Maillard-Reaktion und oxidativer Stress wirken synergistisch bei Alternsprozessen. Bei der Maillard-Reaktion und der autoxidativen Glycierung werden reaktive Sauerstoffspecies freigesetzt. Nach Monnier spielt der oxidative Stress eine dominierende Rolle bei Tierspecies mit einer kurzen Lebensspanne, während die Maillard-Reaktion zum bestimmenden Faktor bei Species mit einer langen Lebensdauer wird.
Oxidative Prozesse, die nicht von vornherein mit der Maillard-Reaktion assoziiert sind, haben Bedeutung für die Alterung von Zellen und Geweben. So ist z.B. die Glyceraldehydphosphat-Dehydrogenase des Skelettmuskels bei alternden Ratten weniger katalytisch aktiv, weil ein Cystein im aktiven Zentrum oxidiert wird. Infolge einer Erhöhung des oxidierten Glutathions findet eine Reduktion nicht statt. Der gehemmte Umsatz führt zu einem Rückstau von Glyceraldehyd- und Dihydroxyacetonphosphaten, die stärker glycierend wirken als Glucose.
Ein Synergismus zwischen Glycierung, reaktiven Sauerstoffspecies und Aktivitäten antioxidativer Mechanismen bestimmen wahrscheinlich die Alterungsgeschwindigkeit. Ausgehend von den günstigen Effekten einer calorischen Restriktion auf das Altern, spielt der Basalstoffwechsel eine Rolle. Hinweise ergeben sich aus einer reduzierten

Bildung von Sauerstoffradikalen und Peroxiden und einer Reduktion der Maillard-Reaktion bei verminderter Nahrungsaufnahme. Weiterhin beeinflussen Gene das Alternsgeschehen (Abbildung 14).

Liganden-induzierte Aktivierungen von RAGE im Herz-Kreislauf-system können können Alterungsprozesse beeinflussen (143, 144).

Zusammenfassung des Kapitels 6

Die Maillard-Reaktion und oxidativer Stress sind Ursachen des Alterns. Der Diabetes mellitus ist mit vorzeitigem Altern assoziiert.

AGEs akkumulieren mit zunehmendem Alter intra- und extrazellulär und beeinträchtigen die Funktionen von Organen und Geweben. Von diesen Prozessen betroffen sind in erster Linie die Proteine des Bindegewebes. Vor allem die Collagene und Elastine zeigen Amadori- und AGE-Modifikationen. Intrazelluläre Proteinablagerungen in alternden Zellen, wie Lipofuscin und Ceroide enthalten AGEs. Rezeptor-vermittelte zelluläre Reaktionen von Amadori-Produkten und AGEs führen zu Störungen der Homöostase. Glucose bzw. ihre Metabolite modifizieren langfristig DNA, wodurch es zu altersbedingten Fehlsteuerungen zellulärer Funktionen kommt. Die Beobachtungen, dass Diabetes und eine Beschränkung der Nahrungszufuhr altersbedingte Veränderungen in gegensätzlicher Richtung beeinflussen, stützt die Hypothese, dass die Maillard-Reaktion eine Ursache des Alterns ist. Genetisch determinierte Prozesse, welche die Alterung verzögern, könnten die Glycoxidation von Amadori-Produkten zu nicht vernetzenden AGEs wie Carboxymethyllysin und Carboxyethyllysin, ein Abfangen reaktiver Carbonyle durch freie Aminosäuren, Peptide, Polyamine, Guanidinderivate und Thiole, die enzymatische Inaktivierung von Carbonylen sowie der Abbau AGE-modifizierter Zellen und Makromoleküle durch verschiedene Gewebe und Zellen sein.

Kapitel 7 - Diabetische Folgeerkrankungen als Ergebnis einer gesteigerten Maillard-Reaktion

Die Mortalität, Morbidität und intensive Behinderungen mit negativen Auswirkungen auf das soziale Umfeld des Diabetikers werden entscheidend von den diabetischen Folgeerkrankungen bestimmt. Dabei stehen die vasculären Komplikationen im Vordergrund. Drei von vier Diabetikern sterben an einem Gefäßleiden, jeder zweite stirbt an einem Herzinfarkt. Diabetes erhöht die Arteriosclerosehäufigkeit um das zwei- bis vierfache und die Schlaganfallfrequenz um das zwei- bis zehnfache.

Die Gefäßschäden lassen sich in die diabetische Makroangiopathie und die Mikroangiopathie unterteilen. Typ 1-Diabetiker leiden bevorzugt an mikroangiopathischen, Typ 2-Diabetiker an makroangiopathischen Schäden.

Kapitel 7.1 - Die diabetische Makroangiopathie: die Erkrankung der Arterien
Kapitel 7.1.1 - Allgemeine Kennzeichen der Makroangiopathie

Die Makroangiopathie ist eine typische Komplikation des Diabetes mellitus. Ihre morphologischen Merkmale entsprechen der Arteriosclerose. Sie manifestiert sich als coronare Herzkrankheit, Sclerose der Hirngefäße und periphere arterielle Verschlusskrankheit. Zur allgemeinen Arteriosclerose gibt es jedoch diabetesspezifische Besonderheiten. Sie ist beim Diabetiker besonders früh ausgeprägt. Frauen sind genauso häufig betroffen wie Männer. Sie verläuft zunächst klinisch ausgesprochen unauffällig. Sie manifestiert sich bevorzugt an peripheren Arterien. Intimafibrose und Atherome sind beim Diabetiker diffuser verteilt als beim Nichtdiabetiker, wo die Arteriosclerose mehr segmental auftritt. Die Arteriosclerose betrifft besonders die Arterien der unteren Extremitäten als Mediasclerose.

Risikofaktoren der diabetischen Makroangiopathie

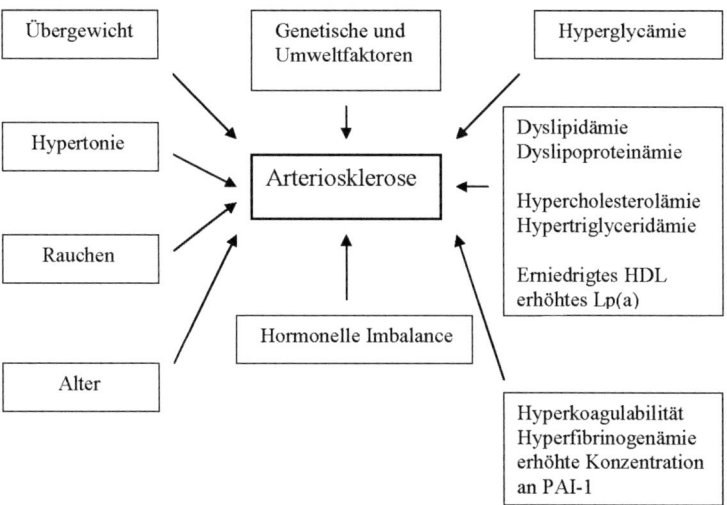

Abbildung 11 - Faktoren, die das Entstehen der Arteriosclerose beim Diabetes mellitus begünstigen.

Eine Anzahl von Risikofaktoren sind für das Entstehen der allgemeinen Arteriosclerose ermittelt worden. Sie gelten auch für die diabetische Makroangiopathie. Dazu gehören Umweltbedingungen, Lebensstil und genetische Risiken. Das Geschlecht spielt keine Rolle, da Männer und Frauen gleich häufig erkranken. Übergewicht (Stammfettsucht und intraabdominale Fettablagerungen) und die Hypertonie sind spezifischere Faktoren. Eine spezifische Bedeutung haben Störungen des Blutlipidstoffwechsels, die Hyperglycämie und die Hyperfibrinogenämie. Interaktionen von AGEs mit AGE-Rezeptoren in den Gefäßwänden sind Risikifaktoren vasculärer Komplikationen. Eine zusammenfassende Übersicht vermittelt Abbildung 15.

Kapitel 7.1.2 - Entwicklungsetappen der Makroangiopathie

Verzweigungen der Arterien sind die Hauptangriffspunkte für Scher- und Reibungskräfte des Blutes, die zu einer Verdickung der Intima führen. An diesen Stellen entwickeln sich arteriosklerotische Läsionen bevorzugt. Die Ausbildung einer Arteriosclerose durchläuft verschiedene Stadien (Abbildung 16).

Das Eindringen von mononucleären Leukocyten in die Intima kennzeichnet die Initiation der atherosklerotischen Läsionen. Spezifische Adhäsionsproteine, wie Selectine und VCAM-1, die auf der luminalen Seite der Endothelien exprimiert werden, vermitteln die Anheftung der Leukocyten. Das Eindringen in die Intima wird durch Chemokine gesteuert, wie den macrophage chemoattractant proteins (MCP). Beginnend mit einer Infiltration der Intima durch mononucleäre Phagocyten, entstehen erste Schaumzellen, die sich vorwiegend aus mit Cholesterol-Estern überladenen Makrophagen entwickeln. Erhöhte Plasmaspiegel an LDL führen zu einer chronischen Präsenz von LDL in den arteriellen Gefäßwänden, wo sie chemischen Modifikationen wie Glycierung und Oxidation unterliegen. Die modifizierten LDL aktivieren Endothelien zur Expression von Adhäsionsproteinen, an die Monocyten binden. Diese durchwandern die Endothelschicht und differenzieren im subendothelialen Raum in Makrophagen.

Das Fortschreiten des arteriosklerotischen Prozesses wird durch eine Akkumulation glatter Gefäßmuskelzellen in der Intima geprägt, die extrazelluläre Matrixproproteine unter Mithilfe von Cytokinen und Wachstumsfaktoren synthetisieren. Die ersten echten pathologischen Veränderungen in der Intima werden durch die „fatty streaks" (Fettstreifen) geprägt, die ein Konglomerat von Schaumzellen, T-Lymphocyten und glatten Gefäßmuskelzellen mit extrazellulären Fetttröpfchen darstellen. Sie bewirken eine Einengung des Gefäßlumens. Aus diesen Fettablagerungen entstehen die Atherome mit Veränderungen in der Struktur der Intima.

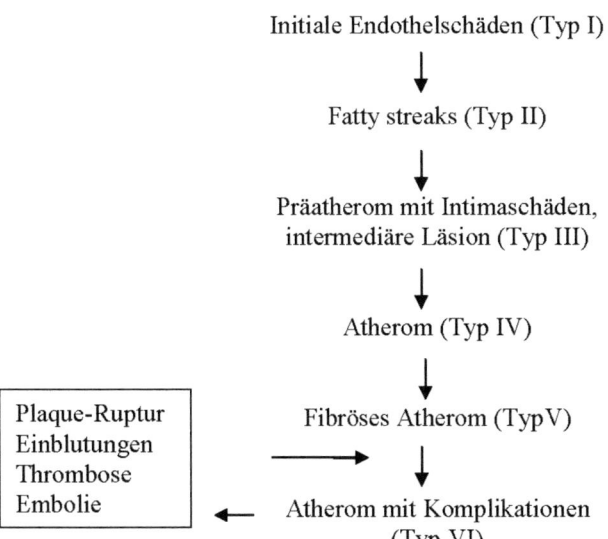

Stadien der Entwicklung und Progression der Arteriosklerose

Initiale Endothelschäden (Typ I)

↓

Fatty streaks (Typ II)

↓

Präatherom mit Intimaschäden, intermediäre Läsion (Typ III)

↓

Atherom (Typ IV)

↓

Fibröses Atherom (Typ V)

↓

Atherom mit Komplikationen (Typ VI)

Plaque-Ruptur
Einblutungen
Thrombose
Embolie

Abbildung 16 - Phasen der Atherombildung

Die in ihrem Lipid- und Proteinanteil Glucose-modifizierten und oxidierten LDL spielen eine herausragende Rolle bei der Entstehung der „fatty streaks" und der Schaumzellen. In den Atheromen laufen degenerative Prozesse ab. Neben Schaumzellen enthalten Atherome einen Kern aus Lipiden, nekrotischen Zellen und proliferierenden glatten Muskelzellen, welche die Intimastruktur zerstören. Mit fortschreitender Erkrankung bilden sich die atheromatösen Plaques, welche eine fibröse Kappe aus Matrixproteinen mit Fibrinablagerungen tragen. Die Collagenmenge in den fibrösen Auflagerungen des Atheroms steht unter der stimulierenden Kontrolle von Wachstumsfaktoren wie TFG-ß und PDGF. γ-Interferon aus T-Lymphocyten hemmt die Collagen-Biosynthese.

Tabelle 22 - Mediatoren der Atherogenese

Mediator	Effekt
Mittler, die in die Frühphase der Bildung von fatty streaks einbezogen sind	
AGE-modifizierte Gefäßwandcollagene, Proteoglycane	Bindung nativer und glycierter Proteine (LDL, IgG)
Reaktive Sauerstoffspecies, NO·	Oxidation und Glycoxidation von Lipoproteinen
Cytokine (TNF-α, IL-1ß) Glycierte/oxidierte Proteine und Lipide, AGE- und FL-Rezeptoren	Aktivierung von Endothelien mit Expression von Adhäsionsproteinen, Chemokinen und gerinnungsaktiven Proteinen
Adhäsionsproteine (ICAM-1, VCAM-1, Selectine, Integrine), Chemokine	Leukocytenanlagerung an Endothelien
AGE- und FL-spezifische Rezeptoren, Scavenger-Rezeptor auf Makrophagen	Schaumzellen-Bildung durch unkontrollierte Aufnahme glycierter/oxidierter LDL
Mittler, die beim Übergang von fatty streaks in Atherome eine Rolle spielen	
Wachstumsfaktoren (G/M-CSF, FGF, TGF-ß PDGF)	Synthese von Matrixproteinen (z.B. Collagen) Bildung fibröser Kappen
Cytokine und glycierte/oxidierte Proteine	Aktivierung von Makrophagen und Proliferation glatter Gefäßmuskelzellen in die Intima
Cytokine, γ-Interferon, Autoantikörper	immunologische Prozesse, chronische Entzündung

Mittler, die Progression und Destabilisierung arteriosklerotischer Plaques bewirken

Cytokine, glycoxidierte Proteine, lysosomale Hydrolasen, Caspasen?	Zelltod, Bildung von Nekrosen im Atherom
Metalloproteinasen und ihre Inhibitoren	Expansion und Plaque-Ruptur
Angiogenese-Faktoren (VEGF, NO)	chronische Entzündung, Plaque-Ruptur
Ca-bindende Proteine; Ca^{2+}	Verkalkungen, Plaque-Ruptur
NO, Endothelin, Prostacyclin, Angiotensin	Beeinflussung des Gefäßtonus, Gefäßverengung, Umbauprozesse im Atherom
Prothrombotische und antifibrinolytische Faktoren (Gewebefaktor, PAI-I, tPA)	Thrombosierung

Modifiziert nach Rosenfeld [102]

Matrix-Metalloproteinasen nehmen auf den Collagen-Metabolismus ebenfalls Einfluss. Das Innere des Atheroms kann verkalken. Die Läsionen erreichen die Tunica media und führen zur weiteren Verengung des Gefäßlumens.

Durch das Aufbrechen des Atheroms und die Zerstörung der Endothelschicht (akute Phase der Arteriosclerose) kommt es zu einer Exposition von Basalmembranproteinen und Lipiden, Bildung von Thrombocyten- und Fibringerinnseln, Hämorrhagien und Hämatomen in den Plaques.

AGE-RAGE-Interaktionen führen zu einer vermehrten Synthese von Matrix-Matalloproteinase 9 (MMP 9) und zu Apoptosen in arteriosclerotischen Plaques, die durch das Renin-Angiotensin-System vermittelt werden. Durch diese Prozesse wird die Instabilität der Plaques gefördert.

Atherome befördern das Entstehen lokaler Fibringerinnsel, die einen akuten Gefäßverschluss herbeiführen können. Sie bilden Adhäsionsproteine, die Leukocyten binden, welche Cytokine und Wachstumsfaktoren produzieren (Makrophagen, T-Lymphocyten). Monocyten wandern ständig in das Atherom ein und induzieren immunologische und Entzündungsreaktionen. Thrombocyten lagern sich den Plaques auf und sind an der Fibrinbildung beteiligt. Über die Freisetzung von Wachstumsfaktoren nehmen sie am Gefäßumbau teil und bewirken die Proliferation glatter Gefäßmuskelzellen (Tabelle 22).

Zusammenfassend lässt sich der Prozess der Atherogenese wie folgt darstellen. Die Ausbildung der Arteriosclerose ist eine Störung an den arteriellen Gefäßwänden, welche die Adhäsion von Monocyten und Lymphocyten an der Oberfläche der Endothelzellen, die Wanderung dieser Zellen in den subendothelialen Raum, die Differenzierung von Monocyten in Makrophagen, ihre Aufnahme modifizierter LDL (Cholesterol-Ester) und Umwandlung in Schaumzellen einschließt. Schaumzellen und T-Lymphocyten bilden die fatty streaks. Vasculäre glatte Muskelzellen wandern von der Media in die Intima und proliferieren mit der Bildung arteriosklerotischer Plaques. Diese Prozesse involvieren Zelladhäsion, Migration, Differenzierung, Proliferation und Wechselwirkungen mit der extrazellulären Matrix, die durch ein komplexes Zusammenwirken von Cytokinen und Wachstumsfaktoren gesteuert werden.

Die Arteriosclerose und die diabetische Makroangiopathie können als Ergebnis einer chronischen, fibroproliferativen Entzündung der Gefäßwände aufgefasst werden. In diesen Prozess sind die Maillard-Reaktion, Interaktionen mit AGE-spezifischen Rezeptoren der Gefäßwände und Makrophagen sowie immunologische Prozesse einbezogen. Neuerdings wird auch eine Beteiligung bakterieller Infektionen an der Ausbildung der Arteriosclerose diskutiert.

Kapitel 7.1.3 - Die Bedeutung des Endothels bei der Entwicklung vasculärer Schäden

Das Endothel spielt eine Schlüsselrolle bei der Entstehung von Gefäßerkrankungen. Es ist ein über den ganzen Organismus verteiltes Gewebe mit einer Oberfläche von 7 m^2 und einem Gewicht von ca. 1

kg. Es ist verantwortlich für die Regulation der Hämodynamik, metabolische und synthetische Leistungen, Neoangiogenese, Entzündungsreaktionen und thrombotische, antithrombotische und fibrinolytische Prozesse. Das Endothel erfüllt verschiedene Aufgaben bei der Aufrechterhaltung der vasculären Homöostase durch Erhaltung des Blutdrucks, des Blutflusses und Hemmung der Proliferation der glatten Gefäßmuskulatur. Dies wird durch die Regulation des Gefäßtonus, der Permeabilität der Endothelzellschicht, der Blutgerinnung und Fibrinolyse erreicht. Chemotaxis von Leukocyten und Proliferation glatter Gefäßmuskelzellen werden durch selektive Expression von Signalstoffen und Zelladhäsionsproteinen reguliert. Der endotheliale Relaxationsfaktor NO ist der bedeutendste Vasodilatator, Hemmer der Thrombocytenaggregation, der Zelladhäsion und -proliferation. Endothelin bewirkt eine Gefäßkontraktion.

Die Schädigung von Endothelien durch metabolische und toxische Faktoren ist der erste Schritt bei der Ausbildung von Makro- oder Mikroangiopathien. Eine Dysfunktion der Endothelzellen ist ein frühes Merkmal von Gefäßerkrankungen (77).

Endothelien sind sehr empfindlich gegenüber oxidativem Stress, der eine Apoptose auslösen kann. NO kann diese Apoptose verhindern. Endothelien aus unterschiedlichen Gefäßabschnitten zeigen strukturelle sowie metabolische Unterschiede und werden demzufolge durch eine Hyperglycämie verschieden beeinträchtigt.

Die grundsätzlichen Mediatoren einer Hyperglycämie-induzierten endothelialen Dysfunktion sind eine Aktivierung der Proteinkinase C, ein gesteigerter Polyol-Stoffwechsel, die Maillard-Reaktion und oxidativer Stress. Hohe Glucose-Konzentrationen lösen oxidativen Stress aus, der durch eine Reduktion des Pentosephosphat-Weges und eine Hemmung des Glutathion-Zyklus zustande kommt. Dabei ist von Bedeutung, dass die Glucose-Aufnahme unabhängig von Insulin erfolgt und die oxidative Verstoffwechselung der Glucose zu einer vermehrten Bildung von Superoxid-Anionen führt.

Funktionelle Störungen der Endothelzellen und Pericyten sind in vivo jedoch nur schwer zu erfassen. Ein Kriterium ist die Erhöhung der Konzentration des von Willebrandt-Faktors im Blut sowie die beein-

trächtigte Vasodilatation nach Stimulation der NO-Synthese. Deshalb stammen viele Ergebnisse aus Zellkultur-Experimenten.
Pericyten sind den Endothelien auf der abluminalen Seite angelagert. Sie zeigen eine unterschiedliche Morphologie und Verteilung in den verschiedenen Geweben. Sie enthalten kontraktile Proteine und können sich kontrahieren, wodurch sich der Kapillarwiderstand ändert. Unter bestimmten Bedingungen können Pericyten zu glatten Gefäßmuskelzellen differenzieren. Das Zusammenwirken von Endothelzellen und Pericyten beinhaltet die Freisetzung von Mediatorstoffen und direkte Interaktionen über Zellmembranproteine.

Kapitel 7.1.4 - Die AGE-Hypothese der Arteriosclerose

Auch bei Nichtdiabetikern korreliert die Serum-AGE-Konzentration mit der Schwere der coronaren Herzkrankheit (34).
Die AGE-Hypothese der Arteriosclerose beruht auf folgenden Erkenntnissen:

- irreversible Akkumulation von AGEs in Proteinen des Bindegewebes und der Basalmembranen;
- Schädigung der Endothelzellfunktionen und ihrer Barriere durch AGEs;
- Interaktionen von AGEs mit AGE-spezifischen Rezeptoren auf Monocyten/Makrophagen, Endothelzellen, glatten Muskelzellen der Gefäße und T-Lymphocyten;
- erhöhte Atherogenität von Glucose-modifizierten VLDL, LDL, HDL und Lp(a);
- direkte Wechselwirkungen von AGEs mit Mediatorstoffen (NO), (Tabelle 20) (52, 95,96).

AGEs wurden in der Intima, Media und Adventitia arteriosklerotischer Gefäße intra- und extrazellulär nachgewiesen. Intrazellulär fanden sich AGEs bevorzugt in Makrophagen und Schaumzellen arteriosklerotischer Plaques (55). AGEs akkumulieren altersabhängig. Ihre Bildung erfolgt beim Diabetes wesentlich früher und schneller (34,

39). Daneben ist auch die Expression von RAGE und S100/Calgra-nulinen erhöht (94). AGEs und TNF steigern die RAGE-Expression in arteriosklerotischen Plaques.

Kapitel 7.1.4.1 - Die Bedeutung glycierter Lipoproteine

Ein Schlüsselereignis in der Atherogenese ist die Retention von Plasmalipoproteinen in der subendothelialen Matrix. Die Bildung von Schaumzellen aus Makrophagen erfordert Modifikationen der retinierten Lipoproteine. Eine solche Veränderung ist die Lipidoxidation, die aber nicht alle Aspekte der Lipid-induzierten Arteriosclerose erklären kann. Weitere Faktoren sind die Glycierung mit ihren Folgen wie Aggregation, Immunkomplexbildung sowie Interaktionen mit Rezeptoren auf Monocyten/Makrophagen, glatter Gefäßmuskulatur und Endothelien.

LDL sind atherogen. Diese Wirkung wird durch chemische Modifikationen verstärkt. Von Bedeutung sind hierbei Oxidation und Glycierung, die im Apo B- und Lipidanteil ablaufen. Die Glycierung fördert die Oxidation. Modifikationen an den LDL können auch bei der Transcytose durch Endothelzellen entstehen. Über diese Prozesse ist bisher wenig bekannt. Glycierte LDL sind immunogen und können über Antigen-Antikörper-Reaktionen Entzündungsprozesse in den Gefäßwänden verstärken.

Hohe Glucose-Konzentrationen und die Bindung von AGEs an die Endothelzellen erhöhen ihre Permeabilität. Durch die Ausbildung interzellulärer Lücken, die einen parazellulären Weg für die Invasion von Zellen und Makromolekülen in die Gefäßwände schaffen, können native und modifizierte LDL leichter in den Subendothelialraum gelangen. Die Glycierung von Proteinen erhöht zudem die Transcytoserate durch die Endothelien. LDL und andere Proteine werden durch AGE-modifiziertes Collagen gebunden und können weiteren chemischen Veränderungen unterliegen (Bildung von AGEs, Oxidation). AGE-modifizierte LDL entstehen auch in der Blutzirkulation durch Bindung von AGE-Peptiden und eine durch den Lipidanteil beschleunigte Maillard-Reaktion nach Bindung von Glucose an Apolipoprotein

B und Phosphatidylethanolamin. Extravasale Monocyten differenzieren sich zu Makrophagen, welche die AGE-haltigen LDL endocytieren, Cholesterol akkumulieren und sich dabei in Schaumzellen umwandeln. Fructoselysin-modifizierte LDL können durch Fructoselysinspezifische Rezeptoren und Scavenger-Rezeptoren gebunden werden. Oxidierte LDL werden über Scavenger-Rezeptoren aufgenommen. Durch Amadori-Produkte modifizierte LDL werden noch von den LDL-Rezeptoren erkannt. Daneben spielt eine unspezifische Bindung eine Rolle bei der Aufnahme glycierter LDL durch Ma-krophagen. Autoantikörper gegen modifizierte LDL bilden in den Ge-fäßwänden Immunkomplexe, die über F_c-Rezeptoren der Makrophagen aufgenommen werden, die Schaumzellenbildung und Cholesterolablagerungen verstärken. Antikörper könnten andererseits modifizierte LDL in der Blutzirkulation binden und über einen verminderten Einstrom der gebundenen modifizierten Lipoproteine in die Gefäßwände einer Atherogenese entgegen wirken.

Die Rezeptor-vermittelte Aufnahme modifizierter LDL initiiert eine Folge von Cytokin- und Wachstumsfaktoren abhängigen Reaktionen, die für das Fortschreiten der Arteriosclerose bedeutungsvoll sind. Monocyten/Makrophagen sezernieren IL-1ß, IL-6, TNFα, IGF-1A, MCP-1 und PDGF. Diese stimulieren die Freisetzung proteolytischer Enzyme aus mesenchymalen Zellen, die Matrixproteine und Proteoglycane abbauen, Fibroblasten aber zur Neubildung von Collagen anregen. In der Arterienwand fördern IL-1 und MCP-1 die Proliferation von Fibroblasten, glatten Gefäßmuskel- und Endothelzellen. TNF induziert in Endothelien den Gewebefaktor und die Synthese des Plasminogenaktivator-Inhibitors (PAI-1). PDGF und IGF stimulieren die Proliferation und Wanderung glatter Gefäßmuskelzellen aus der Tunica media in die Intima. Diese nehmen Lipide auf und synthetisieren Bindegewebsproteine, wie Collagen und Proteoglycane. Im neu synthetisierten Bindegewebe akkumulieren über die Bildung von Schaumzellen ebenfalls Cholesterolester.

Glycierte LDL können eine Thrombocytenaggregation mit Freisetzung von Thromboxanen auslösen. Sie üben antifibrinolytische Effekte auf Endothelien aus. Dies sind weitere atherogene Mechanismen.

Tabelle 23 - Glucose-modifizierte Apolipoproteine und Veränderungen ihrer Funktion

Apoprotein	Glycierung in vivo	in vitro	Effekt
B$_{100}$	+	+	Bindung an die Gefäßwände, Aufnahme durch Monocyten/ Makrophagen durch Bindung an Scavenger und Fructoselysin-spezifische Rezeptoren gesteigert, Bindung an Apo B/E-Rezeptor reduziert
A-I	+	+	LCAT-Aktivität und Lipidbidung vermindert
A-II	+	+	Bindung von Lipiden herabgesetzt
C-I	+	+	?
C-II	+	+	Hydrolyse von Triacylglycerolen in Chylomikronen und VLDL vermindert (fehlende Aktivierung der Lipoprotein-Lipase)
C-III	-	-	?
E	-	+	Bindung an den B/E-Rezeptor verringert.

Nach Gonen et al. [46]

Sowohl Amadori- als auch AGE-modifizierte LDL stimulieren die Proliferation glattmuskulärer Zellen in den Gefäßwänden über eine Aktivierung von MAP-Kinasen. Dadurch werden das Eindringen und die Vermehrung glatten Muskelgewebes in der Intima gefördert.
Die Apolipoproteine der VLDL werden in vivo und in vitro glyciert. Beim Diabetes mellitus treten auch Veränderungen ihrer Lipidzusammensetzung auf. Sie enthalten mehr Cholesterol sowie Triglyceride

und sind deshalb atherogen. Hypertriglyceridämie und eine Vermehrung der VLDL sind beim Typ 2-Diabetes häufig anzutreffende Merkmale. VLDL von Typ 2-Diabetikern werden von Makrophagen vermehrt aufgenommen und führen zu einer Akkumulation von Triglyceriden (76).

Native HDL hemmen die Entwicklung einer Arteriosclerose. Durch Glycierung von Apolipoprotein AI werden der reverse Cholesteroltransport und die LCAT gehemmt. Die HDL sind beim Typ 2-Diabetes mellitus vermindert (Tabelle 23).

Die Bedeutung von glyciertem Lipoprotein (a) (Lp(a)) für die Entstehung einer Arteriosclerose ist noch nicht geklärt. Glyciertes Lp(a) stimuliert die Aufnahme von Cholesterolestern in Makrophagen stärker als das native Protein, ist aber weniger effektiv als die glycierten LDL. Lp(a) inhibiert die Fibrinolyse.

Kapitel 7.1.4.2 - Endothelien und AGEs bei der Arteriosclerose

Die Bindung von AGEs an Endothelien stimuliert die Expression der Zelladhäsionsproteine VCAM-1, ICAM-1, PECAM-1 und E-Selectin, wodurch eine verstärkte Bindung mononucleärer Zellen an die Gefäßwände induziert und die Wanderung von Monocyten und T-Lymphocyten in das Subendothel beschleunigt wird. Dieser Prozess wird durch die AGEs in den Matrixproteinen der Basalmembranen chemotaktisch gefördert. Die AGE-Rezeptoren auf Monocyten und Makrophagen ermöglichen das Erkennen von AGE-Liganden und vermitteln deren Aufnahme und Abbau. Die Akkumulation von AGE-Proteinen in den Geweben unter physiologischen Bedingungen ist demzufolge durch ein Gleichgewicht zwischen der Glucose-abhängigen AGE-Bildung und dem Makrophagen-abhängigen Abbau gekennzeichnet. Monocyten/Makrophagen bilden nach Kontakt mit AGEs proinflammatorische Cytokine.

Die Endothelzellen reagieren nach Bindung von AGE-modifizierten Proteinen über AGE-Rezeptoren mit einer vermehrten Expression von Gewebefaktor und Endothelin-1 sowie einer Reduktion der Thrombomodulin-Synthese. Gewebefaktor aktiviert zusammen mit dem Gerinnungsfaktor VII die Faktoren IX und X. Thrombomodulin bewirkt, dass Thrombin nicht mehr mit Fibrinogen reagiert, sondern den Faktor C aktiviert, der für den proteolytischen Abbau der aktivierten Gerinnungsfaktoren V_a und VIII_a verantwortlich ist. Thrombomodulin ist ein wichtiges Regulatorprotein der Blutgerinnung. AGEs hemmen die Prostacyclin-Synthese der Endothelien und inaktivieren endotheliales NO, welches die Thrombocyten-Aggregation hemmt. Durch die AGE-Bindung wird die blutgerinnungshemmende Oberfläche des Endothels zu einer prokoagulatorischen. Das thrombogene Milieu begünstigt die Aggregation von Thrombocyten und die Freisetzung von PDGF. Glycierte Plasmaproteine, die an Blutgerinnung und Fibrinolyse beteiligt sind, erleichtern die Entwicklung von Thrombosen. Eine durch AGEs induzierte Reduktion der Cadherin-Kontakte zwischen den Endothelien erhöht die Permeabilität der Endothelschicht in den Gefäßen.

Eine wichtige Rolle bei der Entstehung der Arteriosclerose spielen AGEs durch ihre Fähigkeit, Stickstoffmonoxid NO, den endothelialen Relaxationsfaktor, zu inaktivieren. Dadurch nimmt der Gefäßtonus zu, die Entstehung und das Fortschreiten eines arteriellen Hypertonus werden gefördert. NO ist gleichzeitig ein wichtiger Proliferationshemmer für die glatte Gefäßmuskulatur. Durch die Reduktion seiner Wirkungen wird über eine Vermehrung der glatten Muskelzellen eine Verdickung der Gefäßwände hervorgerufen. AGEs hemmen zudem die NO-Synthase und ihre Expression in Endothelien. Dagegen wird das gefäßkontrahierende Endothelin-1 unter der Einwirkung von AGEs vermehrt gebildet. Beide Prozesse tragen zu einer Erhöhung des Gefäßtonus bei.

Eine weitere Rolle bei der Entstehung vasculärer Komplikationen spielen die Erythrocyten mit ihren AGE-modifizierten Oberflächenstrukturen. Sie binden über RAGE an Endothelien, induzieren oxidativen Stress und sind an der Ausbildung des koagulatorischen Potenzials an der Oberfläche der Endothelzellen beteiligt.

Kapitel 7.1.4.3 - Lymphocyten, glatte Gefäßmuskulatur und Gefäßwände

Die Bindung von AGEs an AGE-Rezeptoren auf T-Lymphocyten, die ebenfalls in die Gefäßwände gelangen, verursacht eine Freisetzung von γ-Interferon, welches in die entzündlichen und immunologischen Prozesse eingreift. Glatte Gefäßmuskelzellen besitzen ebenfalls AGE-Rezeptoren, über die eine Zellproliferation ausgelöst werden kann. AGEs induzieren eine Umwandlung von glatten Gefäßmuskelzellen in Osteoblasten-ähnliche Zellen, vor allem in Gegenwart von Monocyten/Makrophagen, mit Bildung von Knochenmatrixproteinen, wodurch eine Verkalkung der Gefäßwände eingeleitet werden kann. Eine Verkalkung von Gefäßwänden bei der fortgeschrittenen Arteriosclerose wird auch durch eine Differenzierung von Pericyten in Osteoblasten hervorgerufen. Nach Bindung von AGEs bilden Pericyten die Markerproteine für eine Osteoblastendifferenzierung alkalische Phosphatase und Osteopontin.

Die Versteifung arterieller Gefäßwände wird auf AGE-bedingte Vernetzungen der Collagene und Elastine zurückgeführt.

AGEs spielen eine umfassende Rolle bei der Entstehung der Arteriosclerose unabhängig vom Bestehen eines Diabetes. So ist es auch verständlich, dass Patienten mit einer chronischen Niereninsuffizienz, bei denen sich AGEs im Serum und in den Geweben anhäufen, cardiovasculäre Komplikationen entwickeln und andererseits Diabetiker früher an Gefäßkomplikationen erkranken. AGEs im Zigarettenrauch und in der Nahrung sind ebenfalls atherogen (23).

Eine gesteigerte, durch AGEs stimulierte Expression von RAGE trägt zur Entwicklung und Progredienz diabetischer Gefäßerkrankungen bei. Die Tatsache, dass RAGE-Antagonisten die Entstehung und das Fortschreiten arteriosklerotischer Veränderungen in den arteriellen Gefäßen verzögern können, weist auf die besondere Bedeutung der Wechselwirkungen von AGEs mit ihren Rezeptoren in den Gefäßwänden für die Pathogenese der Arteriosclerose hin. Eine zusammenfassende Darstellung über die Bedeutung von AGEs für die Pathogenese der Arteriosclerose gibt Tabelle 24.

Tabelle 24 - Bedeutung von AGEs und AGE-Rezeptoren bei der diabetischen Makroangiopathie

---

- Akkumulation von AGEs in den Gefäßwänden ⟶ Quervernetzung von Proteinen ⟶ oxidative Schäden;
- Zunahme der vasculären Matrix ⟶ Verdickung der Gefäßwände und Einengung des Gefäßlumens;
- gesteigerte Permeabilität des Endothels und erhöhte Gerinnungsaktivität ⟶ Thromben
- Chemotaxis und Aktivierung von Monocyten/Makrophagen ⟶ Freisetzung von Cytokinen und Wachstumsfaktoren (IL-1ß, TNFα, IGF-1A, PDGF) ⟶ Proliferation glatter Gefäßmuskelzellen und Fibroblasten ⟶ Bildung fibröser Atherome nach Synthese von Matrixproteinen;
- T-Zellstimulation ⟶ Produktion von γ-Interferon
- gesteigerte Aufnahme von AGE-LDL durch Makrophagen ⟶ Atherom
- Inaktivierung von NO· ⟶ Hypertonus, Proliferation glatter Gefäßmuskelzellen.

Nach Vlassara und Palace [131]

Die infolge der Hyperglycämie gesteigerte Maillard-Reaktion, der vermehrte oxidative Stress und die Wechselwirkungen von Glucose-modifizierten Proteinen mit Rezeptoren von Zellen der Gefäßwände, die Entzündungsreaktionen auslösen, sind wichtige pathogenetische Faktoren der diabetischen Makroangiopathie (3, 11, 12).

Kapitel 7.2 - Die diabetische Mikroangiopathie: Erkrankungen der Mikrozirkulation
Kapitel 7.2.1 - Grundlagen der Mikroangiopathie

90 Prozent des Gefäßsystems entfallen auf die Mikrozirkulation, die für den Stoffaustausch in Organen und Geweben zuständig ist.
Die Mikroangiopathie manifestiert sich an fast allen Endstrombahngebieten. Gemessen an den Folgen, spielen die Kapillaren der Retina und der Nierenglomeruli eine entscheidende Rolle. Störungen in die-

sen Gebieten stellen sich klinisch als Retinopathie und Nephropathie dar. Allerdings erkranken Diabetiker seltener sowohl an einer Retinopathie als auch an einer Nephropathie. Nur ca. 30 Prozent der Typ 1- und 10 Prozent der Typ 2-Diabetiker entwickeln eine Nephropathie, während etwa 80 Prozent der Typ 1-Diabetiker eine Retinopathie erleiden. Das Erkrankungsrisiko ist unterschiedlich verteilt. Dafür sind genetische Ursachen verantwortlich gemacht worden, ohne dass es bisher möglich war, diese genetischen Faktoren umfassend zu charakterisieren.

Kapitel 7.2.2 - Charakteristika der Mikroangiopathie und die Bedeutung der Hyperglycämie

Obwohl jede kapilläre Endstrombahn der Organe und Gewebe ihre morphologischen und funktionellen Besonderheiten aufweist, ist die Mikroangiopathie durch die folgenden, allgemeinen Charakteristika gekennzeichnet:

- eine veränderte Hämodynamik in der Mikrozirkulation;
- eine fixierte Dilatation der Kapillaren;
- eine erhöhte Permeabilität der Endothelien;
- ein Verlust an Pericyten;
- eine Verdickung der Basalmembranen;
- eine Hyperpermeabilität von Plasmaproteinen durch die Kapillaren;
- eine fortschreitende Einengung der Gefäßlumina.

Auch in der Pathogenese der Mikroangiopathien spielen Störungen der Endothelzell-Funktionen eine wichtige Rolle. Die gesteigerte Kapillarpermeabilität beruht auf akuten, durch Insulin reversiblen Veränderungen des Stoffwechsels der Endothelien und Pericyten, wie z.B. der Akkumulation von Sorbitol, der Aktivierung der Proteinkinase Cß, der Wechselwirkungen von Glucose-modifizierten Proteinen mit ihren Rezeptoren auf Endothelzellen und hämodynamischen Veränderungen in der Mikrozirkulation.

Irreversible, chronische Veränderungen betreffen den Verlust von Heparansulfatproteoglycan auf der luminalen Endothel-Zellmembran und Strukturveränderungen in den Basalmembranen sowie Modifikationen der DNA in den Endothelzellen.

Endothelin, NO, die Wachstumsfaktoren VEGF, FGF, IGF und TGF haben eine große Bedeutung bei der Regulation der Durchblutung, Permeabilität und Neovascularisierung in der Mikrozirkulation. Dem VEGF insbesondere wird eine wichtige Bedeutung in der Pathogenese der diabetischen Nephropathie und Retinopathie zugeschrieben, ohne dass die zugrunde liegenden Mechanismen eindeutig geklärt sind. Von Wichtigkeit sind dabei die Wechselwirkungen mit den VEGF-Rezeptoren (Tyrosinkinase-Rezeptoren), die vorrangig an Endothelzellen exprimiert werden, wobei die meisten Endothelien den Liganden VEGF primär nicht bilden. VEGF erhöht die Gefäßpermeabilität, wirkt mitogen und stimuliert die Angiogenese. Potente Stimulatoren für eine VEGF-Freisetzung sind eine Hypoxie, Glucose, Angiotensin II, AGEs, Cytokine und Aktivatoren der Proteinkinase C.

Eine vermehrte Sorbitolbildung in Endothelzellen der Retina war nicht von einem Abfall des myo-Inositols begleitet. Jedoch wurde eine Hemmung der Na^+/K^+-ATPase beobachtet. Humane Umbilicalvenen-Endothelzellen reagierten auf eine Inkubation mit Glucose mit einer DNA-Schädigung und verminderten Replication. Sie zeigten eine vermehrte Synthese der Basalmembranproteine Collagen Typ IV, Fibronectin und Laminin sowie von tPA und PAI-1 über eine gesteigerte Transcription. Diese Prozesse sind nach Absenken der Glucose-Konzentration auch nach mehreren Zellteilungen nicht reversibel. Die Mechanismen für die Änderung der Transcriptionskontrolle sind unklar. Die von der Glucose-Konzentration abhängige Aufnahme größerer Glucosemengen in die Endothelzelle führt zu einer Vermehrung von Glucosemetaboliten, die durch Glycierung intrazellulärer Proteine Einfluss auf die Steuerung metabolischer und genetischer Prozesse nehmen könnten. Die vermehrte Bildung reaktiver Sauerstoffspecies kann oxidative Veränderungen der mitochondrialen und nucleären DNA bewirken, die Ursache für Mutationen sind.

Pathogenese der diabetischen Mikroangiopathie

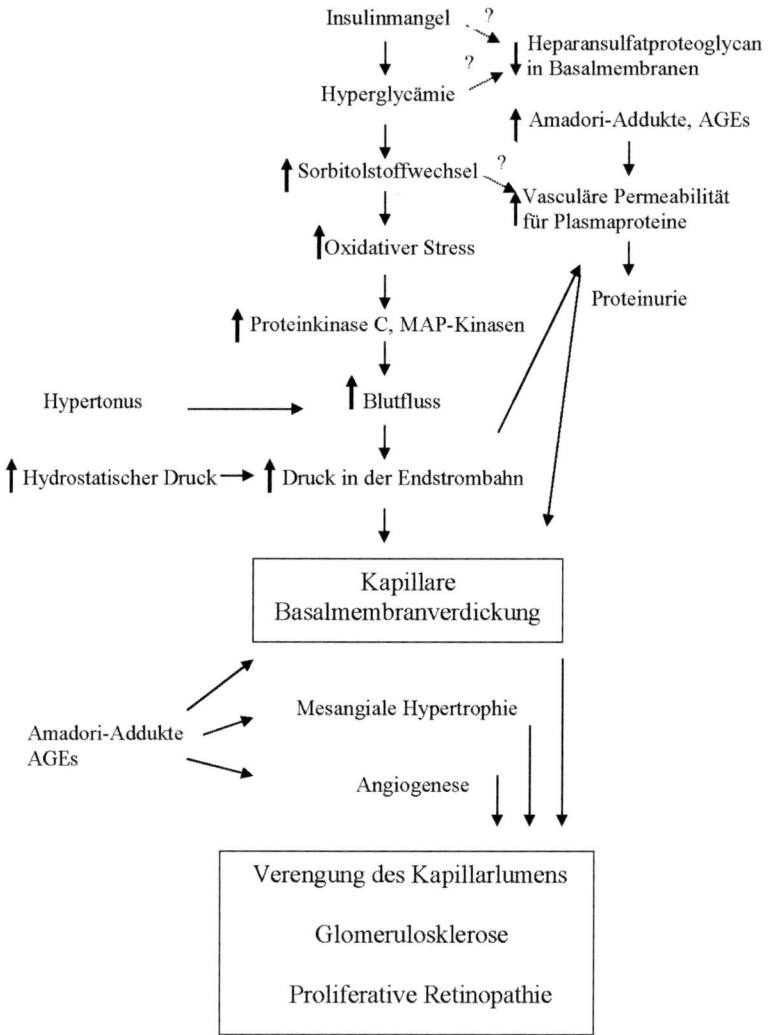

Abbildung 17 - Die Bedeutung der Hyperglycämie und von Maillard-Addukten für das Entstehen einer Mikroangiopathie

Der Untergang von Pericyten ist ein Merkmal der Retinopathie und der Angiopathie in der Muskulatur. Hohe Glucose-Konzentrationen hemmen die Replication von Pericyten in vitro und bewirken eine Akkumulation von Sorbitol und Carbonylen sowie einen verminderten Umsatz von Phosphatidylinositol. Aminoguanidin, ein Hemmer der AGE-Bildung, verhindert den Verlust von Pericyten in der Retina diabetischer Ratten.

Mesangialzellen der Nierenglomeruli produzieren nach Exposition mit höheren Glucose Konzentrationen ebenfalls vermehrt die Basalmembrankomponenten Collagen IV, Fibronectin und Laminin. Die Transcriptionsrate nach Absenken der Glucose bleibt unverändert. Diese fixierten Änderungen der Genexpression sind dafür verantwortlich, dass die eingetretenen Störungen bei nachfolgender guter glycämischer Kontrolle nicht mehr reversibel sind („hyperglycämisches Gedächtnis").

Epithelzellen aus dem proximalen Nierentubuli synthetisieren in vitro vermehrt Collagen IV und I nach Einwirkung höherer Glucose-Konzentrationen.

Kapitel 7.2.3 - Die Rolle von Maillard-Produkten in der Pathogenese der Mikroangiopathie

Neben diesen durch Glucose verursachten direkten Effekten spielen die Glucose-Addukte der Proteine (Amadori-Produkte, AGEs) ebenfalls eine wichtige Rolle in der Pathogenese der Mikroangiopathie (siehe Abbildung 17). Die Folgen der Glycierung für die Pathogenese der diabetischen Mikroangiopathie sind Quervernetzungen von Matrixproteinen, Bindung von Plasmaproteinen an die Basalmembranen, Strukturveränderungen der Basalmembranen und Zell-Protein-Wechselwirkungen über Rezeptoren für Amadori-Produkte und AGEs. Eine erhöhte Expression von RAGE auf Endothelien ist ein Pathogenesefaktor der diabetischen Mikroangiopathie. AGEs werden auch über den AGE-Rezeptor-Komplex in Endothel-Zellmembranen aus der Mikrozirkulation aufgenommen. Die Wechselwirkungen von AGEs mit Rezeptoren wie RAGE führen zur Bildung reaktiver Sauerstoffspezies, der Aktivierung von MAP- und Janus-Kinasen, der Proteinkinase C und von NF-κB. Dadurch werden Wachstumsfaktoren wie TGFß, VEGF, PDGF und IGF-1 vermehrt gebildet. Wiederholte Injektionen glycierter Serumproteine an Mäuse verursachten eine Nephropathie. Glycierte Serumproteine induzierten bei gesunden Ratten eine glomeruläre Hyperfiltration. Glycierte Proteine, vor allem Albumin, werden bevorzugt durch Endothelschichten, so auch durch die glomeruläre Filtrationsbarriere, befördert. Diese Proteine können in den Basalmembranen festgehalten werden und zu deren Verdickung beitragen. Die Glycierung von Basalmembranproteinen erhöht die Permeabilität der Membran.

Über die Bindung an einen Rezeptor für Amadori-modifiziertes Albumin auf Endothelien bewirkte glyciertes Albumin eine Reduktion der Replication und der Collagen IV-Synthese. Das Wachstum mesangialer Zellen der Nierenglomeruli wurde durch glyciertes Albumin durch Bindung an diesen Rezeptor unterdrückt, die Synthese von Collagen über eine gesteigerte Genexpression befördert. Diese Effekte wurden durch einen monoklonalen Antikörper (A717) mit einer Spezifität gegen die Amadori-modifizierte Aminosäuresequenz in glyciertem Albumin (um Lys 525) aufgehoben. Weiterhin wurde gezeigt, dass die individualspezifisch differente Expression Fructoselysin-spezifi-scher Rezeptoren mit Indices der diabetischen Mikroangiopathie assoziiert ist. Bei diabetischen Ratten konnte die Basalmembranverdickung von Muskelkapillaren mit der Rezeptordichte für glyciertes Albumin auf Makrophagen korreliert werden. Die individualspezifisch unterschiedliche Expression dieser Rezeptoren könnte dazu beitragen, die individuellen Unterschiede bei der Manifestation und Progression der diabetischen Mikroangiopathie zu erklären.

AGEs sind sowohl in der Niere als auch in der Retina nachgewiesen worden. Sie spielen in der Pathogenese der Mikroangiopathie eine wichtige Rolle, da sie vor allem in den Basalmembranen akkumulieren (113). Folgende Effekte sind von Bedeutung: AGEs erhöhen die Gefäßpermeabilität und bewirken Quervernetzungen vor allem im Typ IV-Collagen der Basalmembranen. AGEs in den Matrixproteinen erhöhen deren proteolytische Resistenz, d.h. ihr physiologischer Abbau ist reduziert. Daraus resultiert eine Basalmembranverdickung. Cross-links stören den molekularen Aufbau der Basalmembranen. Über Wechselwirkungen mit Endothelien und mesangialen Zellen stimulieren AGEs die Synthese von Basalmembranproteinen, wodurch ebenfalls eine Membranverdickung erzeugt wird. AGEs in den Basalmembranen binden Plasmaproteine, deren Permeation durch die Endothelien gesteigert ist und an denen eine weitere AGE-Bildung erfolgen kann. Auch hierdurch ist eine Basalmembranverdickung erklärbar. Ursachen der Basalmembranverdickung infolge der Glycierung sind demzufolge eine vermehrte Synthese und ein verminderter Abbau von Matrixproteinen sowie die Einlagerung von Plasmaproteinen in die Basalmembranen.

AGEs rufen einen prothrombotischen Zustand auf der luminalen Endothelzelloberfläche hervor. Fibrin- und Thrombocytenablagerungen bewirken eine Einengung bzw. einen Verschluss des Kapillarlumens. Glycierte, gerinnungsaktive Plasmaproteine begünstigen die Entstehung von Kapillarverschlüssen.

AGEs stimulieren die Angiogenese über eine gesteigerte Replication von Kapillarendothelien. Dieser Effekt wird über einen autokrinen Regulationsmechanismus vermittelt. Erst nach Bindung von AGEs an RAGE bilden und sezernieren Endothelien den Wachstumsfaktor VEGF, welcher an den endothelialen VEGF-Rezeptor gebunden wird und dadurch die DNA-Replication und Zellteilung initiiert. AGEs binden über RAGE auch an Pericyten und bewirken ein Absterben der Zellen. Dadurch entfällt die hemmende Wirkung der Pericyten auf die Endothelzellproliferation. AGEs können dadurch über VEGF ein Wachstum von Endothelzellen induzieren, welches in eine kapilläre Gefäßneubildung mündet und für das Entstehen einer proliferativen Retinopathie bedeutungsvoll ist. Andererseits wurde beobachtet, dass beim Wachstum von umbilicalen Endothelien auf AGE-modifiziertem Collagen I die Ausbildung kapillarähnlicher Strukturen behindert war, was durch eine gesteigerte PAI-1-Expression der Endothelzellen hervorgerufen wird. PAI-1 könnte demzufolge eine primäre Ursache für die defekte Neubildung von Kapillaren bei der Wundheilung und renalen Gefäßschäden des Diabetikers sein.

Der Fibroblastenwachstumsfaktor-2 (FGF-2) spielt in der Angiogenese eine Rolle. Er kann sehr schnell glyciert werden und verliert dadurch seine mitogenen (angiogenen) und chemotaktischen Eigenschaften über eine verminderte Rezeptorbindung. Das glycierte Protein war in diabetischen Mäusen vermehrt nachweisbar. Es könnte in der Pathogenese diabetischer Mikroangiopathien Bedeutung haben.

AGEs steigern die Aktivitäten der ß-Galactosidase, Fucosidase und Neuraminidase und hemmen die Fucose- und Sialyltransferasen in der Retina in vivo und in vitro. Als Folge dieser geänderten Enzymaktivitäten können Defekte in der Kohlenhydratzusammensetzung von Glycoproteinen der Glycocalix mikrovasculärer Zellen auftreten, die von Bedeutung für das Zustandekommen einer Dysfunktion in der Mikrozirkulation sind. AGEs stimulieren die Biosynthese von Glycosphingolipiden in den Endothelien und Pericyten der Retina und nehmen dadurch Einfluss auf die Zusammensetzung der Zellmembranen. Das Risiko, an einer diabetischen Mikroangiopathie zu erkranken, korreliert mit dem intrazellulären Carboxymethyllysin-Gehalt. Der Serum-AGE-Spiegel (CML) ist bei Diabetikern erhöht und kann als Indikator für das Entstehen von Mikroangiopathien genutzt werden. Eine gesteigerte extra- und intrazelluläre Glycoxidation, oxidativer Stress, der u.a. durch eine Aktivierung von RAGE ausgelöst wird, sowie die Wechselwirkungen von Amadori-Produkten und AGEs mit ihren Rezeptoren sind wichtige pathogenetische Mechanismen bei der Ausbildung von Mikroangiopathien (3).

Kapitel 7.2.4 - Die diabetische Retinopathie - Ursache für Erblindung

Die diabetische Retinopathie ist die häufigste Ursache für Erblindungen unter 65 Jahren in den westlichen Ländern. Die Erkrankung durchläuft verschiedene Stadien, die zur proliferativen Retinopathie führen. Die diabetische Maculopathie ist eine weitere Ursache für einen Sehverlust. Mikroaneurysmen der Kapillaren, Verdickung der Basalmembranen gefolgt von Gefäßverschlüssen sind die ersten morphologischen Kennzeichen, die assoziiert mit Blutungen und Ödemen auftreten. Die proliferative Retinopathie ist durch Gefäßneubildungen und das Entstehen fibröser Gewebe gekennzeichnet. Pericyten- und Endothelverluste sowie focale Angiogenesen sind Kennzeichen der diabetischen Retinopathie. Die Kapillaren der Retina zeigen einen besonderen Aufbau und bilden die Blut-Retina-Barriere. Endothelzellen und Pericyten sind in einem 1:1-Verhältnis vorhanden. Die Pericyten umhüllen die Endothelien von außen und hemmen ihre Proliferation. Pericyten, Endothelzellen, Astrocyten und Basalmembranen bilden eine Einheit und beeinflussen sich gegenseitig. Adhäsionsproteine, Proteoglycane und Glycoproteine der Zellmembranen der Endothelien treten in Beziehung zu den zirkulierenden Blutzellen und Plasmaproteinen. Die Ursachen der Retinopathie sind unklar. Insbesondere ist die Frage offen, warum die Kapillaren der Retina sensibler als andere Endstrombahngebiete auf eine chronische Hyperglycämie reagieren. Glycierung und oxidativer Stress beeinflussen die Wechselwirkungen zwischen den Zellen der Kapillaren einerseits und Zell-Matrix-Interaktionen andererseits. Oxidativer Stress, der mit der Glycierung und AGE-Bildung assoziiert ist, stellt eine Hauptkomponente in der Pathogenese der diabetischen Retinopathie dar (48-50). AGE-RAGE-Interaktionen spielen dabei eine bedeutende Rolle (Tabelle 25).

Im Tiermodell wurde eine vom Schweregrad des Diabetes abhängige Akkumulation von AGEs in der Retina gefunden. Bei hochgradiger Hyperglykämie war die Zunahme der AGEs nicht mehr linear. Dies könnte auf einer Absättigung der AGE-akkumulierenden oder eliminierenden Prozesse beruhen. Ein Pericytenverlust und die Bildung azellulärer Kapillaren waren mit einem mäßigen Anstieg der Blutglucose und dem AGE-Gehalt verbunden, während die Endothelzellproliferation mit einem hohen Blutglucosespiegel und einer hohen AGE-Konzentration korrelierte.

Pathogenese der diabetischen Retinopathie

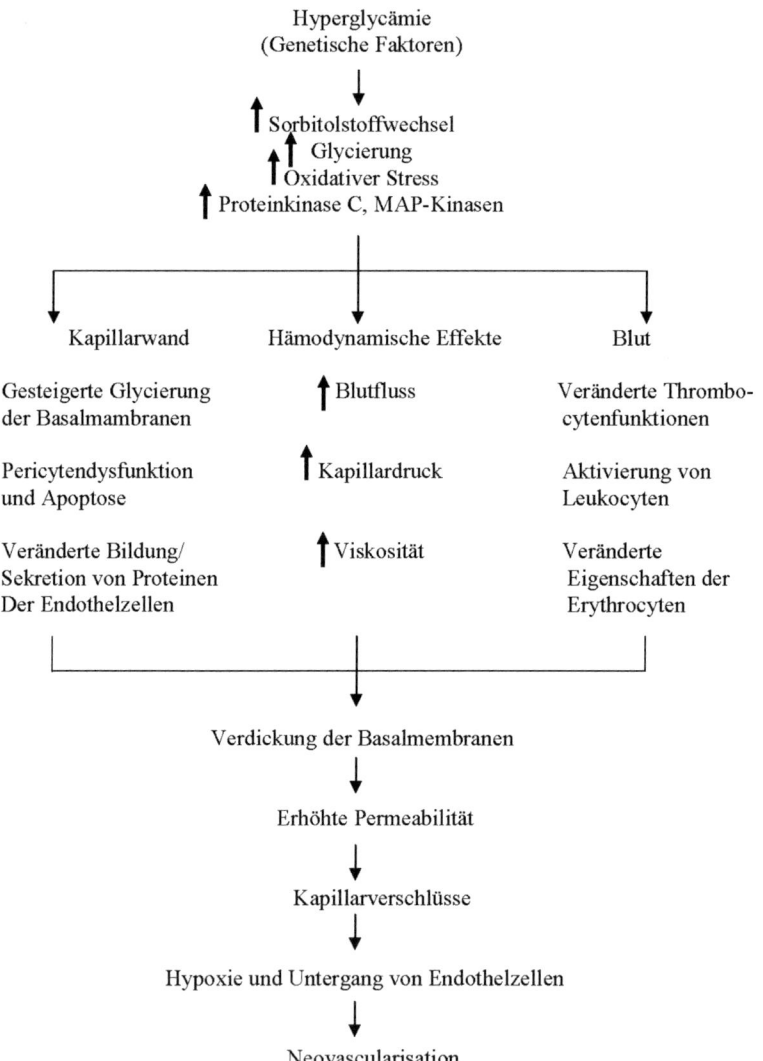

Abbildung 18 - Faktoren, die für die Entwicklung der diabetischen Retinopathie von Bedeutung sind.

Eine Behandlung mit Antioxidanzien reduzierte den AGE-Gehalt nicht, milderte aber die Auswirkungen des oxidativen Stresses mit einer Zunahme der Pericytenzahlen und einer Reduktion der Endothelzellproliferation. Glycoxidationsprodukte wie Carboxymethyllysin sind altersabhängig in der Retina nachweisbar. Ihr Gehalt nimmt beim Diabetes zu. Der Nachweis nichtoxidativ gebildeter Imidazolone ist zunächst nur in der Mikrovasculatur der diabetischen Retina möglich, die beim Diabetes zuerst geschädigt wird. Bei fortgeschritten Stadien der Retinopathie sind Imidazolone in der gesamten Retina verteilt und treten zusammen mit RAGE auf. Auch bei der altersbedingten Macula-Degeneration wurde eine Colokalisation von Carboxymethyllysin und RAGE auf Makrophagen in subretinalen Membranen gefunden. Die Wechselwirkungen induzierten eine Aktivierung von NF-κB.

Die Expression von Laminin-Rezeptoren auf retinalen Endothelien wird durch AGEs verstärkt, wodurch veränderte Interaktionen mit den Basalmembranen der Kapillaren möglich werden, die proliferative Prozesse induzieren.

Eine Behandlung mit Aminoguanidin zeigt günstige Effekte auf den Verlauf einer Retinopathie im Tierexperiment, hat aber keinen Einfluss auf die initialen Ereignisse der Retinopathie (50). PDGF hemmt die durch AGEs gesteigerte Gefäßpermeabilität.

Eine beginnende Retinopathie ist durch den Verlust an Pericyten gekennzeichnet. Eine glycierte Matrix hemmt die Proliferation von Pericyten und Endothelzellen der Retina. AGE-Vitronectin, ein Bestandteil der Basalmembran, band weniger Heparansulfatproteoglycan und zeigte eine verminderte Zellhaftung. Ein direkter toxischer Effekt von AGEs über die Bindung an AGE-R$_1$ (p60/OST) von Endothelien und Pericyten konnte durch ein Antiserum gegen p60 verhindert werden. AGE-R$_1$ (p60/OST) und AGE-R$_2$ (p90/80H-K) waren zusammen mit AGEs auf Endothelien und Pericyten der Retina diabetischer Ratten immunhistochemisch nachweisbar. In den Retinae gesunder Ratten konnten AGEs und die AGE-Rezeptor-Komplexe nicht nachgewiesen werden. Die AGEs akkumulierten in Abhängigkeit von der Diabetesdauer zunächst in der Basalmembran, ehe sie zusammen mit den AGE-Rezeptoren intrazellulär auftraten. Eine durch Glucose via

Maillard-Addukte induzierte Endocytose konnte durch Aminoguanidin und D-Lysin reduziert werden.

Tabelle 25 - Pathogenese-Faktoren der diabetischen Retinopathie

---

Hämodynamische Faktoren
- Dilatation der Netzhautgefäße

Metabolische Veränderungen infolge der Hyperglycämie
- Akkumulation von Sorbitol
- Aktivierung der Proteinkinase C

Glycierung und Oxidation
- Amadori-Addukte
- AGEs und ALEs
- Oxidativer Stress
- AGE-Rezeptoren auf Endothelien und Pericyten

Cytokine und Wachstumsfaktoren
- Einstrom von IGFs
- Lokale Synthese von VEGF, TNFα
- Inaktivierung von TGF (Angiogenese-Inhibitor)

Erhöhte Kapillarpermeabilität, Verlust von Kapillaren, Neovascularisation

Genetische Faktoren

AGEs binden auch über RAGE an Pericyten und bewirken über die Auslösung einer oxidativen Stressreaktion ein Absterben der Zellen. Kurzfristig stimulieren sie eine Überproduktion von VEGF. Angiotensin II verstärkt die AGE-induzierte Apoptose von Pericyten. Die Abnahme der Pericyten führt zu einer Dilatation der Kapillaren und zur Ausbildung von Mikroaneurysmen. Erweiterte Kapillaren sind permeabel und gestatten die Ausbildung von Exsudaten und Mikrohämorrhagien.

RAGE der Endothelien und AGEs sind immunhistochemisch nebeneinander in der Basalmembran der Retina diabetischer Tiere nachgewiesen worden. Eine allgemeine Assoziation bestand zwischen der AGE-Konzentration (Carboxymethyllysin) und der Expression von VEGF. VEGF stimuliert die Angiogenese in der Retina über eine Proliferation der Endothelzellen und induziert eine Permeabilitätssteigerung an der Blut-Retina-Barriere. Nach Bindung von AGEs sezernieren die Kapillaren der Retina VEGF, welcher an den VEGF-Rezeptor der Endothelien bindet. Gleichzeitig produzieren die Endothelzellen vermehrt Gewebefaktor und PAI-1 und weniger Thrombomodulin und Prostacyclin. Daraus resultiert eine Zunahme der thrombogenen, antifibrinolytischen Eigenschaften der Endothelzelloberfläche mit der Abscheidung von Mikrothromben. Die Hypoxie in der Endstrombahn nimmt zu und damit auch die Synthese von VEGF. Die resultierende Endothelzellproliferation mündet in die proliferative Retinopathie.

Die Infusion von AGEs an nichtdiabetische Tiere führt zu einer Transcription der VEGF-mRNA und ihrer Translation. In spontandiabetischen Ratten (Typ 2-ähnlich) wurde nachgewiesen, dass der VEGF-mRNA-Gehalt von Endothelien schon vor dem ophthalmoskopischen Nachweis einer Retinopathie erhöht war. Die VEGF-mRNA-Konzentration korrelierte mit dem Serum-AGE-Gehalt.

AGEs sind offenbar schon in die ersten Phasen einer Endothelzellschädigung involviert, indem sie die Expression von VEGF induzieren.

Glycierte und glycoxidierte LDL sind sowohl für Endothelzellen als auch für Pericyten der Retina toxisch und können demzufolge zu einer chronischen Schädigung der Kapillar-Endothelien führen. Dies ist als wichtiger Hinweis zu werten, dass auch Glucose-modifizierte Proteine des Bluts in der Pathogenese der Retinopathie eine Rolle spielen. AGE-modifizierte Albumine steigerten die Aktivitäten von Catalase und Superoxid-Dismutase in den Pericyten der Retina als Zeichen eines durch AGEs ausgelösten oxidativen Stresses (siehe auch Abbildung 18).

RAGE wird auch auf den Pigmentzellen der Retina exprimiert und induziert nach Bindung von AGEs und anderen RAGE-Liganden oxidativen Stress, der zum Zelluntergang führen kann. Ein sich vom Pigmentepithel der Retina ableitender Faktor (PEDF) ist in die Pathogenese der diabetischen Retinopathie einbezogen. Er verhindert den AGE-abhängigen oxidativen Stress und die folgende Produktion des chemoattraktiven Proteins MCP-1 durch die Endothelien. PEDF verringert damit das Fortschreiten einer diabetischen Retinopathie.

Gestörte Zell-Zell- und Zell-Matrix-Interaktionen spielen in der Entwicklung einer Retinopathie eine wichtige Rolle. AGEs steigern die Aktivitäten verschiedener Glycosidasen und hemmen Fucose- und Sialyltransferasen. Sie stimulieren die Biosynthese von Glycosphingolipiden in den Endothelien und Pericyten in der Retina in vivo und in vitro. Als Folge können Veränderungen in der Kohlenhydratzusammensetzung von Glycoproteinen und Glycolipiden in den Zellmembranen auftreten, die von Bedeutung für das Zustandekommen von Funktionsstörungen dieser Zellen sind. Gleichzeitig wird unter dem Einfluss von mit Glyceraldehyd gebildeten AGEs die Expression des in Gliazellen (Astrocyten) gebildeten neurotropen Faktors vermindert, der die Permeabilität an der Blut-Retina- und der Blut-Hirn-Schranke reguliert.

AGE-RAGE-Wechselwirkungen sind auch für die diabetes- und die altersabhängige Macula-Degeneration verantwortlich.

Kapitel 7.2.5 - Die diabetische Nephropathie - Ursache chronischen Nierenversagens

Die diabetische Nephropathie ist eine Hauptursache des chronischen Nierenversagens in den westlichen Ländern. Strukturelle Änderungen bei der Nephropathie sind durch eine frühe Hypertrophie der Glomeruli und Tubuli, eine Verdickung der glomerulären und tubulären Basalmembranen und eine progrediente Akkumulation von Matrixkomponenten im glomerulären Mesangium (Expansion des Mesangiums) und Interstitium gekennzeichnet. Dies führt zu einer Verengung bzw. einem Verschluss der Kapillaren mit einer Abnahme der Filtrationsfläche und zur glomerulären und tubulointerstitiellen Fibrose (Tabelle 26). Die Permeabilität der Glomeruli nimmt zu und führt zu einer vermehrten Ausscheidung von Albumin, die ein diagnostisches Kriterium darstellt. Mit Fortschreiten der Erkrankung nimmt aufgrund der Glomerulosclerose die Filtrationsrate bis zum Nierenversagen ab.

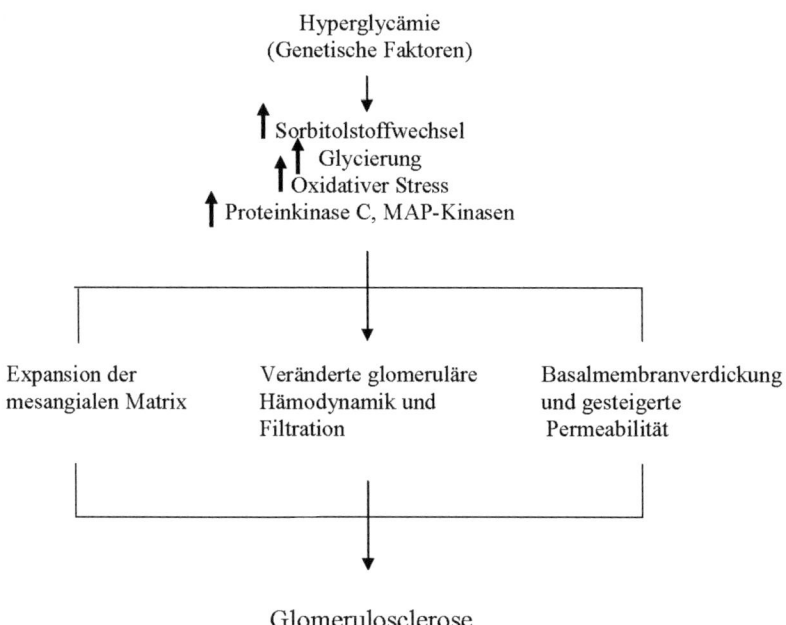

Pathogenese der diabetischen Glomerulosclerose

Abbildung 19 - Prozesse, die für die Entwicklung der diabetischen Nephropathie von Bedeutung sind

Die mesangialen Zellen spielen eine bedeutende Rolle bei Nephropathien, ähnlich den Pericyten in der Retina. Sie üben verschiedene Funktionen aus. Sie produzieren Matrixproteine im Glomerulus. Ähnlich den Monocyten/Makrophagen sind sie proinflammatorische Effektorzellen. Sie können phagocytieren, setzen Oxidanzien und Basalmembranen abbauende Enzymaktivitäten frei. Sie sezernieren Prostaglandine, Cytokine (IL-1, IL-6, TNF) und Wachstumsfaktoren (PDGF, TGF-ß). In Zellkultur ähneln sie glatten Gefäßmuskelzellen und können sich kontrahieren. Diese Funktion kann die glomeruläre Hämodynamik beeinflussen.

Glomeruläre Makrophagen können durch Glycoxidations- und Lipoxidationsprodukte über die Bindung an ihre AGE-Rezeptoren (AGE-R, RAGE, MSR) aktiviert werden und zur Entwicklung der diabetischen Nephrosclerose beitragen (106).

Bindung von AGEs an RAGE der Tubulusepithelien verursacht eine Transdifferenzierung in Myofibroblasten und ist damit ein Mechanismus in der Pathogenese der tubulären Fibrose bei der diabetischen Nephropathie. In Nierenfibroblasten führt die AGE-Bindung zu einer Proliferation dieser Zellen.

Die proximalen Nierentubuli sind die Hauptorte für die Resorption filtrierter AGEs. Fehlfunktionen des tubulären Transportsystems sind demzufolge frühzeitig bei der Nephropathie zu beobachten (121). So korreliert die Deaktivierung der organischen Kationen-Transporter mit der Höhe des AGE-Spiegels.

Die mesangiale Matrix besteht aus den Collagenen IV bis VI, Laminin und Fibronectin, die unter dem Einfluss der Hyperglycämie und glycierter Proteine vermehrt gebildet werden, sowie Proteoglycanen. Amadori-modifizierte Proteine, vor allem Albumin, passieren die Kapillaren der Glomeruli bevorzugt.

Die Bindung glycierten Albumins an spezifische Rezeptoren der Nierentubuli beschleunigt ebenfalls die Auscheidung dieses Proteins im Urin.

Glyciertes Albumin bindet an einen mesangialen Rezeptor für Amadori-modifiziertes Albumin und stimuliert die Collagen- und Fibronectin-Biosynthese. Antikörper gegen die glycierte Aminosäuresequenz verhinderten in vitro die Rezeptorbindung und verzögerten in vivo die Progression der Nephropathie bei diabetischen Mäusen.

Tabelle 26 - Pathogenese-Faktoren der diabetischen Nephropathie

---

Hämodynamische Faktoren
- Glomeruläre Hyperfiltration
- Hypercoagulabilität

Metabolische Veränderungen
- Aktivierung des Polyolstoffwechsels
- Veränderungen des myo-Inositol-Stoffwechsels
- Aktivierung der Proteinkinase C

Veränderungen des Gleichgewichts zwischen metabolischen Prozessen,
die Synthese und Abbau extrazellulärer Matrix bewirken
- Produktion von Basalmembranproteinen
- Matrix-Metalloproteinasen
- Gewebeinhibitoren von Metalloproteinasen

Cytokine und Wachstumsfaktoren
- VEGF, TGF-ß, TNF, IL-6, PDGF, IGF

Glycierung und Oxidation
- Amadori-Produkte
- AGEs
- Lipidperoxidationsprodukte (ALEs)
- Oxidativer Stress
- FL- und AGE-Rezeptoren auf Endothelien, Tubulus-Epithelien,
  Podocyten und mesangialen Zellen

Genetische Faktoren

Mesangiale Zellen exprimieren auch AGE-bindende Rezeptoren. Die
Bindung AGE-modifizierter Proteine an AGE-R führt zu einer Endo-
cytose und zu ihrem Abbau sowie zur Induktion einer Synthese von
Matrixproteinen und der Cytokine PDGF, TGF-ß1 und TNFα.
PDGF und TGF-ß1 sind für eine gesteigerte Synthese von Collagen
IV, Laminin und Fibronectin über einen autokrinen Mechanismus ver-

antwortlich. Die von den mesangialen Zellen sezernierten Cytokine werden an mesangiale Rezeptoren gebunden und stimulieren die Synthese der Matrixproteine. TNFα erhöht die Expression der glomerulären induzierbaren NO-Synthase. Das gebildete NO inhibiert den zellulären Energiestoffwechsel und wirkt dadurch cytotoxisch. Aminoguanidin unterdrückt die Bildung von TNF.

VEGF wird in den Podocyten, mesangialen und endothelialen Zellen der Nierenglomeruli sowie im Tubulus-System gebildet und erhöht die Albumin-Ausscheidung. Über Wechselwirkungen von AGEs mit RAGE wird die VEGF-Synthese erhöht.

Eine besondere Bedeutung in der Pathogenese der Nephropathie kommt dem transforming growth factor ß1 (TGF-ß1) zu, da er eine wichtige Rolle bei der Synthese und Akkumulation von Matrixproteinen spielt. Er stimuliert nicht nur die Biosynthese von Matrixproteinen, sondern auch von Inhibitoren für die Matrix-abbauenden Metalloproteinasen bzw. unterdrückt die Enzymsynthese. Insbesondere mit Glucose gebildete AGEs stimulieren die die TGF-Bildung in den Glomeruli und renalen Tubulus-Zellen über eine Überproduktion reaktiver Sauerstoffmoleküle und hemmen die Prostaglandin E2-Synthese. Auch die intraglomeruläre Hypertonie aktiviert das renale TGF-ß-System. Eine Konsequenz der Glucose-stimulierten TGF-ß-Sekretion ist die Expression des Insulin-unabhängigen Glucose-Transporters 2 (GLUT-2) in den mesangialen Zellen.

TGF-ß1 spielt eine dominierende Rolle in der Pathogenese der diabetischen Nephropathie, weil seine Synthese durch die Hyperglycämie, AGEs und reaktive Sauerstoffspecies hochreguliert wird. Dabei kommt es zu einer Aktivierung verschiedener Signaltransduktionswege (PKC, MAP-Kinasen, Janus-Kinase), die eine Verlagerung der Transcriptionsfaktoren NF-κB und AP-1 in den Zellkern bewirken.

Eine Blockade von RAGE verhindert die Überexpression von TGF-ß und verzögert die Manifestation einer Nephropathie. AGE-RAGE-Interaktionen verstärken die Indices einer Nephropathie (141). Hochmolekulargewichtige AGE-modifizierte Proteine (>30000) im Blut von Typ 2-Diabetikern zeigten die höchste Bindungskapazität für RAGE, die höchste Stimulation der RAGE-Genexpression sowie die

Aktivierung der Proteinkinase C und der NF-κB-DNA-Bindung. Eine Infiltration glomerulosklerotischer Bereiche und des Interstitiums mit Makrophagen ist ebenfalls beschrieben worden. Die Expression des Adhäsionsproteins ICAM-1 auf Endothelien, induziert u.a. durch AGEs, fördert die Infiltration. Die Einwanderung von Makrophagen wird auch durch eine vermehrte Expression von P- und E-Selectinen (Zelladhäsionsproteine für Leucocyten und mononucleäre Zellen) in den Glomeruli und den peritubulären Kapillaren im Interstitium unterstützt. Die Anzahl CD14-positiver Zellen (Monocyten, Makrophagen) korrelierte mit der E-Selectin-Expression. Makrophagen sezernieren besonders nach Kontakt mit Amadori-Produkten und AGEs proinflammatorische Cytokine und stimulieren das Mesangium zur Produktion von TGF-ß und Matrixproteinen.

Auch zirkulierende AGEs sind in der Pathogenese der Nephropathie von Bedeutung. Eine längere parenterale Applikation von AGEs an gesunde Ratten führte zu glomerulärer Hypertrophie, Basalmembranverdickung und mesangialer Expansion. AGEs induzierten eine vermehrte Transcription der mRNA für die Matrixproteine. Bei ähnlichen Untersuchungen an Kaninchen wurde eine Arteriosclerose erzeugt (siehe auch Tabelle 26). Aminoguanidin verhinderte diese Effekte. AGEs aus der Nahrung könnten bestehende vasculäre Komplikationen verstärken.

Eine gesteigerte Expression von RAGE im Nierencortex in Abhängigkeit vom AGE-Gehalt der Nierenrinde und des Blutes konnte nicht nachgewiesen werden. Allerdings war insbesondere Carboxymethyllysin als Haupt-AGE der diabetischen Nephropathie in den glomerulären und tubulären Basalmembranen nachweisbar und stimulierte die RAGE-Expression in den Podocyten der Glomeruli. Diabetische, RAGE-transgene Mäuse entwickelten frühzeitig, in Abhängigkeit von der Geschwindigkeit der RAGE-Expression eine schwere Nephropathie, wodurch die Bedeutung von AGE-RAGE-Interaktionen in der Pathogenese der diabetischen Nephropathie unterstrichen wird.

AGE-R$_1$-mRNA- und -Proteinlevel waren in der Niere prädiabetischer Mäuse erniedrigt, während die entsprechenden Parameter bei AGE-R$_3$ erhöht, bei AGE-R$_2$ und Scavenger-Rezeptor A nahezu unverändert blieben. Nach Diabetesmanifestation stieg die AGE-R$_1$-Expression zwar an, ohne aber trotz erhöhter Serum- und Gewebekonzentrationen an AGEs das Normalniveau zu erreichen. AGE-R$_3$ war erhöht und korrelierte mit den AGE-Konzentrationen in Blut und Gewebe. Der Anstieg der AGE-R$_2$-, SRAII- und RAGE-Expression war in diesem Tiermodell insignifikant. AGE-R$_3$-defiziente Mäuse entwickelten beschleunigt eine Nephropathie. Die Expression von AGE-R$_3$/Galectin-3 in der Niere verhinderte eine Akkumulation von AGEs im Gewebe und schützte vor der Entwicklung einer Nephropathie. Eine gehemmte AGE-R$_3$-Expression führte zu einer verminderten Synthese anderer AGE-abbauender Rezeptoren (AGE-R$_1$ und MSR-A) sowie zu einer gesteigerten Bildung von zellaktivierenden AGE-Rezeptoren (AGE-R$_2$ und RAGE). AGE-R$_3$/Galectin-3 übt eine Schutzfunktion im Gegensatz zu RAGE aus.

Entscheidende Bedeutung für die Pathogenese der diabetischen Nephropathie kommt den AGE-RAGE-Wechselwirkungen zu. Durch Ausschaltung des RAGE-Gens in diabetischen Mäusen wurden die Expression von TGF-ß, die Ausbildung einer Glomerulosclerose und die Albuminurie unterdrückt. Neutralisierende RAGE-Antikörper bzw. die Applikation von sRAGE verzögerten das Auftreten der diabetischen Nephropathie.

Die glomeruläre Basalmembran ist eine selektive größen- und ladungsabhängige Filtrationsbarriere. Sie besteht aus einem Netzwerk filamentösen Collagens der Typen IV, V und VI. Weiterhin enthält sie das negativ geladenen Heparansulfatproteoglycan, welches als Kationenfänger wirkt. Unter den Bedingungen einer chronischen Hyperglycämie enthalten Basalmembranen vermehrt Amadori-Addukte sowie AGEs. Carboxymethyllysin, Pentosidin, Malondialdehyd und 4-Hydroxynonenal wurden als Ausdruck eines vermehrten oxidativen Stresses (Glycoxidation und Lipidperoxidation) und einer gesteigerten Anlagerung von Carbonylen (Carbonyl-Stress) an Proteine in nodulären Strukturen und dem expandierenden Mesangium der diabetischen Glomeruli, in den Basalmembranen und Gefäßwänden gefunden. AGE-modifiziertes Collagen der glomerulären Basalmembran enthält Pentosidin und Carboxymethyllysin. Das nichtoxidativ gebildete Pyrralin war hingegen nicht nachweisbar. Durch AGE-bedingte Quervernetzungen ist Collagen IV Proteolyse-resistent gegenüber Matrixproteine abbauenden Metalloproteinasen. Im Kontakt mit glycierten Matrixproteinen produzieren Fibroblasten weniger Metalloproteinasen. Die Glycierung der Basalmembranen ist erhöht, bevor histopathologische Veränderungen nachweisbar werden.

Der Gehalt der Basalmembranen an Heparansulfatproteoglycan ist infolge der Glycierung von Laminin und seiner verminderten Synthese erniedrigt. Eine reduzierte Bindung von Heparansulfatproteoglycan an glyciertes Laminin könnte die primäre Ursache für seine Abnahme sein.

Weiterhin binden glycierte Basalmembranen vermehrt Albumin und Immunglobulin G. Die Abnahme an Heparansulfatproteoglycan und die Glucose-induzierten Strukturänderungen in den Matrixproteinen sind eine Ursache für die veränderten Permeabilitätseigenschaften der glomerulären Basalmembran. Glycierte und oxidierte LDL binden vermindert an mesangiale Zellen über den LDL-Rezeptor, jedoch vermehrt an die mesangiale Matrix. Dort können sie weiteren chemischen Veränderungen unterliegen, die für die Entstehung der Glomerulopathie von Bedeutung sind. Eine Korrelation des AGE-Gehalts der renalen extrazellulären Matrix und ihrer veränderten Morphologie mit zirkulierenden AGEs wurde beschrieben.

Die veränderte glomeruläre Hämodynamik zu Beginn einer Nephropathie ist ebenfalls mit den Wechselwirkungen von AGEs mit mesangialen Rezeptoren verbunden. AGEs hemmen den durch Angiotensin II induzierten Ca^{2+}-Influx in mesangiale Zellen und greifen dadurch in Ca-abhängige vasokonstriktorische Prozesse ein.

Die tubuläre Basalmembranverdickung beruht auf einer von der Glucose-Konzentration abhängigen vermehrten Transcription von Collagen IV-mRNA und einer gesteigerten Collagensynthese. Quervernetzungen in den tubulären Basalmembranen führen zur Bildung größerer Poren über eine veränderte Ultrastruktur. Tubuluszellen exprimieren RAGE. Auch in Ratten, die spontan einen Typ 2-Diabetes entwickelten, wurde eine Zunahme des Collagens IV und VI sowie des Fibronectins in den Glomeruli gefunden, während der Gehalt an Heparansulfatproteoglycan abnahm. Eine Überproduktion an TGF-ß1 ging der glomerulären Expansion voraus. Der Carboxymethyllysin-Gehalt des Mesangiums war deutlich erhöht und schon vor morphologisch fassbaren Veränderungen der Basalmembranen nachweisbar. Dies unterstreicht die Bedeutung einer gesteigerten Glycoxidation als eine wesentliche Ursache bei der NephroskloSclerose auch beim Typ 2-Diabetes.

Tabelle 27 - Bedeutung von AGEs und AGE-Rezeptoren bei der diabetischen Nephropathie

---

- Gesteigerte Sekretion mesangialer Zellen und Podocyten über AGE-RAGE- oder AGE-AGE-R-Interaktionen
- gesteigerte Ablagerungen in glomerulären Basalmembranen
- gesteigerte Gefäßpermeabilität
- gesteigerte Sekretion von Wachstumsfaktoren (VEGF, TGF-ß1)
- Hypertrophie der Glomeruli ⟶ Glomerulosclerose
- Hypertrophie des Interstitiums ⟶ generelle Nephrosclerose.

Nach Vlassara [131, 132]

AGEs (CEL, CML) sind auch beim Hypertonus in den Nierentubuli erhöht. Sie induzieren über RAGE in mesangialen Zellen oxidativen Stress, der zu Zellhypertrophie und vermehrter Fibronectin-Synthese führt. Dabei erfolgt eine Aktivierung des TGF-ß-Smad-Signaltransduktionsweges über die die autokrine Produktion von Angiotensin II. Eine Übersicht über Glucose-abhängige Mechanismen bei der Entstehung der Nephropathie sind in Abbildung 19 dargestellt. Die wichtigsten AGE-vermittelten Prozesse fasst Tabelle 27 zusammen.

Kapitel 7.3 - Die diabetische Neuropathie: häufigste und bedrohliche Spätkomplikation

Neuropathien sind sehr häufige diabetische Folgeerkrankungen. Sie können eingeteilt werden in die schnell reversible, Hyperglyämie assoziierte Neuropathie sowie die persistenten, symmetrischen und die focalen/multifocalen Neuropathien. Sie manifestieren sich an den peripheren und autonomen Nerven. Ihre Pathogenese ist nicht geklärt.

Die diabetische Neuropathie ist durch vielfältige morphologische Veränderungen, verbunden mit einer verminderten Nervenleitgeschwindigkeit, charakterisiert. Axonale Atrophien, segmentale Demyelinierungen und eine Angiopathie der Vasa nervorum sind wesentliche strukturelle Abweichungen an den peripheren Nerven bei Diabetikern. Fünf Hypothesen sind vorgeschlagen worden, um das Zustandekommen der diabetischen Neuropathien zu interpretieren:

- Hypoxie/Ischämie;
- eine durch Hyperglycämie induzierte Pseudohypoxie (erhöhter $NADH_2/NAD$-Quotient);
- Verarmung der Nerven an myo-Inositol infolge der Hyperglycämie;
- gesteigerter Polyol-Stoffwechsel mit Vermehrung von Sorbitol
- und Fructose;
- Glycierung von Makromolekülen durch Glucose und Fructose;
- Interaktionen von Hexose-modifizierten Proteinen mit ihren Rezeptoren (AGE-R, RAGE).

Ein Versuch, die Glycierung in die Pathogenese diabetischer Neuropathien einzubeziehen, wurde mit Tabelle 28 unternommen. Dabei wurde berücksichtigt, dass auch die Vasa nervorum einer Mikroangiopathie unterliegen. Die Mikroangiopathie bewirkt eine Einengung der Gefäße. Aus den Gefäßen treten vermehrt die glycierten Plasmaproteine Albumin und Immunglobulin G in das Perineurium ein. Glycierte Proteine akkumulieren bevorzugt in den Gefäßwänden und binden Übergangsmetalle wie Cu und Fe, welche NO inaktivieren können. Dadurch wird ein Zustand chronischer Vasokonstriktion herbeigeführt, der zu einer Minderversorgung der Nerven, u.a. mit Sauerstoff führt. In den Membranen der Myelinscheiden als auch im Cytoskelett der Neuronen und Neuriten sind Amadori-Produkte und AGEs nachgewiesen worden.

Tabelle 28 - Bedeutung der Glycierung für die diabetische Neuropathie

Induktion einer Mikroangiopathie in den perineuralen Gefäßen
- Basalmembranverdickung;
- vermehrte Synthese von Basalmembranproteinen durch Bindung glycierter Proteine an AGE- und FL-Rezeptoren der Endothelien;
- verminderte Haftung von Endothelzellen an glycierten Basalmembranen;
- gesteigerte Permeabilität glycierter Proteine (Albumin, IgG) durch die Blut-Nerv-Barriere;
- Chemotaxis und Aktivierung von Monocyten/Makrophagen mit Freisetzung von Cytokinen und Wachstumsfaktoren.

Glycierung von Proteinen und Lipiden der Myelinscheiden
- Chemotaxis von Makrophagen, Phagocytose glycierter Myeline und Kephaline;
- oxidative Schädigung von Proteinen und Lipiden;
- Inhibition von Regenerationsprozessen der Nervenfasern durch glyciertes Laminin.

Glycierung intraaxonaler Proteine
- Proteine des Cytoskeletts (Actin, Tubulin, Neurofilamente);
- Depolymerisation des Tubulin-Systems mit Störungen des ante- und retrograden Transports (?)
- Induktion von oxidativem Stress.

Glycierung und Hemmung Ionen transportierender ATPasen
- Na+/K+-ATPase (Repolarisationshemmung);
- AGE-Rezeptoren auf Neuronen und Glia-Zellen;
- Induktion von oxidativem Stress nach Ligandenbindung an RAGE und AGE-R (Induktion von Hämoxygenase-1 nach Translokation des Transcriptionsfaktors NF-κB);
- Zellschädigung durch intrazelluläre Bildung von Peroxiden, Sauerstoffradikalen und reaktiven Carbonylen.

AGEs (Carboxymethyllysin) traten in peripheren Nerven im Perineurium, in den Endothelzellen und Pericyten der endoneuralen Gefäße als auch im Axoplasma und in den Schwann'schen Zellen auf. Im Zentralnervensystem und in peripheren Nerven korrelierte ein vermehrter AGE-Gehalt mit neurophysiologischen Veränderungen schon in relativ frühen Stadien des Diabetes mellitus (32, 120). AGEs zeigen eine generelle Neurotoxizität (40).

Die Demyelinierung peripherer Nerven wird durch die Phagocytose von Glucose-modifizierten Proteinen und Lipiden der Nervenscheiden durch Makrophagen eingeleitet und ist eine Ursache für die Beeinträchtigung der Impulsleitgeschwindigkeit.

Der intraaxonale Transport von Proteinen ist bei der diabetischen Neuropathie ebenfalls gestört. Dies betrifft vor allem die Hauptproteine des axonalen Cytoskeletts und der Neurofilamente. Diese Proteine sind vermehrt glyciert. Die AGE-Modifikationen der neuronalen Cytoskelett-Proteine (Actin, Tubulin, Neurofilamente) bewirkt eine Degeneration der Axone und Beeinträchtigung des axonalen Transports.

Glycierte, inaktive Na^+/K^+-ATPasen könnten in der Pathogenese der diabetischen Neuropathie eine Bedeutung haben.

Laminin, ein Hauptbestandteil der Basalmembranen Schwann'scher Zellen, fördert die Regeneration von Nervenfasern. Glyciertes Laminin verliert diese Funktion.

Eine Coexpression von Carboxymethyllysin, RAGE und NF-κB wurde in den endoneuralen Gefäßen, mononucleären und Schwann'schen Zellen bei Diabetikern gefunden, was als Hinweis zu werten ist, dass eine Aktivierung von RAGE bei der diabetischen Neuropathie von Bedeutung ist und zu oxidativem Stress und zu Entzündungsreaktionen führt (78,123).

Nerven- und Gliazellen besitzen Rezeptoren für AGEs. Diese Rezeptoren, insbesondere RAGE, sind für die Auslösung intrazellulärer oxidativer Stressreaktionen verantwortlich. Oxidativer Stress kann intra- und extrazellulär auch bei der Bildung von AGEs entstehen. AGE-RAGE-Interaktionen spielen eine Rolle in der Pathogenese der diabetischen sensorischen Neuropathie durch Beeinträchtigung der Schmerzempfindlichkeit. RAGE in Neuronen dorsaler Spinalganglien ist nach Bindung von S100/Calgranulinen und anderen RAGE-Liganden über eine Induktion oxidativen Stresses und entzündlicher Prozesse für das Absterben der Zellen verantwortlich.

RAGE in den Axonen sowie in mononucleären Leukocyten fördert über die Bindung von S100/Calgranulin und Amphoterin allerdings auch die Regeneration geschädigter Nerven.

Ob die Akkumulation von AGEs ein früher Mechanismus der diabetischen Nervenschädigung ist, wurde noch nicht geklärt.

In den letzten Jahren häuften sich Hinweise auf unterschiedliche pathogenetische Mechanismen bei der Neuropathie der Typ 1- und Typ 2-Diabetiker. Bei der Neuropathie des Typ 1-Diabetes scheint das Fehlen der trophischen Funktion des Insulins und seines C-Peptids auf autonome und somatische Nervenfunktionen und die Durchblutung von Bedeutung zu sein.

Kapitel 7.4 - Diabetische und senile Cataractbildung: eine Folge der Maillard-Reaktion

Cataracte können Ursache einer Erblindung beim Diabetes mellitus und im Alter sein. Die Linseneintrübungen resultieren aus der Aggregation der Linsenproteine. Der Stoffwechsel der Augenlinse ist ausschließlich vom umgebenden Kammerwasser abhängig. Die Linsenkapsel ermöglicht nur die Diffusion kleiner Moleküle und Ionen. Der Glucosegehalt des Kammerwassers entspricht der Blutglucose-Konzentration. Die Aufnahme der Glucose in die Linse ist insulinunabhängig. Glucose wird über die Glycolyse, den Pentosephosphatweg und den Polyolstoffwechsel verwertet. Demzufolge kann es bei einem hohen Glucoseangebot zu einer Anhäufung von Glucose-6-Phosphat, Triosephosphaten und Fructose in der Linse kommen, die wesentlich stärker glycierend wirken als Glucose.

Im zentralen Teil der Linse gibt es keine messbare Proteinsynthese und keinen Proteinabbau. Eine Neusynthese von Proteinen findet nur in der Linsenperipherie statt und bewirkt Linsenwachstum. Demzufolge sind die Proteine im Linsenkern die ältesten Körpereiweiße, in denen chemische Modifikationen akkumulieren. Diese altersabhängigen Prozesse können zur Eintrübung der transparenten Linse führen. Die Umsetzung der Crystalline mit Glucose führt zunächst zu Amadori-Produkten, die im Gleichgewicht mit der Blutglucose-Konzentration stehen und nicht akkumulieren, jedoch beim Diabetiker vermehrt gebildet werden. Dagegen akkumulieren AGEs in den Linsenproteinen. Identifiziert wurden CML, CEL, Pentosidin, Pyrralin, Vesperlysin A, GOLD, MOLD, Argpyrimidin, Oxalsäuremonoamid, Glucosepane, GODIC und MODIC als Indikatoren für nichtoxidative und oxidative Prozesse der Proteinmodifikationen durch Glucose und Carbonyle. Offensichtlich muss aber eine Blutglucose-Konzentration von 10 mM (180 mg/100 ml) überschritten werden, ehe eine Akkumulation von AGEs verbunden mit einer diabetischen Cataractbildung einsetzt. Unter den AGE-Präcursoren der Linsenproteine hat Dehydroascorbinsäure eine besondere Bedeutung.

Die AGE-bedingten intra- und intermolekularen Vernetzungen der Crystalline sind für das Zustandekommen der senilen und diabetischen Cataracte von außerordentlicher Wichtigkeit. Die Bildung von Glucose-Addukten induziert zudem Konformationsänderungen in den Crystallinen, die eine Exposition von Sulfhydrylgruppen bewirken. Diese werden zu Disulfidbrücken oxidiert, wodurch die Bildung unlöslicher Aggregate verstärkt wird. Dabei könnten die bei der Glycierung entstehenden reaktiven Sauerstoffspecies eine wichtige Rolle spielen.

Direkt durch Glucose hervorgerufene Konformationsänderungen der Linsenproteine sollen die Cataractbildung ebenfalls fördern.

Neben der Maillard-Reaktion spielen oxidative Prozesse, die zum Teil metallkatalysiert ablaufen, in der Cataractogenese eine Rolle. Durch die Bindung von Cu-Ionen an Carboxymethyllysin kann die Bildung von O_2-Radikalen verstärkt, die Oxidation von Glucose und Ascorbinsäure beschleunigt und eine AGE-bedingte Aggregatbildung der Crystalline eingeleitet und unterhalten werden. Die Fenton-Reaktion, in welcher Hydroxylradikale gebildet werden, hat Bedeutung für die Cataractogenese, besonders beim Diabetes, wo eine Cu-Akkumulation in den Linsenzellen stattfindet. Infolge des Polyol-Stoffwechsels der Linse erlangt auch Fructose als glycierendes Agens bei der Bildung diabetischer Cataracte eine wichtige Bedeutung. Galactose setzt sich ebenfalls mit Crystallinen um und induziert bei der Galactosämie eine Cataractbildung. Hohe Galactose-Konzentrationen hemmen die Reduktion der Dehydroascorbinsäure und fördern so eine AGE- und Cataractbildung.

Vitamin C spielt eine Doppelrolle in der Linse. Einerseits ist es ein wichtiges Antioxidans, andererseits in Form der Dehydroascorbinsäure bzw. seiner Abbauprodukte L-Threose und L-Erythrulose eine stark glycierende Verbindung. Bei der Glycierung durch Ascorbinsäure entstehen reaktive Sauerstoffspecies und gegen UV-Licht sensibilisierende Produkte, welche die Bildung von AGEs und gefärbten Linsenaggregaten verstärken.

AGE-Bildung findet auch in den Basalmembranen der Linsenepithelien, den Linsenmembranen und in der Linsenkapsel statt. Diese führt zu einer Abnahme der Fluidität der Membranen und zu einer Zunahme ihrer Permeabilität. Eine Vernetzung von Crystallinen mit Membranproteinen ist ebenfalls beobachtet worden.

Wechselwirkungen von AGEs mit RAGE auf Linsenepithelien könnten für die Cataractogenese ebenfalls von Bedeutung sein. Die Zellen produzieren vermehrt Bindegewebs- und Basalmembranproteine nach Kontakt mit den AGEs der Linsenkapsel.

Raucher haben einen höheren AGE-Gehalt in den Linsen. Rauchen beschleunigt demzufolge die Cataractbildung und ist ein zusätzlicher Risikofaktor für die diabetische Lentopathie.

Kapitel 7.5 - Die diabetische Keratopathie und die diabetische Vitreopathie

Pentosidin und Carboxymethyllysin werden in den Collagenen der Cornea (Stroma und Lamina) beim Diabetes vermehrt nachgewiesen. Sie sind an einer Verdickung des Stromas und der Basalmembranen, an Ödemen und morphologischen Veränderungen der Endothel- und Epithelschichten der Cornea beteiligt. Die Bowman'sche Membran ist beim Diabetes stark glyciert, wodurch Adhäsion und Ausbreitung der Cornea-Epithelien reduziert werden. RAGE und AGE-R$_3$/Galectin-3 werden auf den Epithelien der Cornea exprimiert. AGEs bewirken eine Apotose der Zellen, z.T. über die Bildung reaktiver Sauerstoff-species. AGE-RAGE-Wechselwirkungen induzieren zudem über eine vermehrte NF-κB-Bildung in den Tränendrüsen eine verminderte Tränensekretion, die als eine Ursäche für das Altern der Cornea bzw. für die diabetische Keratopathie in Betracht kommt.

Die organische Matrix des Glaskörpers ist ein komplexes Netzwerk der Collagene vom Typ II, V, IX und XI, welche mit Hyaluronsäure assoziieren. Eine Glycierung induziert veränderte Quervernetzungen der Collagenfibrillen und eine Abdissoziation der Hyaluronsäure, wodurch eine Destabilisierung der Gelstruktur einsetzt. AGEs spielen eine wichtige Rolle bei strukturellen Änderungen und der Ablösung des Glaskörpers von der Retina beim Diabetes und beim Altern.

AGEs sind auch in nicht geklärter Weise in die Pathogenese des Glaukoms einbezogen.

Kapitel 7.6 - Die diabetische Cardiomyopathie

Die Ursachen der diabetischen Cardiomyopathie sind nicht klar. Die Cardiomyopathie ist das Ergebnis des Wirkens verschiedener pathogenetischer Faktoren wie Dysfunktionen autonomer Nerven, Fibrosen durch eine vermehrte Collagenbildung und -vernetzung, verminderte Aktivitäten der sarcoplasmatischen Ca^{2+}- und Na^+-K^+-ATPasen, Aktivierung der Proteinkinase C und eine gesteigerte Glycierung. Hohe Konzentrationen an Fructose-3-Phosphat und 3-Deoxyglucoson wurden im Gegensatz zum normalen Herzmuskel im diabetischen Myocard nachgewiesen, die für die Glycierung von Herzmuskelproteinen bedeutsam sind. AGEs wurden immunhistochemisch in basophilen Granula der Myofibrillen gefunden. Das Auftreten dieser Granula (basophile Degeneration) nimmt mit dem Altern zu.

Im Herzmuskel finden eine altersabhängige Zunahme der Expression von AGE-R$_3$ und Scavenger-Rezeptoren sowie eine Verminderung der Expression von RAGE statt. Keine Veränderungen wurden bei AGE-R$_1$ und AGE-R$_2$ gefunden. Die diabetische cardiale Muskelschwäche ist durch Beeinträchtigung der Kontraktions- und Relaxationsfähigkeit des Myocards gekennzeichnet, die durch die intrazelluläre Calcium-

Konzentration reguliert wird. Im diabetischen Myocard kommt es zu einer Erhöhung der Ca- Menge. Die verminderte Memb-ranfluidität infolge der Glycierung und Glycoxidation von Membranproteinen und -lipiden führt zu einem Einstrom extrazellulärer Ca-Ionen. AGE-RAGE-Interaktionen nehmen direkten Einfluss auf die Calcium-Verteilung im Herzmuskel. Eine Überexpression von RAGE verbunden mit einer AGE-Bindung verlängert die Abfallzeiten des intrazellulären Ca-Spiegels.

Im diabetischen Myocard ist die Expression der sarcoplasmatischen Ca^{2+}-ATPase vermindert und das Enzym AGE-modifiziert, wodurch es gehemmt wird. Dadurch ist der Calcium-Einstrom in das endoplasmatische Reticulum in der Relaxationsphase behindert.

Eine langzeitige Hyperglycämie reduziert die Phosphorylierung und damit die Aktivierbarkeit der MAP-Kinasen ERK 1/2 (p44/42) im Myocard durch Bildung von AGEs. Die Modulierung von intrazellulären Enzymaktivitäten durch AGEs könnte in der Pathogenese der diabetischen Cardiomyopathie eine wichtige Rolle spielen.

AGEs stimulieren die Expression von RAGE in den Coronarendothelien. AGE-RAGE-Wechselwirkungen sind von Bedeutung für die beschleunigte Entwicklung einer Coronarsclerose beim Diabetes. AGEs stimulieren in Fibroblasten aus Herzmuskelgewebe verschiedene Signaltransduktionswege (MAP-Kinasen, jun-Kinase), die Aktivierungen von Transcriptionsfaktoren (ATF-2, NF-κB) sowie Expression und Aktivierung von Metalloproteinasen, welche für den Abbau von Matrixproteinen verantwortlich sind. Deshalb könnte eine Verminderung des AGE-Gehalts im Herzmuskelbindegewebe zu einer Verminderung eines pathologischen Gewebeumbaus, z.B. bei cardialen Fibrosen beitragen. Die abnehmende Kontraktionsfähigkeit und Versteifung des Myocards im Alter und beim Diabetes mellitus wird auf eine Akkumulation von AGEs in den interstitiellen Collagenen zurückgeführt. Amadori-Produkte und AGEs finden sich auch im Myosin (2).

Bei der chronischen Niereninsuffizienz sind die AGE-Konzentrationen im Serum hoch. Daher kommt es zu einer vermehrten Ablagerung von AGEs sowohl in den Coronararterienwänden, den myocardialen Arteriolen, in Endothelien und Makrophagen, wie auch in den

Herzmuskelzellen. Die Serumkonzentration an AGEs ist mit einer Versteifung des Myocards infolge einer vermehrten AGE-Bildung in den interstitiellen Collagenen bei Typ 1-Diabetikern korreliert.

Die Anwendung von Crosslinks auflösenden Pharmaka (AGE-Brecher) reduziert den AGE-Gehalt des Myocards, vermindert die Expression von RAGE, AGE-R3 und Collagen und verbessert die Herzfunktion. Auch daraus ist zu schließen, dass AGEs eine zentrale Rolle bei der Ausbildung der diabetischen Myocardiopathie einnehmen.

Kapitel 7.7 - Weitere mit einer gesteigerten Glycierung assoziierte Erkrankungen: Hyperglycämie als Schadensfaktor für den Gesamtorganismus
Kapitel 7.7.1 - Diabetische Osteoporose und Osteoarthritis

Etwa 10% der Knochenmasse werden jährlich durch Umbau erneuert. AGEs in den Knochenproteinen spielen eine wichtige Rolle in der gestörten Knochenerneuerung bei der Osteoporose. Beim Diabetes mellitus treten als Spätkomplikationen Osteoporosen und eine Osteoarthritis auf.

Dier Beziehungen zwischen Diabetes und Knochenerkrankungen sind komplex. Eine niedrige Knochendichte wird vor allem beim Typ 1-Diabetes gefunden, während beim Typ 2-Diabetes die Knochendichte unverändert bzw. erhöht ist. Die Knochenbrüchigkeit ist jedoch bei beiden Diabetes-Typen gesteigert.

Nach Monnier sind hierfür AGEs verantwortlich, die in der organischen Knochenmatrix, insbesondere im Collagen I akkumulieren. AGEs hemmen die Ossifikation. Glyciertes Collagen inhibiert die Differenzierung von Osteoblasten. Die Sekretion von alkalischer Phosphatase und Osteocalcin sowie die Mineralisation sind reduziert. Diese Effekte werden über eine Beeinflussung der TGF-ß-Rezeptorexpression der Osteoblasten reguliert. AGEs reprimieren die Osteoblastendifferenzierung und -proliferation sowie die Proteoglycan-Biosynthese der Chondrocyten dosis- und zeitabhängig. Diese Effekte werden durch Wechselwirkungen mit AGE-bindenden Membranproteinen, z.B. RAGE auf Osteoblasten ausgelöst. AGEs stimulieren Osteoblasten über die Aktivierung des Transcriptionsfaktors NF-κB zur Produktion von Interleukin 6 und fördern dadurch die Knochenresorption durch Osteoklasten.

Eine direkte Stimulierung der Osteoklasten durch AGEs führt ebenfalls zum Knochenabbau. Dabei spielen auch AGE-modifizierte ß2-Mikroglobuline eine Rolle, sodass Beziehungen zwischen chronischer Niereninsuffizienz und Knochenabbau über diesen Mechanismus interpretiert werden können. AGE-Crosslinks in Knochencollagenen beeinträchtigen nicht nur die Mineralisation, sondern verursachen auch kleinste Schäden. Sie beeinträchtigen dadurch die mechanischen Eigenschaften des Knochens. Serum- und Urinkonzentrationsbestimmungen von Pentosidin könnten genutzt werden, das Frakturrisiko bei Diabetikern mit einer Osteoporose abzuschätzen.

AGEs lösen eine Apoptose mesenchymaler Stammzellen mit verminderter Synthese von Knorpel und Knochen aus. Sie verändern das physiologische Gleichgewicht zwischen Knochensynthese und -abbau und begünstigen dadurch Osteoporosen und Osteoarthritis.

Die Glycierung des Osteocalcins, eines Ca^{2+}-Ionen binden Proteins, nimmt mit dem Alter zu und die Calciumbindungsfähigkeit ab. Dieser Prozess könnte ebenfalls für die altersbedingte Osteoporose und die diabetische Osteopenie von Bedeutung sein (53).

Die Osteoarthritis ist eine chronische, zu erheblicher Bewegungseinschränkung der Gelenke führende Erkrankung, die im Alter einen erheblichen Riskofaktor darstellt. AGEs akkumulieren sowohl im Knorpelcollagen als auch im Aggrecan (Proteoglycan des Knorpels). Pentosidin, Carboxymethyllysin und Carboxyethyllysin finden sich in den Collagenen des Knorpels in höherer Konzentration als in den Hautcollagenen, was durch unterschiedliche Umsätze der Proteine in Haut und Knorpel bedingt ist. Dadurch besitzt der osteoarthritische Knorpel eine verminderte Elastizität und erhöhte Brüchigkeit. AGEs in der Knorpelmatrix vermindern die Synthese von Collagenen und Proteoglycanen durch die Chondrocyten über Wechselwirkungen mit AGE-Rezeptoren in der Zellmembran. Humane Chondrocyten exprimieren RAGE und AGE-R3/Galectin-3. Auch eine intrazelluläre AGE-Bildung kann Zellfunktionen beeinträchtigen. Chondrocyten aus osteoarthritischem Knorpel zeigen einen deutlich höheren Carboxy-methyllysin-Gehalt als Chondrocyten aus gesundem Knorpel.

Im osteoarthritischen Knorpel wird neben einer Erhöhung der AGE-Konzentration die Produktion von S100/Calgranulinen und RAGE gesteigert, wodurch MAP-Kinasen und NF-κB aktiviert und die Expression von Matrix-Metalloproteinasen induziert werden. Dieser Signaltransduktionsweg könnte zum Knorpelabbau beitragen.

Demzufolge ist bei Diabetikern mit chronischer Hyperglycämie das Erkrankungsrisiko an Osteoarthritis erhöht. Die diabetische Osteoarthritis betrifft besonders die Kniegelenke.

Kapitel 7.7.2 - Diabetische Gelenksteife

Eine Einschränkung der Beweglichkeit der Gelenke ist eine frühe Komplikation. Befallen sind die großen und kleinen Gelenke. Eine Ursache ist die abnehmende Elastizität und Plastizität des periarticulären Bindegewebes durch AGE-induzierte Quervernetzungen des Collagens.

Kapitel 7.7.3 - Fibromyalgien

Die Fibromyalgie ist eine häufige Störung mit unbekannter Ätiologie und Pathogenese. Patienten mit dieser Erkrankung haben erhöhte Serum-AGE-Werte. Die AGE-Modifikationen von Bindegewebsproteinen sowie AGE-RAGE-Wechselwirkungen können für die Entstehung der Erkrankung bedeutsam sein. Der Anteil an Fructoselysin und AGEs in den Muskelproteinen ist niedriger als im Hautcollagen, was auf einen Schutz vor Glycierung und Oxidation hindeutet.

Kapitel 7.7.4 - Diabetische Dermatosen

Die cutanen Symptome des Diabetes (z.B. Scleroderma diabeticorum, prätibiale Hyperpigmentierungen, Necrobiosis lipoidica, Bullosis idiopathica diabeticorum, Granuloma annulare, Rubeosis) reflektieren multiple Pathogenesefaktoren, wie Veränderungen des Glucose-Stoffwechsels, Glycierungsmechanismen, Makro- und Mikroangiopathien der Haut, Neuropathien und Infektionen. Die Glycierung von Collagenen und Keratinen spielt eine zentrale Rolle bei Veränderungen der Epidermis und der Bindegewebsstrukturen der Haut und ihrer Gefäße. Durch Wechselwirkungen von AGEs mit ihren Rezeptoren wird das Entstehen von Angiopathien begünstigt. Bestimmte Allele des RAGE-Gens sind mit diabetischen Dermatosen assoziiert (Gly82Ser-Dimorphismus, 1704 G/T-Austausch). Eine Basalmembranverdickung an den Haut-Kapillaren ist im Gegensatz zu den Muskel-Kapillaren nicht direkt abhängig von der Diabetes-Dauer und der Hyperglycämie.

AGE-modifizierte Proteine sind Fotosensitizer in der Haut. Unter Einwirkung von UV-Licht kommt es zu einer vermehrten Bildung von H_2O_2 und dadurch zu verstärkter Alterung und Carcinogenese.

Kapitel 7.7.5 - Diabetische Parodontopathien

Diabetes ist ein Risikofaktor für die Entwicklung von Parodontopathien. Sie gehören zu den häufigen diabetischen Komplikationen. Ein gesteigerter alveolarer Knochenverlust wird abgesehen von bakteriellen Infektionen auf Interaktionen zwischen AGEs mit RAGE in den Gefäßen der Gingiva sowie auf Monocyten/Makrophagen und Lymphocyten mit einer erhöhten Produktion von Cytokinen zurückgeführt. Dadurch nimmt die Sekretion von Metalloproteinasen und Eicosanoiden zu. AGEs stimulieren über RAGE die Osteoklasten. Eine Blockade von RAGE mit sRAGE verminderte den alveolären Knochenabbau sowie die Sekretion proinflammatorischer Cytokine und Metalloproteinasen durch die Gingiva. AGEs verursachen eine gesteigerte Apoptose der Matrixproteine synthetisierenden Fibroblasten und Osteoblasten. Auch die Collagene des Dentins akkumulieren AGEs.

Kapitel 7.7.6 - Penile Dysfunktion

Die erektile Dysfunktion beim Diabetes wird mit der Anhäufung von AGEs in den corpora cavernosa, den Gefäßen und Nerven in Zusammenhang gebracht. Von Wichtigkeit ist auch oxidativer Stress sowie eine Beeinträchtigung der NO-Synthese.

Zusammenfassung des Kapitels 7

Die diabetische Makroangiopathie ist eine beim Diabetes sich früh manifestierende Form der Arteriosclerose, die Männer und Frauen mit gleicher Häufigkeit befällt. Die Wandstarre der großen arteriellen Gefäße wird durch die AGE-bedingten Quervernetzungen der Collagene und Elastine verursacht. Modifizierte LDL haben bei der Bildung arteriosklerotischer Plaques eine herausragende Bedeutung. Glycierung, AGE-Bildung und Oxidation sind nebeneinander ablaufende Prozesse im Protein- und Lipidanteil der LDL, die ihre erhöhte Atherogenität bedingen. Die Bildung von Maillard-Produkten steigert ihre Aufnahme, reduziert jedoch ihren Abbau in Makrophagen. LDL-Immunkomplexe, die auf der Grundlage von Autoantikörpern gegen glycierte LDL entstehen, stimulieren zusätzlich die Aufnahme durch Makrophagen und die Akkumulation von Cholesterol und seiner Ester. LDL werden in den Gefäßwänden durch AGE-modifizierte Collagene immobilisiert und unterliegen weiteren chemischen Modifikationen wie AGE-Bildung und Oxidation. Sie locken chemotaktisch Makrophagen an. Durch die Bindung an Fructoselysin- und AGE-spezifische Rezeptoren stimulieren sie in Monocyten und Makrophagen die Freisetzung von Cytokinen und Wachstumsfaktoren, die Migration und Proliferation der Monocyten/Makrophagen und glatten Gefäßmuskelzellen induzieren. Endothelien erzeugen nach Bindung von AGEs an RAGE ein prokoagulatorisches Milieu auf ihrer ansonsten gerinnungshemmenden luminalen Oberfläche. Durch die Glycierung von Fibrinogen und Antiproteinasen nimmt das Gerinnungspotenzial des Blutes zu. Die Abscheidung von Fibringerinnseln und Thrombocytenaggregaten an den Gefäßwänden wird gefördert. AGEs erhöhen die Permeabilität der Endothelschicht und inaktivieren den endothelialen Relaxations-faktor NO. Zusammen mit der durch AGEs stimulierten Sekretion von Endothelin wird dadurch der Gefäßtonus erhöht und die Entwicklung und die Progredienz einer Hypertonie gefördert. Die Interaktionen von AGEs mit AGE-bindenden Rezeptoren auf Endothelien, Pericyten und der glatten Gefäßmuskulatur sind von Bedeutung für das Entstehen und das Fortschreiten der Makroangiopathie. AGEs stimulieren die Expression von RAGE in den Gefäßwänden.

Die diabetische Mikroangiopathie manifestiert sich in fast allen Endstrombahngebieten. In der Niere und Retina sind die Folgen besonders gravierend. Obwohl Endstrombahnen organ- bzw. gewebespezifische strukturelle und funktionelle Besonderheiten aufweisen, zeigt die diabetische Mikroangiopathie als gemeinsames Merkmal eine kapilläre Basalmembranverdickung. AGEs akkumulieren in Basalmembranproteinen und verändern ihre Strukturen. Maillard-Addukte stimulieren ihre vermehrte Synthese über Wechselwirkungen mit Rezeptoren, in die Cytokine und Wachstumsfaktoren einbezogen sind. Ihr Abbau durch Metalloproteinasen ist vermindert. Infolge der geänderten Permeabilität von Endothelien und Membranen durch AGEs werden Plasmaproteine in die Basalmembranen eingelagert und tragen zu deren Verdickung bei. Basalmembranen verarmen an Proteoglycanen über eine Glycierung des Basalmembranproteins Laminin. AGEs stimulieren zudem Enzymaktivitäten, die die Kohlenhydratzusammensetzung von Glycoproteinen in der Glycokalix der Gefäßwände ändern. Nicht nur die AGEs in den Basalmembranen, sondern auch zirkulierende AGEs sind für Kapillarendothelien und Pericyten toxisch. Sie rufen einen prothrombotischen Zustand auf Endothelien hervor, wodurch über Fibrin- und Thrombocytenablagerungen eine Einengung bzw. ein Verschluss von Kapillaren hervorgerufen werden kann. AGEs stimulieren die Kapillarneubildung über einen autokrinen Regulationsmechanismus, in den RAGE und VEGF einbezogen sind. RAGE und AGEs kommen in Retina und Niere vergesellschaftet vor. Dies ist ein Hinweis, dass die Wechselwirkungen von AGEs mit ihren Rezeptoren in der Pathogenese der diabetischen Mikroangiopathie eine wichtige Rolle spielen.

In der Pathogenese der Neuropathie spielen die Mikroangiopathie der vasa nervorum als auch Amadori-Produkt- und AGE-modifizierte Proteine in den Nervenscheiden, den Axonen und Neuronen eine Rolle. Die Demyelinierung peripherer Nerven kann durch den Abbau Glucose-modifizierter Proteine und Lipide durch Makrophagen erklärt werden. Dadurch ergibt sich auch eine verlangsamte Impulsleitgeschwindigkeit. Intraaxonale Transportprozesse werden durch Modifikation der Proteine des Cytoskeletts und der Neurofilamente beeinträchtigt.

Diabetische und senile Cataracte beruhen auf einer durch AGEs hervorgerufenen Aggregation der Linsenproteine Die Aggregatbildung wird durch die Ausbildung von Disulfidbrücken verstärkt. Oxidations- und Abbauprodukte der Ascorbinsäure spielen bei der AGE-Bildung in der Linse eine wichtige Rolle.

Eine Versteifung der großen und kleinen Gelenke resultiert aus einem Verlust der Elastizität und Plasizität der Gelenkkapseln infolge der AGE-Bildung in den Collagenen.

Die diabetische Cardiomyopathie wird einerseits durch die Angiopathie der Coronararterien und durch die AGE-modifizierten Collagene in den Interstitien des Myocards (Myocardsclerose), andererseits durch eine AGE-Bildung innerhalb der Cardiomyocyten sowie AGE-Rezeptor-Wechselwirkungen verursacht.

Amadori-Addukte und AGEs sind auch an der Ausbildung diabetischer Osteopathien, Dermatosen und Parodontopathien beteiligt.

Kapitel 8 - Die Bestimmung glycierten Hämoglobins und glycierter Plasmaproteine zur Evaluierung des diabetischen Stoffwechsels
Kapitel 8.1 - HbA_{1c}, GHb und Hb-AGE

Mit der Publikation der Ergebnisse des Diabetes Control and Complications Trial (DCCT) wurde die Bedeutung der HbA_{1c}/GHb-Bestimmung (glycierte Hämoglobine) für die Stoffwechselüberwachung von Typ 1-Diabetikern eindeutig herausgestellt (116, 117). Das Risiko für das Auftreten und Fortschreiten der diabetischen Folgeerkrankungen ist mit dem Grad der Hyperglycämie bzw. der Intensität der metabolischen Kontrolle und Therapie assoziiert. Das gleiche gilt auch für den Typ 2-Diabetes (UK Prospective Diabetes Study Group (UKPDS)) (125, 126).

Tabelle 29 - Korrelation glycierten Hämoglobins mit der Blut-Glucosekonzentration

HbA$_{1c}$ (%)	Blutglucose (mg/100 ml)
4	60
5	90
6	120
7	150
8	180
9	210
10	240
11	270
12	300

Nach Chandalia und Krishnaswamy [24]

Eine verbesserte Stoffwechseleinstellung führte zu einer Reduktion der Komplikationsrate. DCCT zeigte eine Verminderung des Erkrankungsrisikos um 63% bei der Retinopathie, um 54% bei der Nephropathie und um 60% bei der Neuropathie. Die UKPDS ermittelte ein vermindertes Risiko um 21% bei der Retinopathie und um 33% bei der Nephropathie. Eine kleinere Studie mit Typ 2-Diabetikern aus Japan zeigte eine Reduktion des Erkrankungsrisikos um 69% bei einer beginnenden Retinopathie und um 70% bei der Nephropathie. Diese Studien haben zudem bestätigt, dass die Bestimmung des glycierten Hämoglobins ein optimaler Parameter für die Langzeitkontrolle des Glucosestoffwechsels ist. Die Höhe der HbA$_{1c}$/GHb-Konzentration korreliert mit dem durchschnittlichen Blutglucosespiegel der letzten 6 bis 8 Wochen (Tabelle 29). Probleme mit der Interpretation der HbA$_{1c}$/GHb-Bestimmungen stehen im Zusammenhang mit der

Reversibilität der Glycierung. Aus kinetischen Analysen der Glycierung des Hämoglobins wurde abgeleitet, dass die Bildung der Amadori-Produkte eine Gleichgewichtsreaktion darstellt. Dies relativiert die HbA_{1c}/GHb-Bestimmungen nicht, da die Menge der Amadori-Addukte mit der durchschnittlichen Blutglucose-Konzentration der letzten zwei Monate korreliert.

Eine individuelle Variabilität glycierten Hämoglobins bei gleicher Blutglucose-Konzentration wurde bei Nichtdiabetikern beschrieben. Es gibt permanent niedrige und hohe „Glycierer". Die Ursache wurde in einem unterschiedlichen erythrocytären Stoffwechsel gefunden. Der pH-Wert und das 2,3-Bisphosphoglycerat waren bei den gesteigert Glycierenden etwas erhöht (pH 7,05 vs. 7,17; 2,3-Bisphosphoglycerat 4,81 vs. 5,6 mmol/L). Niedrigglycierer hatten niedrigere intraerythrocytäre Glucose-Konzentrationen, die auf Differenzen in der Glucose-Permeabilität oder der Utilisation beruhen. Zudem soll die Lebensdauer der Erythrocyten bei den hohen Glycierer verlängert sein. Dies erklärt die individuellen Unterschiede im HbA_{1c}/GHb-Gehalt der Erythrocyten. Hohe Glycierer hatten ein dreifach erhöhtes Risiko für das Entstehen einer Retinopathie und ein sechsfach erhöhtes Risiko, an einer Nephropathie zu erkranken.

Die HbA_{1c}-Werte nichtdiabetischer Erwachsener korrelieren mit dem Alter und dem Körpergewicht. Eine Beziehung des HbA_{1c} besteht auch zur täglichen Nahrungszufuhr, wobei besonders Fette mit einem hohen Anteil gesättigter Fettsäuren, nicht aber die Protein-, Kohlenhydrat- und Ballststoffmengen eine Rolle spielen. Eine inverse Korrelation zeigt die HbA_{1c}-Konzentration zur Aufnahme von Antioxidanzien, wie der Vitamine C und E. Frauen in der Menopause haben höhere HbA_{1c}-Werte.

Klinisch ist von Bedeutung, inwieweit die HbA_{1c}-Konzentration eine genetisch determinierte Proteinglycierung widerspiegelt, die unabhängig von einer genetisch bedingten Glucoseverwertung ist. An Zwillingsuntersuchungen bei Gesunden und Typ 1-Diabetikern wurde gezeigt, dass Umweltfaktoren und Altern nur zu etwa 40% zum HbA_{1c}-Wert beitragen, während 60% erblich bedingt sind. Die Ursachen für diesen Effekt sind ungeklärt. Vielleicht spielen unterschiedliche Aktivitäten deglycierender Enzyme sowie ein unterschiedlicher Glucosestoffwechsel der Erythrocyten eine Rolle (siehe auch Hoch- und Niedrigglycierer).

Eine klinische Variabilität ist wichtig bei der Beurteilung des glycierten Hämoglobins. Für die Mikroangiopathie ist eine deutliche Korelation der Werte mit der Entwicklung und Progredienz der Erkrankungen bei Typ 1-Diabetikern gefunden worden (DCCT). Eine solche strenge Beziehung von HbA_{1c}/GHb zu der diabetischen Makroangiopathie und der coronaren Herzkrankheit besteht bei Typ 2-Diabetikern nicht (UKPDS). Die Bestimmungen glycierten Hämoglobins beruhen auf Ladungsunterschieden zum HbA_0 (Ionenaustauschchromatographie, Elektrophorese, isoelektrische Focussierung) bzw. auf dem Gehalt an Aminoketosen (Boronat-Affinitätschromatographie) oder immunchemischen Methoden. Das modernste Verfahren ist eine HPLC (high performance liquid chromatography) gekoppelt mit einer Massenspektrometrie (LC-MS/MS). Chemische Methoden spielen im klinisch-chemischen Labor keine Rolle mehr.

Methoden, die Ladungsunterschiede zwischen HbA_{1c} und HbA_0 nutzen, geben falsch positive oder falsch negative Resultate im Falle des Vorliegens von größeren Mengen an pathologischen Hämoglobinen, z.B. HbF (Thalassämie) bzw. HbS (Sichelzellenanämie), beim Vorliegen von Acetylsalicylsäure- (chronische Aspirineinnahme), Cyanat- (Urämie) oder Acetaldehyd-Addukten (Alcoholismus) am N-terminalen Valin der ß-Ketten. Alternativen sind die Affinitätschromatographie oder immunchemische Methoden. Anämien infolge einer verkürzten Lebensdauer der Erythrocyten können ebenfalls zu fehlerhaften Resultaten führen (Tabelle 30).

Tabelle 30 - Ursachen für veränderte HbA_{1c}-Werte unabhängig von der Blut-Glucose-Konzentration

Falsch hoch	Falsch tief
fetales Hb über 0,5%	pathologische Hb (z.B. HbS)
Urämie	hämolytische Anämien
Eisenmangel-Anämie	Sphärocytose

Hypertriglyceridämie	akuter Blutverlust
Alkohol-Abusus	Erythrocyten-Transfusion
Acetylsalicylsäure	
ß-Lactam-Antibiotika	
Hydroxyharnstoff	
Bleivergiftung	

Nach Daneman [36]

Bei jedem Diabetiker sollten in Abständen von zwei bis vier Monaten (in Abhängigkeit von der Stabilität des Stoffwechsels) die glycierten Hämoglobine bestimmt werden, um einen Überblick über die zurückliegende Stoffwechselsituation und die Patienten-Compliance zu haben. HbA_{1c}/GHb-Werte von 6,2 bis 7% sind als adequat, > 7% als inadequat zu bewerten. Wenn die Werte nahe 6% oder darunter liegen, ist an ein Auftreten von Hypoglycämien zu denken. HbA_{1c}-Werte von unter 7% sollten insbesondere bei älteren Typ 2-Diabetikern nicht angestrebt werden, da eine intensive Stoffwechselführung zu gefährlichen Hypoglycämien führen kann. Die Bestimmung des glycierten Hämoglobins ersetzt die Selbstkontrolle der Blutglucose-Konzentration nicht (siehe auch Tabelle 31)!

Ab 2010 sollen die prozentualen Angaben des HbA_{1c} durch die neue Einheit **mmol HbA_{1c}/mol HbA_0 + HbA_{1c}** ersetzt werden. Die Umrechnung von % HbA_{1c} in mmol/mol erfolgt nach der Formel: **HbA_{1c} (mmol/mol) = (% HbA_{1c} − 2,15) x 10,929.**

6,0% HbA_{1c} entsprechen 42 mmol/mol, 6,5% = 48 mmol/mol, 7% = 53 mmol/mol und 7,5% = 58 mmol/mol (99).

Die mittlere Blutglucose-Konzentration ist bei Schwangeren niedriger als bei Nichtpregnanten der gleichen Altersgruppen. Die Erneuerungsgeschwindigkeit der Erythrocyten ist hingegen erhöht. Dadurch ist zu erwarten, dass die glycierten Hämoglobine bei Schwangeren generell niedriger sind. Normalwerte wurden jedoch nicht etabliert. Bei diabetischen Schwangeren, die eine intensive Stoffwechselführung brauchen, wäre demzufolge mit guter metabolischer Kontrolle zu versuchen, einen HbA_{1c}-Wert von <7% zu erreichen. Die Bestimmung des HbA_{1c}/GHb für die Diagnostik eines Diabetes mellitus und als

Screening-Parameter wird kontrovers beurteilt. HbA_{1c} ist eine spezifische und von der Nahrungsaufnahme unabhängige Alternative zur Beurteilung des Plasmaglucose-Spiegels beim Diabetes-Screening. Ein wiederholter HbA_{1c}-Wert von zwei Standardabweichungen über dem normalen Mittelwert soll für die Diagnose eines Diabetes mellitus beweisend sein. Die Bestimmung von Hb-AGE ist nur in spezialisierten Laboratorien möglich. Die Beobachtung, dass der Hb-AGE-Gehalt der Erythrocyten bei Besserung des Stoffwechsels langsamer abnimmt als das HbA_{1c}/GHb, befindet sich in Übereinstimmung mit der Irreversibilität der AGE-Bildung. Aufgrund dieser Eigenschaft wäre die Bestimmung des Hb-AGE ein besserer Indikator für die Langzeitkontrolle des Stoffwechsels als die HbA_{1c}/GHb-Werte. Eine enge Korrelation zwischen HbA_{1c} und Hb-AGE bestand nur bei Diabetikern. Die Korrelation war bei hohen HbA_{1c}-Werten am besten, sodass HbA_{1c} und Hb-AGE sich ergänzende Parameter sein könnten.

Der Carboxymethyllysin-Gehalt des Hämoglobins (CML-Hb) ist bei Dialysepatienten mit einer Amyloidose erhöht. Vorgeschlagen wurde, das CML-Hb als potenziellen Biomarker für die Entwicklung einer Amyloidose zu verwenden. Die Werte bei Gesunden betrugen 3,13 +/- 0,88 nmol CML/mg Hb, bei Patienten mit einem hohen Amyloid-Score 8,89 +/- 3,53 nmol CML/mg Hb.

Das AGE N-(Carboxymethyl)valin wird aus HbA_{1c} gebildet und ist in diabetischen Erythrocyten vermehrt nachweisbar. Bei Patienten mit einer Nephropathie ist der Gehalt der Erythrocyten signifikant höher und könnte zur Beurteilung der Progression einer diabetischen Nephropathie herangezogen werden.

Kapitel 8.2 - Glycierte Serumproteine

Die biologische Halbwertszeit der Serumproteine (durchschnittlich ca. 20 Tage) ist wesentlich kürzer als die der Erythrocyten. Glycierte Serumproteine, insbesondere glyciertes Albumin, sind ein Maß für eine etwa 14 bis 21 Tage zurückliegende Stoffwechselperiode. Die Werte der glycierten Serumproteine müssen nicht zwangsläufig mit den HbA_{1c}/GHb-Konzentrationen korrelieren, obwohl dies häufig der

Fall ist. Eine gute Korrelation besteht zur durchschnittlichen Blutglu-cose-Konzentration. Glycierte Serumproteine reagieren auf Änderun-gen des Blutglucose-Spiegels wesentlich schneller als glycierte Hämo-globine. Jedoch hat sich trotz der Einführung eines standardisierten, automatisierten Fructosamin-Tests die Bestimmung glycierter Proteine zur Stoffwechselkontrolle nicht durchsetzen können.

Klinische Situationen, die die Messung glycierter Serumproteine (Nor-malbereich 200 - 285 µmol/L) erfordern könnten, sind die diabetische Schwangerschaft, größere Therapieumstellungen, pathologische Hä-moglobine und eine verkürzte Lebensdauer der Erythrocyten. Die Bestimmungen sollten im Abstand von vier Wochen wiederholt wer-den, um die gleiche Information zu erhalten wie durch eine HbA_{1c}/GHb-Bestimmung (siehe auch Tabelle 31).

Erhöhte Fructosaminwerte unabhängig von einem Diabetes mellitus sind bei älteren Menschen ein Risikofaktor für cardiovasculäre Er-krankungen und eine erhöhte Mortalität (6).

Vorteile der Messung glycierter Serumproteine sind die Schnelligkeit der Durchführung, ein hoher Probendurchsatz mit kommerziellen Tests an Analysenautomaten und die damit verbundenen niedrigen Kosten. Die Fructosamin-Tests der zweiten Generation weisen eine große Spezifität auf und sind gegen hohe Harnsäurekonzentrationen und Hyperlipidämien unempfindlich. Weitere Störfaktoren, wie eine Hypoalbuminämie und ein hoher IgA-Spiegel sind für die Praxis kaum von Bedeutung. In einer größeren Studie konnte unlängst nachgewie-sen werden, dass die Bestimmungen des Nüchternglucosewertes zu-sammen mit HbA_{1c}/GHb oder den Fructosaminen in 80 Prozent der Fälle den oralen Glucosetoleranztest zur Diagnose eines Diabetes ent-behrlich machen.

Tabelle 31 - Tests zur diabetischen Stoffwechselkontrolle

Testmetabolit	Zeit
Glucose: Blut, Plasma	Augenblick
24 Stunden-Sammel-urin	ca. 24 Stunden[*]

Glycierte Serumproteine (Albumin)	zurückliegende 2 bis 3 Wochen
HbA$_{1c}$	*zurückliegende 6 bis 8 Wochen*

---

* Eine Ausscheidung von Glucose in den Harn findet erst statt, wenn die maximale Transportkapazität der Niere für Glucose bei einer Blutglucose-Konzentration von >10 mM (>180 mg/100 ml) überschritten wird. Bei der diabetischen Nephrosclerose ändert sich dieser Parameter.

Zusammenfassung des Kapitels 8

Die Bestimmung der glycierten Hämoglobine ist das Verfahren der Wahl zur langfristigen retrospektiven Überwachung des diabetischen Stoffwechsels über 6 bis 8 Wochen. Eine Alternative ist die Bestimmung der glycierten Plasmaproteine, die eine retrospektive Beurteilung einer zwei- bis dreiwöchentlichen Stoffwechselperiode ermöglicht. Um zu einer gleichen Aussage wie mit den glycierten Hämoglobinen zu kommen, müssen die Bestimmungen in vierwöchentlichen Abständen wiederholt werden. Die glycierten Plasmaproteine reagieren schneller auf Veränderungen im diabetischen Stoffwechsel als die glycierten Hämoglobine.

Die Stoffwechseleinstellung sollte so erfolgen, dass die glycierten Hämoglobine weniger als 7% des Gesamt-Hb betragen. HbA$_{1c}$-Werte um 6% bei Insulin-abhängigen Diabetikern weisen auf das Auftreten von hypoglycämischen Perioden hin. Bei älteren Typ 2-Diabetikern sollten HbA$_{1c}$-Werte von 7% nicht unterschritten werden.

Die Bestimmung von Hb-AGE als stabiler Parameter zur Stoffwechselkontrolle wird diskutiert.

Kapitel 9 - Degenerative Hirnerkrankungen und die Neurotoxizität von AGEs

AGEs akkumulieren altersabhängig im Gehirn. Vermehrt werden AGEs jedoch bei Morbus Alzheimer, Morbus Pick (frontotemporale Demenz mit Parkinsonismus), in den cytoplasmatischen Einschlüssen (Lewy Körperchen) beim heredo-degenerativen Parkinson-Syndrom, bei der Amyotrophen Lateralskerose, beim Down-Syndrom und anderen degenerativen Erkrankungen des Zentralnervensystems gefunden.

Ein wesentliches Kennzeichen neurodegenerativer Erkrankungen ist die Bildung unlöslicher Proteinaggregate im ZNS, die als Amyloide bezeichnet werden. Amyloidosen sind eine Gruppe von über 20 verschiedenen Erkrankungen, die durch das gemeinsame Merkmal gekennzeichnet sind, dass natürlich vorkommende lösliche Proteine in unlösliche Aggregate übergehen. Proteine, die diese Strukturen aufbauen, divergieren weit in ihren Molekulargewichten und Aminosäuresequenzen. Sie besitzen aber die gemeinsame Fähigkeit, α-Helices in ß-Strukturen (Faltblätter) umzulagern und dadurch unlösliche Fibrillen aufzubauen, die Bestandteil der in den Geweben abgelagerten Amyloide sind.

Kapitel 9.1 - Die Alzheimer'sche Erkrankung

Der Morbus Alzheimer ist eine progressiv verlaufende Demenz, die gewöhnlich erst nach dem 6. Lebensjahrzehnt eine klinische Symptomatik zeigt. Die Erkrankung ist für 50% der senilen Demenzen verantwortlich. Bedingt durch die demographische Entwicklung wird die Anzahl der Erkrankten bis zum Jahr 2030 in Ländern mit einer hohen Lebenserwartung um 50% zunehmen.

Man unterscheidet zwei Formen der Alzheimer Demenz: eine seltene, frühe, progressivere, vor dem 65. Lebensjahr einsetzende Form und die häufigere, sporadische Form, die sich erst nach dem 65. Lebensjahr manifestiert. Bei der früh einsetzenden Demenz spielen Mutationen in den Genen für Preseniline und das Amyloid-Vorläuferprotein

APP eine Rolle. Diese familiär gehäuft auftretenden Formen machen weniger als 10% der an der Alzheimer'schen Krankheit Leidenden aus. Für die sich sporadisch manifestierende spätere Form (>90%) werden u.a. posttranslationale Proteinmodifikationen verantwortlich gemacht. Der selektive Untergang von Neuronen, intra- und extrazelluläre Proteinaggregate, die senilen Plaques und neurofibrilläre Tangles (NFT), im Hirn sind die Hauptkriterien für die neuropathologische Diagnose.

Kapitel 9.1.1 - Amyloid und NFT

Aus 39 bis 43 Aminosäureresten bestehende Amyloid-ß-Peptide (Aß) sind Hauptbestandteile des Amyloids der senilen Plaques. $Aß_{1-42}$ ist das am häufigsten vorkommende Polypeptid, welches durch Proteolyse mittels α- und γ-Secretasen aus einem Vorläuferprotein, dem APP (amyloid precursor protein), entsteht. Die Proteolyse von APP mit der Freisetzung von Aß-Peptiden entspricht den Vorgängen bei der Abspaltung von sRAGE aus dem Membranrezeptor RAGE (65). Das Gen für APP ist auf dem Chromosom 21 lokalisiert. Die Synthese von APP wird durch AGEs gesteigert.

Während die direkte Einbeziehung von Aß in die Alzheimer'sche Erkrankung gut dokumentiert ist, sind die Beziehungen zwischen Aß-Produktion, Amyloidbildung und Neurodegeneration weitgehend ungeklärt. Altersabhängige posttranslationale, d.h. chemische Veränderungen könnten zu strukturellen Transformationen (α-Helix - ß-Strukturen) löslicher Aß-Polypeptide führen, die eine Abnahme ihrer Löslichkeit bedingen. Die Fibrillenbildung ist an den Übergang der Aß-Peptide in Faltblattstrukturen gebunden.

AGEs und Alzheimer'sche Erkrankung

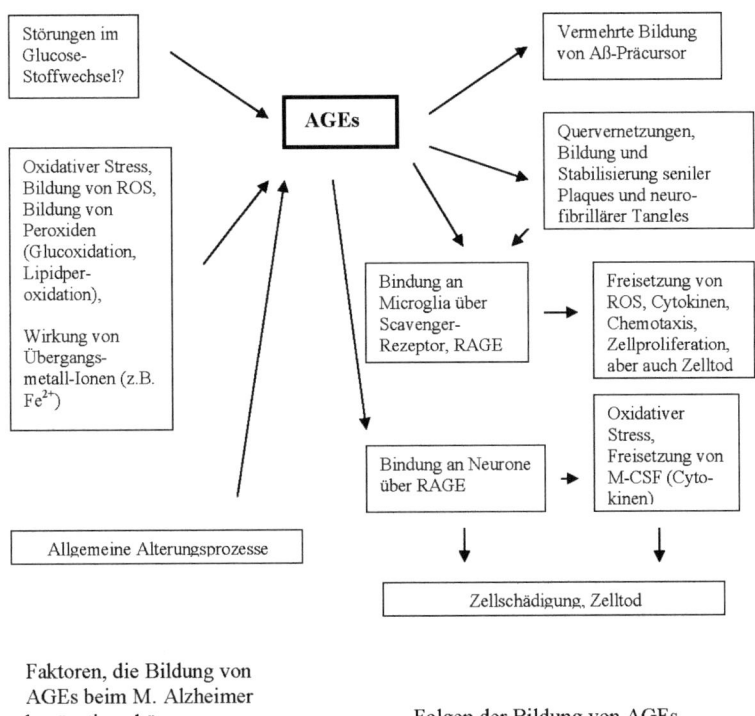

Abbildung 20 - Mögliche Bedeutung von AGEs in der Pathogenese des Morbus Alzheimer

Neben den Amyloid-ß-Peptiden sind in den senilen Plaques zahlreiche andere Proteine, wie Cytokine, Serpine, akute Phase-, Complement- und Lipoproteine enthalten. Die Plaques sind von aktivierter monocy- tärer Mikroglia und Astrocyten, die durch Wechselwirkungen des ß- Amyloids der Plaques mit dem RAGE der Glia und Astrocyten und durch Expression von PECAM-1 chemotaktisch „angelockt" werden, und von dystrophischen Neuriten umgeben. Die transendotheliale Migration der Monocyten wird durch Proteinkinase C-Inhibitoren unterbunden, durch Proteinphosphatase-Inhibitoren gesteigert. Die neurofibrillären Tangles (NFT) treten innerhalb und außerhalb von Neuronen auf. Wesentliche Bestandteile dieser Proteinaggregate sind gepaarte helicale Filamente des Tubulin-assoziierten, hyper-phosphorylierten Proteins τ, in denen AGEs akkumulieren. τ ist ein hirnspezifisches, neuronales, mit dem Mikrotubulus-System assoziiertes Protein, welches die Tubulin-Polymerisation befördert und stabilisiert.

Die Amyloidablagerungen gehen der Bildung von NFT voraus. Die Menge an NFT steigt mit dem Fortschreiten der Erkrankung an.

Kapitel 9.1.2 - AGEs in Plaques und Tangles

Die Proteinablagerungen in den Plaques und Tangles sind unlöslich und resistent gegenüber Proteasen. Dies sind Kennzeichen für das Vorhandensein von intra- und intermolekularen Quervernetzungen, die u.a. durch die AGEs Pyrralin und Pentosidin aufgebaut werden. Das mit dem Amyloid assoziierte Apolipoprotein E besitzt eine AGE-spezifische Bindungskapazität. Dabei ist die Isoform Apo E4 dreimal effektiver als Apo E3. Das Apo E4-Allel (ε4) ist mit einer höheren Erkrankungshäufigkeit an der Alzheimer'schen Krankheit assoziiert. Die Aggregation des Amyloids mit Apo E4-Lipoprotein, welches durch ein oder zwei Aminosäuresubstitutionen (Lysin) im Vergleich zu den Isoformen E3 und E2 zusätzliche AGE-modifizierbare Stellen besitzt, begünstigt die AGE-Akkumulation.

Nicht nur in den Plaques und NFT, sondern auch in den Hirano und Lewy bodies als intraneuronale Einschlüsse sind AGEs nachgewiesen worden (79). Hirano bodies bestehen vorrangig aus Proteinen des Cytoskeletts und der Neurofilamente und wurden in Neuronen des Hypocampus als Zeichen einer frühen, AGE-induzierten neuronalen Degeneration beschrieben (111).

Unter Verwendung von Antikörpern gegen Carboxymethyllysin konnte immunhistochemisch Carboxymethyllysin als Bestandteil intraneuronaler AGE-Ablagerungen und der NFT, jedoch nicht in den extrazellulären senilen Plaques nachgewiesen werden. CML leistet keinen Beitrag beim Aufbau von NFT. Pentosidin und Carboxymethyllysin wurden auch in intraneuronalen Lipofuscinablagerungen gefunden. Pyramidale Neurone akkumulieren altersabhängig und selektiv AGEs. Diese Neurone degenerieren bei der Alzheimer'schen Erkrankung bevorzugt. Experimentell konnte eine Anhäufung von Carboxymethyllysin in sensorischen Neuronen durch Inkubation mit 3-Deoxyglucoson oder Glyoxal induziert werden.

Glyceraldehyd ist eine neurotoxische Carbonylverbindung, die eine bedeutende Rolle bei der AGE-Bildung im Hirn spielt und in die Pathogenese der Alzheimer'schen Erkrankung einbezogen sein kann.

Die Bildung von fibrillärem Amyloid aus löslichen Aß beginnt mit der Bildung eines Keims aus AGE-modifiziertem Aß-Peptid. Daran lagern sich modifizierte und native Aß-Polypeptide an und bilden Fibrillen. Durch fortschreitende AGE-Bildung und Quervernetzungen werden diese in unlösliche und Proteolyse-resistente Moleküaggregate überführt. Aminoguanidin, Tenilsetam und Carnosin (Abbildung 21) verhindern die Vernetzung von Aß-Peptiden als Beweis für die Rolle von AGEs beim Aufbau unlöslicher Aggregate (33, 90,91). Auch eine AGE-Bildung in Albumin führt zu Ausbildung von Amyloid-ähnlichen ß-Strukturen und Fibrillen in dem globulären Protein, die ebenso wie ß-strukturiertes Amyloid an AGE-Rezeptoren binden.

Strukturformeln der AGE-Inhibitoren Aminoguanidin, Carnosin und Tenilsetam

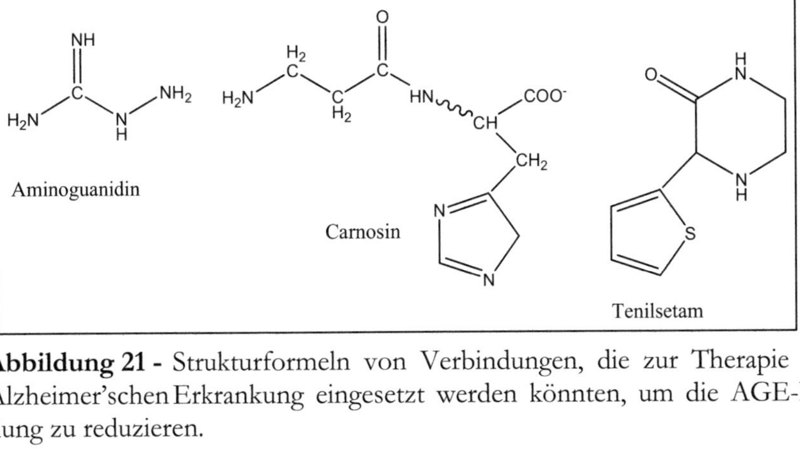

Aminoguanidin

Carnosin

Tenilsetam

Abbildung 21 - Strukturformeln von Verbindungen, die zur Therapie der Alzheimer'schen Erkrankung eingesetzt werden könnten, um die AGE-Bildung zu reduzieren.

Die Unlöslichkeit der NFT ist durch AGEs bedingt und nicht durch Hyperphosphorylierung der τ-Proteine. Der hohe Lysingehalt der τ-Proteine (10% aller Aminosäuren) schafft günstige Voraussetzungen für eine Glycierung. In die Glycierung einbezogen sind vor allem die Lysylreste der die Tubulin-Bindungsdomänen aufbauenden Aminosäuresequenzen. Die Glycierung setzt die Bindung von τ an Tubulin herab. Unter Verwendung recombinanter τ-Proteine wurde nachgewiesen, dass Phosphorylierung und Glycierung die Fibrillenbildung beschleunigen und die gebildeten Filamente stabilisieren. AGE-Bildung in den τ-Proteinen fördert die Aggregation.

Kapitel 9.1.3 - Wechselwirkungen von AGEs mit AGE-Rezeptoren im Gehirn

AGE-bindende Proteine, wie AGE-R, RAGE und Scavenger-Rezeptor A, werden im ZNS exprimiert. RAGE wurde in Pyramidalzellen des Hippocampus, im Gyrus dentatus, corticalen Neuronen, in Gliazellen und Astrocyten der weißen Hirnsubstanz und in den Hirngefäßen nachgewiesen. Eine gesteigerte Expression von RAGE besteht in den von der Alzheimer'schen Erkrankung betroffenen Hirnregionen. RAGE und Scavenger-Rezeptor binden Amyloid. AGEs enthaltende, aber auch nicht Glucose-modifizierte fibrilläre Aß-Peptide sind über Bindung an RAGE neurotoxisch. In Neuronen induzieren sie oxidativen Stress (Aktivierung von NF-κB, Expression der Hämoxygenase-1 und Cyclooxygenase 2) und die Freisetzung des macrophage-colony stimulating factor (M-CSF) über eine durch NF-κB stimulierte Transcription der Cytokin-spezifischen mRNA. M-CSF reagiert mit einem Rezeptor auf Mikroglia und induziert AGE-spezifische Chemotaxis, Zellproliferation sowie eine gesteigerte Expression von AGE-Rezeptoren und Apolipoprotein E. Mikroglia-Zellen synthetisieren nach Bindung von Aß$_{1\text{-}42}$ an RAGE ebenfalls M-CSF, welches ebenso wie AGEs die Expression von RAGE- und M-CSF-mRNA in den Glia-Zellen steigert. Diese Reaktionen fördern einen Entzündungsprozess, der durch die Wechselwirkungen von fibrillärem Aß mit RAGE eingeleitet und unterhalten wird, dann aber zu neuronaler Dysfunktion und zum Zelltod führt (142). Die RAGE-Expression von Glia in der Nachbarschaft von AGE-ß-Amyloid und von Endothelien in der Nähe von Amyloid-Ablagerungen in den Gefäßwänden ist erhöht. Die gesteigerte Expression von RAGE und seine Bindung von fibrillärem Aß sind wichtige Faktoren für die Progredienz des Morbus Alzheimer (107). Auch AGE-modifizierte α-Proteine in den NFT sind neurotoxisch.

Amyloid-ß-Peptid wird auch außerhalb des ZNS in größeren Mengen gebildet und über Bindung an endothelialen RAGE in das Gehirn befördert. Die Überwindung der Blut-Hirn-Schranke mittels RAGE ist nur in einer Richtung möglich (37). Das LDL-Rezeptor verwandte Protein 1 (LRP-1) vermittelt den Transport von ß-Amyloid aus dem Gehirn.

Bei Alzheimer-Patienten war die RAGE-Aktivität in den Neuronen des Hippocampus im Vergleich zu gleichaltrigen Nichtdementen erheblich reduziert, die Expression von RAGE im Gefäßsystem um das 8-fache erhöht. Die Expression von LRP-1 hingegen war in den Hirngefäßen der Kontrollen im Gegensatz zu den Alzheimer-Kranken deutlich gesteigert. Eine Colokalisation von RAGE und ß-Amyloid in den Hirngefäßen und Plaques war nicht nachweisbar. Sie wurde jedoch für das Amyloid und LRP bei den Kontrollen gefunden.

Die Aufnahme von extracerebralem Amyloid mittels RAGE könnte demnach auch von Bedeutung für die Pathogenese der Alzheimer'schen Erkrankung sein.

Die Amyloid-Bindung an RAGE führt zudem zu einer vermehrten Bildung proinflammatorischer Cytokine und des vasokonstriktorischen Polypeptids Endothelin-1, wodurch die Durchblutung des Gehirns deutlich reduziert wird. Die intravenöse Applikation von Antikörpern gegen RAGE oder von sRAGE verhinderte diese Effekte.

AGE-Rezeptor-Wechselwirkungen lösen einen Dauerstress in Neuronen aus, der die Proteinkinasen B/Akt, MAPK und JNK stimuliert. Die Aktivierung dieser Signalübertragungen in den Neuronen führt zu einer Degeneration der Zellen. Extraneuronale AGEs können auch durch AGE-Rezeptoren der Gliazellen gebunden und lysosomal abgebaut werden. Eine Colokalisation von AGE-Ablagerungen mit Glia-zellen und Astrocyten wurde in Hirnen von Alzheimer-Patienten be-schrieben. AGEs aktivieren Gliazellen zur Produktion von Sauerstoff-radikalen, NO und Cytokinen (Il-1, IL-6, TNF), welche die Neuronen schädigen. Die durch AGEs stimulierte iNO-Synthetase in der Mikroglia wird durch ß-Estradiol, α-Liponsäure und Gingko-Extrakte unter-drückt. Astrocyten und Mikroglia sind weitgehend sessile Makrophagen des Gehirns, die zur Entfernung AGE-modifizierter Proteine in ihrer unmittelbaren Nachbarschaft beitragen.

Die ß-Amyloid-Toxizität kann sich auch unabhängig von Wechselwir-kungen mit RAGE entwickeln, da fibrilläres Aß unspezifisch in neu-ronale Membranen eingelagert wird und eine Vielzahl Membran-ab-hängiger Prozesse induziert. Ein durch Aß-Peptide ausgelöster neuro-toxischer Mechanismus führt zur Aktivierung ruhender Mikroglia mit Freisetzung von Radikalen, Cytokinen und Complementfaktoren, wel-che die benachbarten Neuronen schädigen. Oxidativer Stress von Neuronen könnte eine frühe Ursache für das Entstehen der Alzhei-mer'schen Demenz sein.

Kapitel 9.1.4 - Glucose-Stoffwechsel des Gehirns und AGE-Bil-dung

Von Interesse ist die Frage nach einem Zusammenhang zwischen der Blutglucose-Konzentration, dem AGE-Gehalt des Gehirns und der Alzheimer'schen Erkrankung. In Bezug auf die AGE-Akkumulation in den senilen Plaques und NFT gibt es zwei Denkansätze. Die Protein-aggregate besitzen eine lange biologische Halbwertszeit; sie sind wahr-scheinlich kaum abbaubar. Demzufolge akkumulieren sie AGEs zeit-abhängig passiv. AGEs werden auch altersabhängig in den Hirngefä-ßen gefunden. Die alternative Hypothese basiert auf einer Glucose-abhängigen Zunahme der AGE-Bildung. Im Alter, besonders im 7. Lebensjahrzehnt, nehmen die Glucosetoleranz ab und die klinische Manifestation des Morbus Alzheimer zu.
Der Diabetes mellitus ist ein Risikofakor für die Alzheimer'sche Erkrankung (65, 69).

Ein Kennzeichen der Alzheimer'schen Demenz ist eine Verminderung des Glucose-Stoffwechsels in den betroffenen Hirnregionen. Dies könnte eine Ursache für eine vermehrte Bildung von intra- und extrazellulären Glycoxidationsprodukten über gesteigerten oxidativen Stress infolge eines reduzierten Pentosephosphatwegs (Erniedrigung des intrazellulären $NADPH_2$) und des Wirkens von redoxaktiven Schwermetallionen in den Plaques sein. Eisen wurde in den degenerativen Proteinablagerungen nachgewiesen. Caeruloplasmin, die Ferro-Oxidase des Blutplasmas, hemmt Eisen-katalysierte oxidative Stressreaktionen im Hirn.

Kapitel 9.1.5 - Rauchen verzögert die Alzheimer'sche Erkrankung - neuroprotektiver Effekt als Folge einer Glycierung?

Nornicotin ist ein Hauptmetabolit des Nicotins im ZNS mit schwachen psychoaktiven Wirkungen. Es nimmt an Glycierungsreaktionen von Proteinen teil, die als Nornicotin-basierte Glycierung bezeichnet werden. Dabei bildet das Tabak-Alkaloid ein Amadori-Produkt, welches zu einem Dicarbonyl oxidiert wird.

Aminosäuresequenz des ß-Amyloids, die durch Nornicotin oder Glucose glyciert wird

DAEFRHDSGYEVHHQ**KLVFF**AEDVGSNKGAIIGLMVIA

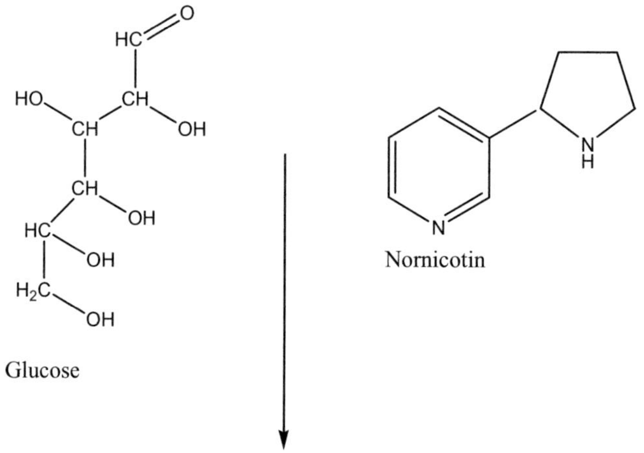

Glucose

Nornicotin

DAEFRHDSGYEVHHQ**KLVFF**AEDVGSNKGAIIGLMVIA

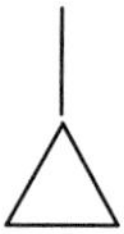

(K = Lysin)

Abbildung 22 - Aminosäuresequenz des $A\beta_{1-40}$-Polypeptids mit der für die Aggregation zur Amyloid-Fibrille notwendigen Sequenz KLVFF 16-21 (K=Lys; L=Leu; V=Val; F=Phe). Die Blockade der ε-Aminogruppe des Lysins16 durch das Amadori-Produkt des Nornicotins, dargestellt als Dreieck, verhindert die Fibrillenbildung.

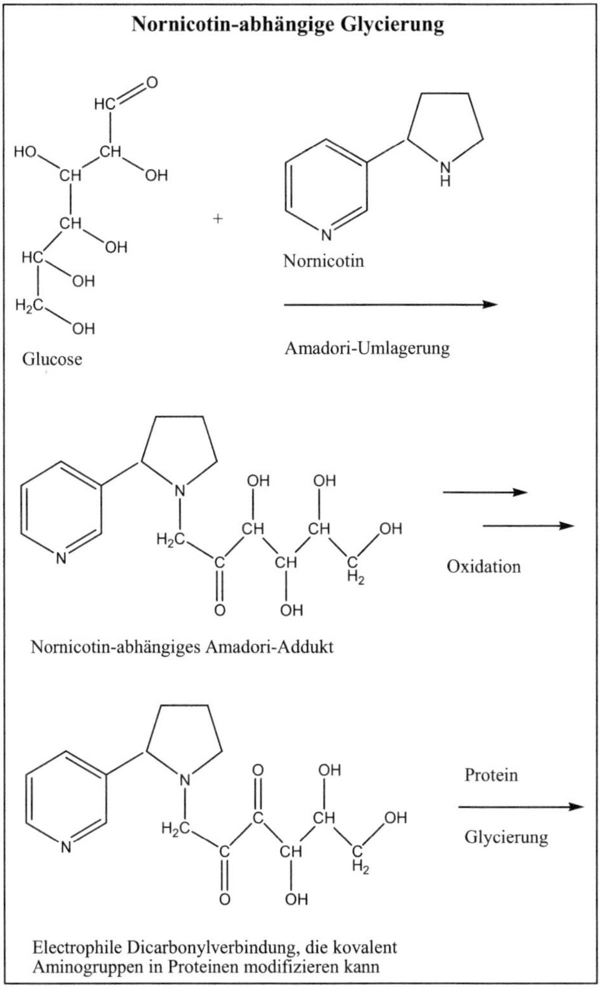

Abbildung 23 - Glycierung mit Nornicotin. Das Tabak-Alkaloid reagiert mit Glucose zu einem Amadori-Produkt. Die Oxidation dieses Produkts zu einem Dicarbonyl führt zu einer kovalenten Modifikation von Proteinen mit Bildung von AGEs.

Diese stark electrophile Verbindung setzt sich mit Aminogruppen in Proteinen um und bildet AGEs.

Die Dicarbonylverbindung modifiziert kovalent die für die Fibrillen- und ß-Strukturbildung essenzielle Aminosäuresequenz $Aß_{16-20}$ (Abbildungen 22 und 23). Potenzielle Folgen sind eine reduzierte Amyloidbildung und/oder ein gesteigerter Abbau des Polypeptids. Letztendlich wird die Menge und Neurotoxizität aggregierter Aß-Peptide vermindert (38).

Kapitel 9.2 - Das Down-Syndrom

Das Down-Syndrom (Chromosom 21-Trisomie) ist ähnlich wie die Alzheimer'sche Demenz mit vorzeitigem Altern und geistiger Retardierung assoziiert. Auf dem Chromosom 21 befinden sich die Gene für den Aß-Peptid-Präcursor und für die Cu, Zn-Superoxid-Dismutase, sodass mit einer Überexpression dieser Genprodukte zu rechnen ist. In fetalen Hirnen mit Down-Syndrom wurde eine deutliche Zunahme von Proteincarbonylen, Peroxiden und der AGEs Pentosidin und Pyrralin gefunden. Diese Befunde sprechen für eine gesteigerte Glycierung und Oxidation in diesen Hirnen schon in einem frühen Entwicklungsabschnitt. Zwei Mechanismen werden für das Zustandekommen der pathologischen Veränderungen in Betracht gezogen. Die gesteigerte Expression der Superoxid-Dismutase führt zu einer vermehrten Bildung von Wasserstoffperoxid, welches über die Fenton-Reaktion in OH-Radikale überführt wird und neurotoxisch ist. Die vermehrte Bildung von löslichen Aß-Peptiden wirkt ebenfalls neurotoxisch durch die Akkumulation von AGEs, Bindung an RAGE und andere AGE-Rezeptoren auf Neuronen mit einer Induktion von oxidativem Stress. Die AGE-Bildung wird durch das bestehende oxidative Potenzial beschleunigt.

Kapitel 9.3 - Weitere degenerative Hirnerkrankungen

Glycoxidation und oxidativer Stress sind ebenfalls pathogene Faktoren beim Parkinson-Syndrom mit Bildung von Lewy Körperchen, bei der Amyotrophen Lateralsclerose, bei der Pick'schen Erkrankung und anderen degenerativen Hirnerkrankungen.

Die Lewy Körperchen stellen Aggregate des α-Synucleins dar, die sich um die zentralen Neurone bilden und deren Degeneration bewirken. AGEs und ALEs fördern die Entstehung dieser Aggregate durch Vernetzung. Ihre Bildung geht der klinischen Manifestation der Parkinson'schen Erkrankung voraus. Oxidativer Stress ist eine wesentliche Komponente in ihrer Pathogenese.

Lewy body-ähnliche, hyaline Einschlüsse in Astrocyten und Neuronen bei der Amyotrophen Lateralsclerose (ALS) enthalten AGEs. ALS ist eine fortschreitend und tödlich verlaufende neurologische Erkrankung, die durch Degeneration motorischer Neurone im Rückenmark, Hirnstamm und in der Hirnrinde gekennzeichnet ist. Bei familiär bedingten Fällen von ALS, bei der zahlreiche Mutationen in dem Cu, Zn-Superoxid-Dismutase-Gen auftreten, wurden vor allem Pyrralin und Carboxymethyllysin in den hyalinen Degenerationen und Imidazolone im Cytoplasma von Neuronen des Rückenmarks gefunden. Bei den sporadischen Formen der ALS dominierten Pentosidin, Carboxymethyllysin und Lipoxidationsprodukte im Cytoplasma degenerierter Neurone und Glia-Zellen des Rückenmarks. AGEs wurden auch in der DNA nachgewiesen. Eine Co-Aggregation AGE-enthaltender Neurofilamente motorischer Neuronen mit AGE-R$_1$ und der Superoxid-Dismutase wurde beschrieben. Im Rückenmark gleichaltriger Gesunder wurden keine signifikanten Mengen an AGEs gefunden. Die mutierten Formen der Cu, Zn-Superoxid-Dismutase bei der genetisch bedingten ALS sind besonders leicht glycierbar und damit auch eine Quelle für oxidativen Stress.

Amadori-Produkte, gemessen als Hexitollysin, wurden in atrophischen Neuronen bei der Amyotrophen Lateralsclerose und der Spinobulbären Muskelatrophie, nicht aber bei gleichaltrigen Gesunden nachgewiesen. Die Akkumulation dieser Produkte hatte mit Alternsprozessen nichts zu tun.

Die Progressive Supranucleäre Lähmung ist eine neurodegenerative Erkrankung, die durch eine intensive Bildung neurofibrillärer Tangles, ähnlich denen des Morbus Alzheimer, in spezifischen Neuronen gekennzeichnet ist. Hydroxynonenal und andere Thiobarbitursäure-reaktive Substanzen waren vermehrt und korrelierten mit der Menge aggregierter Proteine. Die Menge an Pentosidin und Pyrralin war im Gegensatz zum Morbus Alzheimer nicht erhöht.

Die Familiäre Amyloidotische Polyneuropathie ist eine neurodegenerative Erkrankung, die durch eine extrazelluläre Ablagerung von Transthyretin-Fibrillen in verschiedenen Geweben, vor allem aber im peripheren Nervensystem gekennzeichnet ist. Diese Fibrillen entstehen aus mutiertem Transthyretin, dem Tyroxin und Retinol transportierenden Plasmaprotein Präalbumin. Die Fibrillen können ähnlich wie Aß-Amyloid an RAGE verschiedener Zellen binden und eine Aktivierung des Transkriptionsfaktors NF-κB induzieren. AGEs wurden immunchemisch in diesen Amyloidfibrillen nachgewiesen und sind in die Fibrillenbildung einbezogen. Die Bildung von AGEs (Argpyrimidin) befördert eine $\alpha-\beta$-Umlagerung im Transthyretin und damit die Ausbildung von Amyloid. Schon in frühen Stadien der Erkrankung kommt es zu einer gesteigerten Expression von RAGE in den Axonen. Parallel dazu steigt die Bildung proinflammatorischer Cytokine und der iNO-Synthase an. Später folgen eine Aktivierung von Caspasen und eine DNA-Fragmentierung als Zeichen einer Apoptose. Interaktionen der Transthyretin-Fibrillen mit RAGE auf Zellen der Nervenscheiden und Endothelien sind für die cytotoxischen Effekte (oxidativer Stress, Entzündungsreaktionen und Apoptose) verantwortlich.

Kapitel 9.4 - Autismus

Der Autismus galt lange Zeit als ausschließlich psychische Erkrankung. Die Störung, die Jungen vier Mal häufiger betrifft als Mädchen, ist zu 90% genetisch bedingt. Mutationen in den Genen für Glutamat-Neuronen könnten eine entscheidende Bedeutung haben.

In der Pathophysiologie der Erkrankung spielt die AGE/RAGE-Achse eine Rolle. Eine erhebliche Akkumulation von AGEs in autistischen Hirnen wurde beschrieben. Durch ihre Wechselwirkungen mit RAGE induzieren sie Entzündungen, oxidativen Stress und Neurodegeneration. Verminderte Konzentrationen von esRAGE und erhöhte Konzentrationen des Calgranulins S100A9 wurden gefunden, wobei eine signifikante Korrelation zum Grad der klinischen Störungen mit

S100A9 bestand. Keine Assoziationen konnten zwischen den Konzentrationen von esRAGE und Calgranulinen hergestellt werden.

Kapitel 9.5 - AGEs sind generell neurotoxisch

AGEs zeigen eine generelle Neurotoxizität über die Bildung reaktiver O- und N-Species (Peroxynitrite) und steigern die ischämischen Auswirkungen eines experimentell ausgelösten Schlaganfalls. Aminoguanidin reduzierte das Infarktvolumen.

Nicht nur AGEs, sondern auch die Vorläufermoleküle Methylglyoxal und 3-Deoxyglucoson sind neurotoxisch und rufen oxidativen Stress und Apoptose hervor, die durch Aminoguanidin und Glutathion verhindert werden können. Eine spezifische und ausgeprägte Neurotoxizität zeigen AGEs, die sich von Glyceraldehyd und Glycolaldehyd ableiten.

Acetaldehyd, das Oxidationsprodukt des Ethanols, bildet spezifische AGEs, die neurotoxisch wirken und im Hirn von Alkoholkranken nachgewiesen wurden. Durch Acetaldehyd gebildete AGEs sind infolgedessen an der Entwicklung einer alkohlbedingten Neurotoxizität beteiligt.

Hypoxisch geschädigte Neurone exprimieren vermehrt RAGE und unterliegen einer Apoptose.

Kapitel 9.6 - Argumente gegen die AGE-Hypothese neurodegenerativer Erkrankungen

Untersuchungen zur pathogenetischen Bedeutung der Maillard-Reaktion beim Morbus Alzheimer haben auch gegensätzliche Ergebnisse erbracht. In Aß-Peptiden als auch in Apolipoprotein E, die aus senilen Plaques isoliert wurden, konnten keine AGEs nachgewiesen werden. In vitro glyciertes Aß reagierte jedoch mit den verwendeten AGE-spezifischen Antikörpern. Die chemische Bestimmung von Pentosidin und Carboxymethyllysin im Frontalcortex von Alzheimer-Patienten, von alten Patienten mit einem Down-Syndrom und Kontrollen ergab keine signifikanten Unterschiede. Die intra- und extraneurale Bildung von Carboxymethyllysin verursachte keine Bildung der neurofibrillären Tangles oder eine Verminderung an Neuronen beim Morbus Alzheimer. Diese Ergebnisse sind nicht in Übereinstimmung mit einem Konzept zu bringen, dass eine gesteigerte Glycoxidation in der Pathogenese der Alzheimer'schen Krankheit und des Down Syndroms im Vergleich zum physiologischen Altern des Hirns eine Rolle spielt. Eine Erhöhung von AGEs, Amadori-Produkten und Lactoferrin im Blut von Alzheimer-Patienten war ebenfalls nicht nachweisbar. Im Gegensatz zu diesen Untersuchungen wurde eine Erhöhung des Fructoselysin-Gehalts der Plasmaproteine, aber nicht von AGEs im Blut von Alzheimer-Patienten beobachtet, wodurch die Hypothese gestützt wird, dass altersbedingte Störungen der Glucose-Homöostase primär das Entstehen der Alzheimer'schen Erkrankung begünstigen. Eine Zunahme der Konzentration an Amadori-Produkten in Proteinen der Cerebrospinalflüssigkeit im Vergleich zu altersgerechten Kontrollen wurde bei Patienten mit der Alzheimer'schen Erkrankung gefunden, obwohl die Blutglucose-Konzentration nicht erhöht war. Der gesteigerten AGE-Bildung in Alzheimer-Hirnen geht offensichtlich eine vermehrte Bildung von Amadori-Produkten voraus. So bleibt die Frage trotz der zahlreichen Ergebnisse zur AGE-Hypothese neurodegenerativer Erkrankungen noch unbeantwortet, was ist primär: Amadori-Produkte oder die Bildung von Glycoxidationsprodukten, die oxidativen Stress in Neuronen und Gliazellen induzieren.

Neben den AGEs wurden verschiedene andere Faktoren vorgeschlagen, die für die pathologische Aggregatbildung cerebraler Proteine von Bedeutung sein könnten: eine gesteigerte Proteinsynthese, ein fehlerhaftes Proteinprocessing und Hyperphosphorylierungen, z.B. des τ-Proteins. In keinem Fall wurden eindeutige Beziehungen zwischen der Aggregation der Proteine in den Plaques, Tangles oder intraneuronalen Einschlüssen und dem neuronalen Zelltod gefunden. Eine besondere Bedeutung wird dem oxidativen Stress in der Modifikation von Proteinen beigemessen, die schon in einem präaggregierten Zustand vorliegen. Chemische Studien unterstützen die Annahme, dass oxidativer Stress über die Ausbildung kovalenter Vernetzungen die Aggregatbildung stabilisiert und die proteolytische Susceptibilität der Proteinaggregate vermindert. In dieses Konzept eingebunden ist, dass AGEs auch in Hirnen alternder, nichtdementer Menschen intra- und extrazellulär vorkommen. Intraneuronale Einschlüsse wie Lipofuscin, Lewy und Hirano bodies sind als Restkörper das Ergebnis eines unvollständigen intrazellulären Proteinabbaus, in denen AGEs akkumulieren. Um eine Demenz zu erzeugen, müssen demzufolge noch weitere Krankheitsfaktoren hinzukommen.

Die AGE-Hypothese rückt jedoch die Proteine der Amyloidablagerungen und der NFT wieder mehr in den Vordergrund der Pathogeneseforschung zu den degenerativen Hirnerkrankungen.

Kapitel 9.7 - Übertragbare spongiforme Enzephalopathien und neue Form der Creutzfeldt-Jacob-Krankheit

Obwohl bisher keine Ergebnisse vorliegen, die auf eine Aktivierung von Prionen durch Glycierung hinweisen, geben doch die Daten zur Amyloidbildung bei neurodegenerativen Erkrankungen und anderen Amyloidosen sowie die Störungen im Glucose-Stoffwechsel des Hirns bei der bovinen spongiformen Encephalitis (BSE) Hinweise, dass nicht immer eine Infektion mit Prionen für die Pathogenese von BSE und der neuen Form der Creutzfeldt-Jakob'schen Erkrankung erforderlich sein muss (28).

Übertragbare spongiforme Enzephalopathien (bovine spongiforme Enzephalopathie bei Rindern, Scrapie bei Schafen und Ziegen, neue Creutzfeld-Jacob-Erkrankung beim Menschen) sind letale neurodegenerative Erkrankungen. Sie werden durch ein konformationsgeändertes Prionprotein PrP^{Sc} (Sc steht für Scrapie, C für cellular), welches aus dem natürlichen Zellprotein PrP^C entsteht, verursacht und übertragen. Die übertragbaren neurodegenerativen Enzephalopathien sind durch die Akkumulation des ß-gefalteten Prionproteins PrP^{Sc} charakterisiert. Bisher ist unklar, welche Prozesse die $\alpha-\beta$-Transformation des zellulären Protease-sensitiven Prions PrP^C in das Protease-resistente PrP^{Sc} bestimmen. Kürzlich wurde nachgewiesen, dass im N-terminalen Bereich des PrP^{Sc} Lysin und Arginin durch AGEs modifiziert sind. Als Haupt-AGE wurde Carboxymethyllysin identifiziert. Dieses Resultat zeigt, dass PrP^{Sc} posttranslationalen Modifikationen unterliegt, die allerdings noch nichts über die Ursache der Umwandlung von PrP^{C} in PrP^{Sc} aussagen. Die AGE-Bildung begünstigt jedoch die Aggregation von PrP. Auch bei alters- und genetisch bedingten degenerativen Erkrankungen des ZNS findet eine α–β-Transformation löslicher Vorläuferproteine mit Bildung unlöslicher, Protcolyse-resistenter Aggregate (Amyloid) statt, in denen Maillard-Addukte nachgewiesen wurden. Weiterhin wurde postuliert, dass BSE und Scrapie durch Fütterung glycierter AGE-modifizierter Proteine verursacht werden können.

Zusammenfassung des Kapitels 9

Unlösliche, Proteolyse-resistente Proteinablagerungen spielen in der Pathogenese neurodegenerativer Hirnerkrankungen eine wichtige Rolle. Die Amyloid-Plaques und neurofibrillären Tangles beim Morbus Alzheimer enthalten AGEs, die die Unlöslichkeit dieser Proteinaggregate bedingen können. Ungelöst ist die Frage, ob die AGE-Akkumulation ein primäres ursächliches oder sekundäres Ereignis darstellt. Modellstudien zeigen, dass AGE-modifiziertes Amyloid-ß-Peptid als Keim für die Bildung unlöslicher Aß-Plaques dienen kann. Die Assoziation des Amyloids mit dem Apo E4-Lipoprotein, welches durch Aminosäuresubstitutionen im Vergleich zu den Isoformen E2 und E3 zusätzliche AGE-modifizierbare Argininreste enthält, begünstigt die AGE-Akkumulation. Die τ-Proteine als Hauptbestandteile der intra- und extrazellulären neurofibrillären Tangles sind aufgrund ihres hohen Gehaltes an Lysin für eine Glycierung und AGE-Bildung gut geeignet. Durch Wechselwirkungen der AGEs mit RAGE und anderen AGE-bindenden Rezeptoren auf Neuronen, Glia- und Gefäßwandzellen können oxidativer Stress und Zellschäden hervorgerufen werden. AGEs stimulieren die Expression von RAGE auf Glia und in den Gefäßwänden.
Endothelialer RAGE bindet lösliches Amyloid-ß-Peptid, wodurch außerhalb des ZNS gebildete Aß-Peptide die Blut-Hirn-Schranke überwinden und im Hirn akkumulieren können. Durch die Wechselwirkungen mit RAGE werden proinflammatorische Cytokine und Endo-

thelin-1 gebildet, die die Durchblutung des Gehirns reduzieren und Entzündungsreaktionen begünstigen. Die AGE-RAGE-Interaktionen sind für die Progredienz des Morbus Alzheimer und anderen degenerativen neurologischen Erkrankungen von Bedeutung.

AGEs sind auch in den Proteinablagerungen, die bei anderen neurodegenerativen Erkrankungen eine Rolle spielen, nachgewiesen worden. AGEs sind generell neurotoxisch. Der Diabetes mellitus prädisponiert zur Alzheimer'schen Erkrankung.

Kapitel 10 - Pharmakologische Interventionen und Möglichkeiten einer Therapie der Maillard-Reaktion

Die Glycierung und Bildung von AGEs spielen in der Pathogenese diabetischer Folgeerkrankungen, der allgemeinen Arteriosclerose unabhängig von einem Diabetes, degenerativen Hirnerkrankungen wie dem Morbus Alzheimer und Amyloidosen anderer Genese, chronischen Entzündungen, z.B. der chronischen Polyarthritis sowie bei Alternsprozessen eine wichtige Rolle. Die Suche nach einer Chemotherapie zur Verhinderung der Glycierung mit ihren Folgen hat deshalb nicht nur Bedeutung für die Prevention und Therapie der diabetischen Spätschäden.

Medikamentöse Möglichkeiten, in Glycierungsmechanismen einzugreifen, gibt es bisher nicht. Um das Auftreten und die Progression diabetischer Komplikationen zu vermindern, ist eine strikte metabolische Kontrolle mit dem Ziel, möglichst Euglycämie-nahe Zustände zu erreichen, erforderlich (Diabetes Control und Complications Trial (DCCT) ; UK Prospective Diabetes Study Group (UKPDS)).

Tabelle 32 - Strategien zur Verhinderung der Glycierung

Verbindungen, die das Entstehen von Amadori-Produkten verhindern
Aminosäuren und Aminosäure-Derivate
- D- und L-Lysin, Arginin, Asparaginsäure, Glutaminsäure, Glycin, Alanin
- ß-Aminopropionitril, D-Penicillamin

- Taurin, Creatin, Carnosin
- Acylierende Verbindungen
- Acetylsalicylsäure
- Paracetamol, Ibuprofen
- Bendazac, Diclofenac, Guanabenzacetat

Vitamine
- Pyridoxamin
- Thiamin, Thiamindiphosphat

Verbindungen, die das Entstehen fortgeschrittener Glycierungsprodukte (AGEs) hemmen
- Hydrazin-Derivate und verwandte Verbindungen
- Biguanide, Thiazolidindione, Purine
- Aminoguanidin
- Hydrazintriazole (ALT 462), Diaminobenzoesäure (ALT 486) Hydrazincarboximid-Derivat (ALT-946)
- 8-Chinolincarboxylhydrazid
- Diaminophenazin (2,3-DAP; NNC39-0028)
- Tenilsetam
- Metformin
- OPB-9195, Pioglitazon
- Pentoxifyllin, Lysofyllin

Antioxidanzien
- Glutathion, α-Liponsäure, N-Acetylcystein, Mercaptopropionylglycin
- Ascorbinsäure, Tocopherole
- Rutin, Flavone
- Curcumarin
- Estrogene, Phytostilbene
- Kinetin (N^6-Furfuryladenin)

Vitamine
- Thiamin, Thiamindiphosphat
- Pyridoxamin
- Nicotinsäure

Aminosäuren, Amine, Peptide

Verbindungen mit unklaren Wirkungsmechanismen
- Captopril, Germanium-132 (2-Carboxyethylgermaniumsesquioxid)
- Dilazep

- Pflanzenextrakte, z.B. aus Thymus vulgaris, Gewürze, Tees
- AL 0671 (K^+-Kanal-Öffner)

Verbindungen, die AGEs aus Proteinen und DNA abspalten ("AGE-Brecher")
- N-Phenacylthiazoliumbromid, ALT 711, Pyridinium (TRC4186), TRC4149, C36.

Eine gute metabolische Kontrolle senkt nicht nur den AGE-Gehalt von Blut und Geweben, sondern auch die Menge an Carbonylen.

Mit dem derzeit besten medizinischen Management ist es nicht möglich, eine lebenslange Normoglycämie aufrechtzuerhalten. Zudem ist diese Strategie nicht bei allen Patienten erfolgreich. Alternative Konzeptionen sind für solche Diabetes-Patienten besonders notwendig, bei denen eine gute metabolische Kontrolle nicht zu erreichen ist. Demzufolge sind Pharmaka, welche die Hyperglycämie-bedingten Folgen mindern oder verhindern, von großer klinischer Bedeutung.

Eine pharmakologische Beeinflussung der Glycierung nicht nur beim Diabetes, sondern auch bei anderen Erkrankungen ist mit folgenden Konzepten denkbar:
- Blockade der Glucoseanlagerung an Aminogruppen enthaltende Makromoleküle;
- Hemmung der AGE-Bildung aus Aldiminen, Amadori-Produkten und Carbonylen;
- Abspaltung gebildeter AGEs aus ihren Bindungen;
- Verhinderung der Bindung von Amadori- und Maillard-Addukten an ihre Rezeptoren;
- Hemmung zellulärer Reaktionen infolge der Rezeptorbindung.

Eine Übersicht über einige vor allem im Tierexperiment und in vitro getestete Verbindungen zeigt Tabelle 32.

Kapitel 10.1 - Aminosäuren, Amine, Peptide

In vitro und in vivo hemmen Aminosäuren, Amine und Peptide die Bildung von Amadori-Produkten und AGEs, da sie sich nicht nur mit Monosacchariden sondern auch mit reaktiven Carbonylen umsetzen.

D- und L-Lysin, Arginin, Alanin, Aspartat und Glutamat, aber auch die korrespondierenden Ketosäuren des Alanins und Glutamats Pyruvat und α-Ketoglutarat sind getestet worden. Trotz positiver Ergebnisse bei in vitro- und in vivo-Untersuchungen ist eine therapeutische Anwendung, insbesondere von D-Lysin, fraglich. Taurin, Kreatin und das Dipeptid Carnosin hemmen die Maillard-Reaktion.

Carnosin (ß-Alanyl-L-histidin) reagiert mit Carbonylen und Proteinen, die durch Glucose oder andere Carbonylverbindungen modifiziert wurden. Als Diätzusatz verzögerte es im Tierexpriment Alterungsprozesse. Carnosin und Tenilsetam hemmen die AGE-induzierte Polymerisation des Amyloid-ß-Peptids und sind potenzielle Therapeutika der Alzheimer'schen Erkrankung.

Penicillamin ist ein Schwermetallchelator. Es hemmt den Glucoseeinbau und die AGE-Bildung in Proteinen. ß-Aminopropionitril zeigt ähnliche Effekte. Besonders ausgeprägt ist die Wirksamkeit des Penicillamins als Inaktivator von Dicarbonylen.

Kapitel 10.2 - Aspirin und andere Analgetika

Acetylsalicylsäure (Aspirin) findet breite Anwendung als Analgetikum, Antipyretikum und Thrombocytenaggregationshemmer. Es acetyliert Hydroxyl- und Aminogruppen in vivo und in vitro und hemmt dadurch auch die Glycierung. Seine Wirkungen sind besonders an Linsenproteinen zur Vermeidung von Cataracten untersucht worden. In vitro hemmt es die AGE-Bildung in Collagenen. Niedrige Aspirindosen verhindern auch die Glycierung von Fibrinogen. Ibuprofen, Paracetamol, Bendazac und Guanabenzacetat hemmen ebenfalls die Glycierung von Crystallinen (51).

Acetylcarnitin, nicht aber Carnitin, verhinderte in vitro Glycierung und AGE-Bildung in Linsencrystallinen. Ebenso wie bei der Acetylsalicylsäure kommt der Effekt durch eine nichtenzymatische Acetylierung von Aminogruppen zustande.

Kapitel 10.3 - Antioxidanzien

Oxidativer Stress entsteht bei der Glycierung, der AGE-Bildung und durch AGEs nach Rezeptorbindungen. Oxidationsreaktionen sind in die Bildung von AGEs einbezogen. Antioxidanzien, wie Vitamin C (Ascorbinsäure), Vitamin E (Tocopherole), α-Liponsäure, Glutathion, Flavone und Rutin reduzieren die Glycierung in vivo und in vitro und wirken als Radikalfänger. Mercaptopropionylglycin und N-Acetylcystein hemmen als Antioxidanzien die AGE-Bildung und die Folgen von AGE-Rezeptor-Interaktionen über eine Verminderung des oxidativen Stresses.

Curcumin, ein Inhaltsstoff aus Kürbissen und Inhibitor der Lipoxygenase und Cyclooxygenase sowie der Induktion der iNO-Synthase in Makrophagen, hemmt die AGE-Bildung ebenfalls als Antioxidans.

Die Pyridoindol-Verbindung Stobadin verhindert die Glycierung nicht, beeinträchtigt aber als Antioxidans die Bildung von AGEs.

Estrogene wirken auch antioxidativ. Eine chronische Applikation von 17ß-Estradiol verminderte oxidativen Stress und die Bildung von Glycoxidationsprodukten in Arterienwänden und Glia-Zellen. Resveratrol (3,4',5-Trihydroxystilben), ein natürliches Phytoestrogen (besonders in Rotwein) mit geringen femininisierenden Effekten, hemmt die AGE-induzierte Proliferation, DNA- und Collagensynthese von glatten Gefäßmuskelzellen. Im Tierexperiment hatte es eine deutlich lebensverlängernde Wirkung. Systematische klinische Studien zum Einsatz von Antioxidanzien zur Prophylaxe und Therapie diabetischer Folgeerkrankungen sind zu erwarten.

Kapitel 10.4 - Vitamine

Die Vitamine B_1 (Thiamin) und Thiamindiphosphat sowie B_6 (Pyridoxamin) und Pyridoxalphosphat sind sowohl als Hemmer der Glucoseanlagerung als auch der AGE-Bildung wirksam. Thiamin in Form des Thiamindiphosphats ist Coenzym in α-Ketosäure-Dehydrogenase-Komplexen, wie der Pyruvat-Dehydrogenase, und der Transketolase im nichtoxidativen Teil des Pentosephosphat-Zyklus. In vitro verminderte Thiamin den Hyperglycämie-bedingten, erhöhten Triosephosphat-Gehalt der Erythrocyten und Endothelien und reduzierte dadurch die Bildung von Methylglyoxal. Ein lipophiles Thiaminpräparat (Benfotiamin) senkte den nervalen Carboxymethyllysin-Gehalt und normalisierte die Nervenleitgeschwindigkeit in diabetischen Ratten. Wasserlösliches Thiamin zeigte keine Wirkungen. Die Lipophilie des Benfotiamins begünstigt seine Membranpermeabilität und die intrazelluläre Akkumulation. Benfotiamin aktiviert die Transketolase in Endothelien, wodurch der Pentosephosphat-Weg angetrieben und die Umwandlung von Glyceraldehyd-3-Phosphat und Fructose-6-Phosphat in Pentosephosphate gesteigert wird. Im Ergebnis werden Hauptstoffwechselwege reduziert, die bevorzugt für das Entstehen vasculärer diabetischer Komplikationen in Frage kommen: die gesteigerte Hexosamin-Bildung, die Bildung intrazellulärer AGEs aus Triosephosphaten, die gesteigerte Proteinkinase C-Aktivität über Diacylglycerol sowie die Aktivierung von NF-κB. Es könnte auch beim Fructose-Stoffwechsel des Diabetikers von Bedeutung sein. Benfotiamin zeigte therapeutische Effekte bei der diabetischen Retino- und Nephropathie und verhinderte oxidativen Stress und endotheliale Dysfunktionen nach einer AGE-reichen Mahlzeit bei Typ 2-Diabetikern. Benfotiamin ist auch antioxidativ wirksam und verhindert oxidative DNA-Schäden. Pyridoxamin hemmt die AGE- und ALE-Bildung durch Carbonyle wie Malondialdehyd und 4-Hydroxynonenal sowie Glyoxal bzw. Glycolaldehyd. Antioxidative Effekte des Pyridoxamins spielen ebenfalls eine Rolle bei der Hemmung einer AGE- und ALE-Bildung. Pyridoxamin verhinderte die Bildung von Argpyrimidin und Pentosidin in der Augenlinse diabetischer Ratten und erhöhte die Glyoxalase I- und Aldose-Reductase-Aktivität.

Niacin (Nicotinsäureamid) schränkt ebenfalls die AGE-Bildung ein. Benfotiamin und Pyridoxamin könnten eine große Bedeutung bei der Prävention und Therapie diabetischer Folgeerkrankungen erhalten. Die Anwendung von Vitaminen oder ihrer Coenzyme zur Verhinderung der Maillard-Reaktion bietet Vorteile, da sie praktisch frei von Nebenwirkungen sind.

Kapitel 10.5 - Sonstige

Captopril, Germanium-132 (2-Carboxyethylgermaniumsesquioxid), Pflanzenextrakte und Teeprodukte vor allem aus dem ostasiatischen Raum mit Polyphenolen als Wirksubstanzen, AL 0671, ein K^+-Kanalöffner, das Biguanid Metformin, Hydrazide und OPB-9195 (5-[N-(Phenyl)carbamoyl-methyl]-thiazolidin-4-on) sind weitere Substanzen mit hemmender Wirkung auf die AGE-Bildung.

OPB-9195 hemmt die Bildung von AGEs und ALEs durch Inaktivierung reaktiver Carbonyle, die aus dem Kohlenhydrat- bzw. Lipidstoffwechsel stammen. Durch OPB-9195 wird in der diabetischen Niere die Bildung von VEGF und TGF unterdrückt. Es verhindert die Ausbildung einer schweren Nephropathie bei transgenen Mäusen mit einer Überexpression von RAGE, verbunden mit einem Typ 1-Diabetes. Bei der diabetischen Neuropathie senkte es die AGE-Gehalte in Serum, Nervenscheiden und Neuronen, erhöhte die Na^+/K^+-ATPase-Aktivität und die Nervenleitgeschwindigkeit. Es ist wirksamer als Aminoguanidin, bindet aber auch Pyridoxal, sodass als Nebenwirkung ein Vitamin B_6-Mangel entsteht.

Pioglitazon, ebenfalls ein Thiazolidindion, wirkt als Hemmer der Amadori- und AGE-Bildung.

Ähnliche Effekte besitzen die Xanthin-Derivate Pentoxifyllin und Lysofyllin. Kinetin (N^6-Furfuryladenin) verhindert das Entstehen von Glycoxidationsprodukten als Antioxidans.

Dilazep (Cormedian), ein therapeutisch genutzter Thrombocytenaggregationshemmer und Coronardilatator, unterdrückt eine AGE-Bildung in gleichen Konzentrationen wie Aminoguanidin.

Ein neuer AGE-Hemmstoff, das 2,3-Diaminophenazin (2,3-DAP, NNC39-0028), reduziert die AGE-Bildung in vitro und in Mesenterium und Niere in vivo bei diabetischen Ratten. DAP hemmt im Gegensatz zu Aminoguanidin (s.u.) die NO-Synthase nicht. Eine verminderte Proteinvernetzung in Collagenen diabetischer Ratten war ebenfalls nachweisbar. Allerdings zeigte die Verbindung keine Effekte bei gestörten Gefäßfunktionen in Auge und Niere. In vitro sind Ureido- und Carboxamidophenoxyisobuttersäure-Derivate sehr potente Inhibitoren der Glycierung und AGE-Bildung. LR-90 (Methylen-bis[4,4'-(2-chlorphenyl-ureidophenoxybuttersäure)]) verhinderte Glomerulosclerose, tubuläre Degeneration und Collagenablagerungen in der Niere diabetischer Ratten, verminderte Quervernetzungen und Fluoreszenz im Collagen und eine AGE-Akkumulation in den Glomeruli. Es zeigte auch therapeutische Effekte bei der Retinopathie. LR-90 reagierte effektiver mit Carbonylen und war ein potenterer Metallchelator als Pyridoxamin und Aminoguanidin.

Angiotensin II-Rezeptorenblocker und Inhibitoren des Angiotensin converting enzyme (ACE) reduzieren die AGE-Bildung durch Chelatbildung von Übergangsmetallionen und Inaktivierung von Sauerstoffradikalen. Die antiarteriosclerotische Wirkung von Angiotensin II-Rezeptorhemmern kommt durch reduzierte TNFα-RAGE-Interaktionen zustande.

TH22002 (1-(5-Hydroxy-3-methyl-1-phenyl-1H-pyrazol-4-yl)-6-methyl-(1,3-dihydrofuro[3,4-c]-pyridin-7-ol) ist ein effektiver Hemmer der AGE-Bildung. Er wirkt antioxidativ und als Schwermetallchelator. Er verhindert cardiale und renale Schädigungen.

Kapitel 10.6 - Aminoguanidin und ALT-946

Die am umfangreichsten getestete Verbindung ist das Hydrazinderivat Aminoguanidin.

Diabetische Ratten zeigten nach Aminoguanidin-Behandlung eine Verminderung der AGE-spezifischen Collagenfluoreszenz und von Quervernetzungen in den Gefäßwänden. In den Basalmembranen der Nierenglomeruli war der Gehalt an Plasmaproteinen zusammen mit der AGE-Menge vermindert. Aminoguandin verzögerte das Auftreten der Retinopathie und ihre Progression. Im Tierexperiment war der Anteil azellulärer Kapillaren und Mikroaneurysmen sowie der Pericytenverlust deutlich reduziert. Ähnliche Ergebnisse wurden bei der diabetischen Nephropathie erhalten. Aminoguandin senkte bei diabetischen Ratten den AGE-Gehalt der Nierengefäße und die Albuminurie und reduzierte die mesangiale Volumenzunahme sowie den Proteinkinase C-Anstieg in den Glomeruli. Bei der diabetischen Neuropathie wurden die elektrophysiologischen Veränderungen durch Aminoguandin kompensiert. Als Therapeutikum zeigte Aminoguandin bei der Behandlung der diabetischen Neuropathie allerdings nur geringe Wirkung.

Auch die diabetische Makroangiopathie wird durch Aminoguanidin infolge einer verminderten AGE-Bildung in den Gefäßen positiv beeinflusst. Die elastischen Eigenschaften der Arterien und die Leistungskraft des linken Ventrikels werden erhöht. Die altersabhängige Versteifung der Arterien und die cardiale Hypertrophie werden vermindert.

Aminoguanidin verbessert die beeinträchtigte Wundheilung diabetischer Ratten.

Die Wirkungen einer Verabfolgung kleinmolekularer AGEs an gesunde Ratten und Kaninchen konnten durch Aminoguanidin unterdrückt werden. Durch oxidativen Stress geschädigte Makrophagen bilden vermehrt reaktive Carbonyle, die durch Aminoguanidin abgefangen werden. Dadurch wird eine weitere Zellschädigung vermieden. Die Anlagerung von AGEs aus der Nahrung (Glycotoxine) an Körperproteine werden durch Aminoguanidin vermindert und ihre Ausscheidung im Urin verbessert.

AGE-Hämoglobin, ein Index des AGE-Gehalts der Gewebe, war nach einer 28-tägigen Aminoguanidin-Therapie um etwa 30 Prozent reduziert, während der HbA_{1c}-Wert unverändert blieb. Aminoguanidin wirkt auch als Antioxidans, welches die Bildung von Hydroxylradikalen und Peroxiden in den Zellen und Geweben verhindert.

Zudem wird die beim Diabetes gesteigerte Lipidperoxidation, z.B. über die in Lipiden enthaltenen AGEs in den LDL und Erythrocytenmembranen, durch antioxidative Wirkungen des Aminoguanidins, ähnlich wie durch Vitamin E gemindert. Aminoguandin reduziert die Alterungsgeschwindigkeit von Zellen in Kultur.

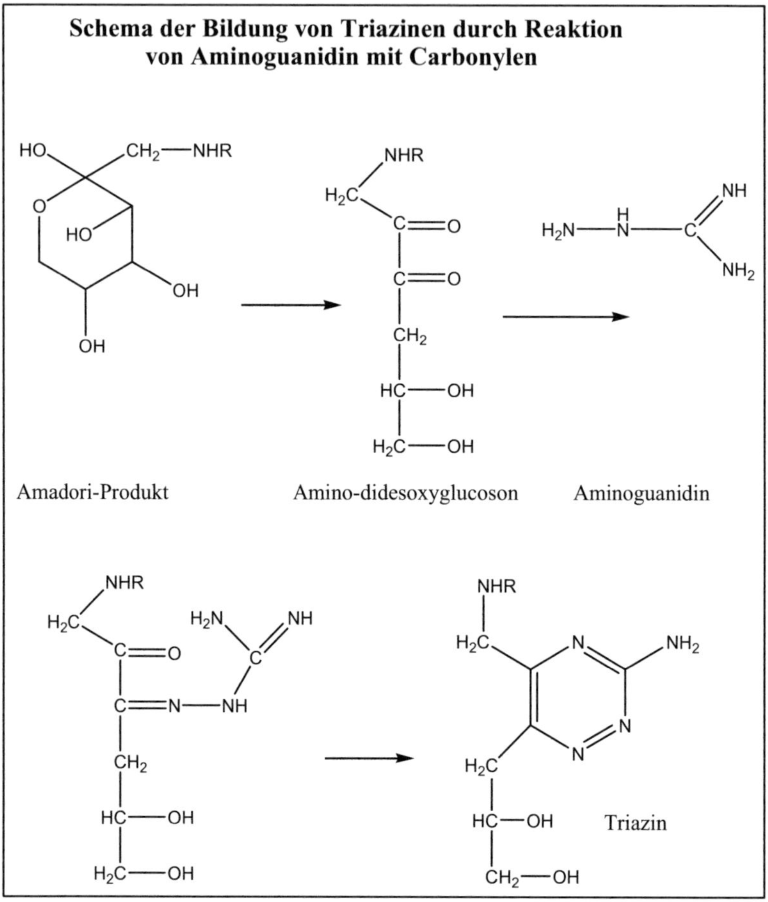

Schema der Bildung von Triazinen durch Reaktion von Aminoguanidin mit Carbonylen

Amadori-Produkt   Amino-didesoxyglucoson   Aminoguanidin

Triazin

Abbildung 24 - Vorgeschlagener Wirkungsmechanismus von Aminoguanidin zur Hemmung der AGE-Bildung

Aminoguanidin repräsentiert den Prototyp einer Arzneimittelklasse, welche bei Patienten mit Diabetes mellitus, Niereninsuffizienz, Arteriosclerose und ischämischem Hirninsult sowie beim Morbus Alzheimer, anderen degenerativen Hirnerkrankungen und Amyloidosen mit vermehrter AGE-Bildung Anwendung finden könnte. Aminoguanidin ist jedoch nicht frei von Nebenwirkungen. Es hemmt die induzierbare

Form der NO-Synthase, eine Isoform der Aminooxidase, die Diaminooxidase, die Catalase und inhibiert die Wirkungen von NO in der Niere. Die Hemmung der Semicarbazid-sensitiven Aminooxidase ist nicht unbedingt eine unerwünschte Nebenwirkung, da dieses Enzym an der Ausbildung von oxidativem Stress und der Bildung von AGEs aus Formaldehyd bzw. Methylglyoxal beteiligt ist, die aus Methylamin und Aminoaceton durch oxidative Desaminierung entstehen (145). Die selektive Hemmung der iNO-Synthase in den ß-Zellen des endokrinen Pankreas durch Aminoguanidin verzögerte die Manifestation eines Typ 1-Diabetes im Tiermodell, wodurch auch gezeigt werden konnte, dass NO in der Immunpathogenese des Typ 1-Diabetes eine Rolle spielt.

Unter der Applikation von Aminoguanidin kann es zu einer Verarmung der Gewebe an Pyridoxalphosphat kommen, da das Hydrazinderivat mit dem Coenzym eine Schiff'sche Base bildet. Die Gabe der Schiff'schen Base aus Aminoguanidin und Pyridoxal verhindert die AGE-Bildung, ohne den Gehalt an Pyridoxalphosphat in den Geweben zu beeinträchtigen. Das Aminoguanidin-Pyridoxal-Addukt ist ein wirksamerer Inhibitor der AGE-Bildung als Aminoguanidin.

In vitro hemmt Aminoguanidin die Zellproliferation durch Verlängerung der Mitosephase.

Aminoguanidin ist nicht mutagen oder cancerogen.

Durch die Hemmung der NO-Synthase und der Diaminooxidase greift Aminoguandin in wichtige vasculäre und respiratorische Regulationssysteme ein, was bei therapeutischer Anwendung zu Komplikationen führen kann.

Ein neuer Inhibitor aus der Hydrazinklasse, ALT-946 (N-(2-Acetamidoethyl)hydrazincarboximidamid-HCl), ist effektiver als Aminoguanidin bei der Unterdrückung der AGE-Bildung. Er hemmt die NO-Synthase kaum und besitzt geringere toxische Nebenwirkungen als Aminoguanidin.

Kapitel 10.7 - AGE-Brecher

Eine völlig neue Strategie zur Therapie AGE-bedingter Erkrankungen wurde durch den Einsatz von N-Phenacylthiazolium-Verbindungen eingeleitet, die AGE-vermittelte Vernetzungen in Proteinen in vivo und in vitro spalten (Abbildung 25). Die Spaltungsreaktion läuft zwischen den Carbonylgruppen von proteingebundenen αß-Dicarbonylen ab (9).

Brecher AGE-vermittelter Quervernetzungen

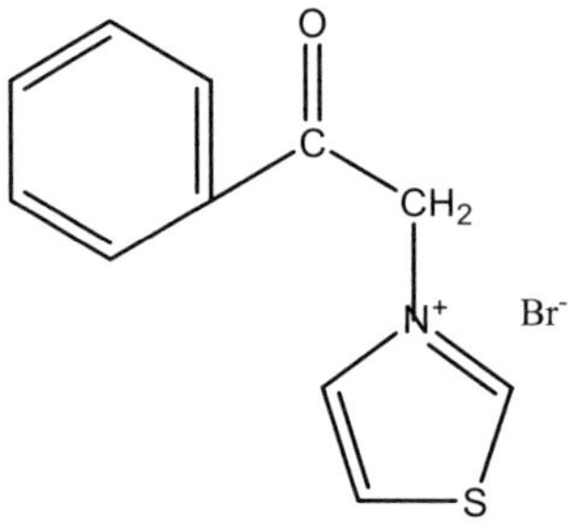

N-Phenacylthiazolium-Bromid

Abbildung 25 - Strukturformel von Phenacylthiazolium-Verbindungen, die als „AGE-Brecher" wirken.

Die Verabfolgung von 3-Phenyl-4,5-dimethylthiazoliumchlorid (Alagebrium, ALT-711) führte zu einer deutlichen Verminderung der alters- (AGE-) bedingten Myocardversteifung. Es erhöhte die Aortenelastizität, senkte den systolischen Blutdruck auch bei älteren nichtdiabetischen Patienten mit AortenSclerose und besserte Endothelzellfunktionen. Bei der diabetischen Nephropathie wurde unter Behandlung mit diesem Pharmakon der AGE-Gehalt der Nieren-Collagene erniedrigt und die Ausscheidung AGE-enthaltender Peptide im Urin erhöht. Unter der Verabfolgung von Alt-711 wurden fibrotische Prozesse über eine Reduktion des AGE-Gehalts bei der Nephropathie reduziert, besonders wenn es in Frühstadien angewendet wurde. ALT-711 verhinderte eine Progression der diabetischen Nephropathie und bewirkte eine Reversibilität früher morphologischer und funktioneller Veränderungen. Bei lokaler Applikation auf gealterte Haut wurden eine Rehydratisierung und eine Elastizitätszunahme erreicht.

Ein neuer in der klinischen Erprobung befindlicher AGE-Brecher ist Pyridinium (3-[[2-(Methylsulfonyl)hydrazino]carbonyl]-1-[2-oxo-2-thienyl)ethyl]-chlorid, TRC4186). Es verbesserte im Tierexperiment Herz- und Endothelzellfunktionen, senkte den Blutdruck und den AGE-Gehalt der Gewebe. Es war bei der diabetischen Cardiomyopathie und Nephropathie therapeutisch wirksam. Es ist gut verträglich und wird nach oraler Applikation gut resorbiert.

TRC4149 reduzierte den AGE-Gehalt der Gewebe in vivo und in vitro. Es inaktiviert freie Radikale und verbesserte die Herzfunktionen bei der diabetischen Cardiomyopathie.

C36 (3-Benzyloxycarbonylmethyl-4-methylthiazol-3-ium-bromid) ist ein effektiver AGE-Brecher in vivo und in vitro. Er verbesserte die Herzfunktion, senkte den peripheren Gefäßwiderstand und erhöhte die Löslichkeit von Collagenen. Die beim Diabetes hoch regulierten Genaktivitäten von RAGE, TGFß1, Collagen III wurden gesenkt.

Aminoguanidin, Pyridoxamin, Carnosin, OPB-9195, Tenilsetam und der AGE-Brecher Phenacyldimethylthiazoliumbromid besitzen Kupfer- und andere Schwermetallionen bindende Aktivitäten als Chelat-Bildner. Sie wirken dadurch antioxidativ und haben eine zusätzliche Wirkkomponente bei der Hemmung der AGE-Bildung und der Verhinderung diabetischer Komplikationen.

Eine Kombination von AGE-Brechern und Pharmaka, die die AGE-Bildung unterdrücken, könnte die Therapie der Wahl zur Behandlung diabetischer und altersbedingter Gefäßleiden sowie AGE-bedingter Amyloidosen werden.

Kapitel 10.8 - Klassifizierung von Inhibitoren

Inhibitoren der Amadori- und AGE-Bildung können nach ihrenWirkungsmechanismen eingeteilt werden:

- Typ A Inhibitoren hemmen die Zucker-Interaktionen mit Aminogruppen durch Modifikation der Aminogruppen, z.B. Aspirin, Pyridoxal.
- Typ B Inhibitoren reagieren mit Aldehyden oder Ketonen, z.B. Aminoguanidin und andere Hydrazine.
- Typ C_1 Inhibitoren sind Chelatbildner für Übergangsmetalle, wie Phytat oder Penicillamin.
- Zu den Typ C_2 Inhibitoren gehören die Antioxidanzien.
- Typ D Inhibitoren maskieren die intermediären Dicarbonyle, wie z.B. Aminoguanidin und Arginin.
- Typ E Inhibitoren (Amadorine) reagieren mit Amadori- bzw. post-Amadori-Produkten.
- Typ F Inhibitoren sind die AGE-Brecher.

Kapitel 10.9 - Molekularbiologische Interventionen

Auf der Grundlage molekularbiologischer Erkenntnisse sind folgende Interventionen denkbar:
- Hemmung der AGE-Rezeptor-Wechselwirkungen über eine Beeinflussung der Rezeptorsynthese durch Antisense-Oligonucleotide oder DNA-Promotorinhibitoren zur prätranscriptionalen Inhibition (Hemmung der spezifischen mRNA-Synthese) bzw. Ribozyme oder interferierende RNAs zum Abbau von mRNA zur posttranscriptionalen Kontrolle;
- Einsatz von Antikörpern gegen die Rezeptoren, von löslichen, rekombinanten Rezeptoren oder Rezeptor-spezifischen Polypeptiden;
- Hemmung der Aktivierung des Transcriptionsfaktors NF-κB durch Antioxidanzien oder einen Gentransfer von Faktoren, die NF-κB und andere relevante Transcriptionsfaktoren inaktivieren;
- Unter dem Aspekt, dass AGEs die Rezeptorexpression, insbesondere von RAGE, stimulieren, werden solche Strategien nicht nur für die Diabetes-Therapie in Zukunft Bedeutung erlangen.

Zusammenfassung des Kapitels 10

Eine medikamentöse Therapie zur Behandlung der Maillard-Reaktion und ihrer Folgen gibt es noch nicht. Sie hätte nicht nur Bedeutung zur Behandlung diabetischer Komplikationen, sondern auch eine Berechtigung zum Einsatz bei anderen AGE-assoziierten Erkrankungen, wie z.B. bei der allgemeinen Arteriosclerose, der chronischen Niereninsuffizienz und degenerativen Hirnerkrankungen. Ein Vielzahl tierexperimenteller Ergebnisse und in vitro-Studien zeigt, dass acylierende Verbindungen wie Aspirin oder Amine die Bildung von Amadori-Produkten und AGEs verhindern. Antioxidanzien unterdrücken die AGE-Bildung ebenfalls. Von besonderem Interesse ist der Einsatz von Vitaminen (B_1, B_6, C, E; Niacin), da diese Stoffe faktisch frei von Nebenwirkungen lebenslänglich verabfolgt werden können. Aminoguanidin, ein Hydrazinderivat, ist das am umfänglichsten bis hin zu klinischen Studien getestete Pharmakon. Es ist der Prototyp eines Arzneimittels, welches zwar die Amadori-Produktbildung nicht beeinflusst, aber die Umwandlung von Amadori-Produkten oder reaktiven Carbonylen in AGEs unterdrückt. Es besitzt auch antioxidative Eigenschaften. Im Tierexperiment war es bei der Verhinderung aller diabetischen Komplikationen wirksam. Es ist allerdings nicht frei von Nebenwirkungen, die zu respiratorischen und cardiovasculären Komplikationen führen können. Eine weitere Strategie ist, Verbindungen einzusetzen, die AGEs aus ihren Bindungen an die Körperproteine freisetzen. Molekularbiologische Erkenntnisse vermitteln die folgenden Denkansätze: Hemmung der AGE-Rezeptor-Wechselwirkungen über eine Beeinflussung der Rezeptorsynthese durch Antisense-Oligonucleotide oder DNA-Promotorinhibitoren zur prätranscriptionalen Inhibition (Hemmung der mRNA-Synthese) bzw. Ribozyme oder interferierende RNA zum Abbau von mRNA zur posttranscriptionalen Kontrolle; Einsatz von Antikörpern gegen die Rezeptoren, von löslichen rekombinanten Rezeptoren oder Rezeptor-spezifischen Polypeptiden; Hemmung der Aktivierung des Transcriptionsfaktors NF-κB durch Antioxidanzien oder einen Gentransfer von Faktoren, die NF-κB inaktivieren.

Kapitel 11 - Biotechnologische Prozesse und Glycierung

Zucker haben bei biotechnologischen Prozessen vielfältige Bedeutungen. Glycierungen können zu einer Optimierung, aber auch zu einer Beeinträchtigung biotechnologischer Verfahren beitragen.

Die Hitzeinaktivierung von Viren in Biopharmaceutica, z.B. rekombinanten Proteinen, ist für eine optimale Sicherheit der Produkte erforderlich. Um hitzebedingte Proteinschädigungen zu vermindern, werden thermostabilisierende Agenzien, wie Saccharose verwendet. Sowohl im lyophilisierten als auch im gelösten Zustand kann es zu einer Glycierung von Proteinen mit Glucose und besonders mit Fructose kommen, da eine thermoinduzierte Spaltung der Saccharose stattfindet. Bei längerer Hitzeinaktivierung entstehen auch AGEs durch intermediär gebildete Carbonyle aus Glucose bzw. Fructose.

Collagene werden häufig als implantierbares Material verwendet. Um die physikalische Stabilität und die biologische Verweildauer zu erhöhen, werden zusätzliche Quervernetzungen eingeführt, u.a. durch Verwendung bifunktioneller Chemikalien oder UV-Bestrahlung, die nicht frei von unerwünschten Nebeneffekten sind. Durch die kombinierte Anwendung von Glucose und UV-Licht entstehen Crosslinks, die Stabilität und Enzymresistenz erhöhen. Thioharnstoff und Aminoguanidin inhibieren die Ausbildung der Querbrücken, sodass angenommen werden kann, dass die Glucose-abhängige Stabilisierung über einen radikalischen, autoxidativen Mechanismus entsteht. Weiterhin wird durch die Glycierung die biologische Stabilität von Collagenen bei der Herstellung von Gewebeequivalenten mit bestimmten Zellen und diesem Matrixprotein erhöht.

Von Bakterien produzierte und in eine zuckerhaltige Kulturlösung abgesonderte Proteine werden glyciert, was bei der Herstellung recombinanter Proteine bedeutungsvoll werden kann.

Literaturverzeichnis

Zur Abfassung dieser Monografie wurden etwa 3800 Publikationen ausgewertet. Aus verschiedenenGründen ist eine solche Bibliografie beim Druck nicht zu vertreten. Deshalb wurden im Literaturverzeichnis vorrangig Übersichtsarbeiten aufgeführt, die aber viele Details nicht abdecken. Originalarbeiten wurden meist nur erwähnt, wenn ihnen Tabellen oder Abbildungen entnommen wurden bzw. wenn sie von besonderer Wichtigkeit waren.
Ich bitte deshalb alle Autoren, die ihre Ergebnisse im Text ungenannt wiederfinden, um Verständnis.

1. Abe, R. and S. Yamagishi (2008) AGE-RAGE system and carcinogenesis. Curr Pharm Des 14; 940-946.
2. Adeghate, E. (2004) Molecular and cellular basis of the aetiology and managment of diabetic cardiomyopathy: A short review. Mol Cell Biochem 261: 187-191.
3. Ahmed, N. (2005) Advanced glycation end products – role in pathology of diabetic complications. Diabetes Research and Clinical Practice 67: 3-21.
4. Ames, J.M. (2007) Evidence against dietary advanced glycation end-products being a risk to human health. Mol Nutr Food Res 61: 1085-90.
5. Andrassy, M., J. Igwe, M.F. Neurath, E. Schleicher, P.M. Humpert, T. Wendt, B. Liliensiek, M. Morcos, S. Schiekofer, K. Thiele, J. Chen, R. Kientsch-Engel, A.M. Schmidt, W. Stremmel, D.M. Stern, H.A. Katies, P.P. Nawroth, and A. Bierhaus (2006) Posttranslationally modified proteins as mediators of sustained intestinal inflammation. Am J Pathol 169: 1223-1237.
6. Armbruster, D.A. (1987) Fructosamine: structure, analysis, and clinical usefulness. Clin Chem 33: 2153-2163.
7. Azevedo, M.S., J. Raposo, J. Falcao, G. Fontes, and C. Manso (1988) Oxygen radical generation by Maillard compounds. The Journal of Diabetic Complications 2: 19-21.
8. Bailey, A.J., R.G. Paul, and L. Knott (1998) Mechanisms of maturation and ageing of collagen. Mechanisms of Ageing and Development 106: 1-56.

9. Bakris, G.L., A.J. Bank, D.A. Kass, J.M. Neutel, R.A.Preston, and S. Oparil (2004) Advanced glycation end-product cross-link breakers. Am J Hypertens 17: 23S-30S.

10. Barile, G.R. and A.M. Schmidt (2007) RAGE and its ligands in retinal disease. Curr Mol Med 7: 758-765.

11. Baynes, J.W. and S.R. Thorpe (1999) Role of oxidative stress in diabetic complications. Diabetes 48: 1-9.

12. Baynes, J.W. and S.R. Thorpe (2000) Glycoxidation and lipoxidation in atherogenesis. Free Rad Biol Med 28: 1708-1716.

13. Bierhaus, A., R. Ziegler, and P.P. Nawroth (1998) Molecular mechanisms of diabetic angiopathy - clues for innovative therapeutic interventions. Hormone Research 50 (suppl 1): 1-5.

14. Bierhaus, A., P.M. Humpert, M. Morcos, T. Wendt, T. Chavakis, B. Arnold, D.M. Stern, and P.P. Nawroth (2005) Understanding RAGE, the receptor for advanced glycation end products. J Mol Med 83: 876-886.

15. Bierhaus, A., D.M. Stern, and P.P. Nawroth (2006) RAGE in inflammation: a new therapeutic target? Curr Opin Investig Drugs 7: 985-991.

16. Biessel, G.J., L.P. van der Heide, A. Kamal, R.L.A.W. Bleys, and W.H. Gispen (2002) Ageing and diabetes: implications for brain function. Eur J Pharmacol 441: 1-14.

17. Brownlee, M. (1995) The pathological implications of protein glycation. Clin Invest Med *18*: 275-281.

18. Bucala, R. (1997) Lipid and lipoprotein modification by advanced glycosylation end products: role in atherosclerosis. Exp Physiol *82*: 327-337.

19. Bucala, R., A.T. Lee, L. Rourke, and A. Cerami (1993) Transposition of an Alu-containing element induced by DNA-advanced glycosylation endproducts. Proc Natl Acad Sci USA *90*: 2666-2670.

20. Bucala, R., H. Vlassara, and A. Cerami (1992) Advanced glycosylation endproducts. In J.J. Harding and M.J.C. Crabbe (eds): Posttranslational modifications of proteins. Ann Arbor, London: CRC Press Boca Raton, pp. 53-79.

21. Bucciarelli, L.G., T. Wendt, L. Rong, E. Lalla, M.A. Hofmann,

M.T. Goova, A. Taguchi, S.F. Yan, S.D. Yan, D.M. Stern, and A.M. Schmidt (2002) RAGE is a multiligand receptor of the immunglobulin superfamily: implications for homeostasis and chronic disease. CMLS, Cell Mol Life Sci 59: 1117-1128.

22. Cerami, A. (1985) Glucose as a mediator of aging. J Am Geriat Soc *33*: 626-634.

23. Cerami, C., H. Founds, I. Nicholl, T. Mitsuhashi, D. Giordano, S. Vanpatten, A. Lee, Y. Al-Abed, H. Vlassara, R. Bucala, and A. Cerami (1997) Tobacco smoke is a source of toxic reactive glycation products. Proc Natl Acad Sci USA *94*: 13915-13920.

24. Chandalia, H.B. and P.R. Krishnaswamy (2002) Glycated hemoglobin. Curr Sci 83: 1522-1532.

25. Chavakis, T., A. Bierhaus, N. Al-Fakhri, D. Schneider, S. Witte, T. Linn, M. Nagashima, J. Morser, B. Arnold, K.T. Preissner, and P.P. Nawroth (2003) The pattern recognition receptor (RAGE) is a counterreceptor for leukocyte integrins: a novel pathway for inflammatory cell recruitment. Exp. Med. 198: 1507-1515.

26. Chavakis, T., A. Bierhaus, and P.P. Nawroth (2004) RAGE (receptor for advanced glycation end products). A central player in the inflammatory response. Microbes and Infection 6: 1219-1225.

27. Chen, X., D.G. Walker, A.M. Schmidt, O. Arancio, L.F.Lue, and S.D. Yan (2007) RAGE: a potential target for Abeta-mediated cellular perturbation in Alzheimer's disease. Curr Mol Med 7: 735-742.

28. Choi, Y.-G., J.-I. Kim, Y.-C. Jeon, S.-J. Park, E.-K. Choi, R. Rubenstein, R. Kascsak, R.I. Carp, and Y.S. Kim (2004) Nonenzymatic glycation at the N-terminus of pathogenic prion protein in transmissible spongiform encephalopathies. J Biol Chem 279: 30402-30409.

29. Cloos, P.A.C. and S. Christgau (2002) Non-enzymatic covalent modifications of proteins: mechanisms, physiological consequences and clinical applications. Matrix Biology 21: 39-52.

30. Cohen, M.P. (1996) Diabetes and Protein Glycosylation. JC Press, Philadelphia.

31. Cohen, M.P. and F.N. Ziyadeh (1996) Role of Amadori-modified nonenzymatically glycated serum proteins in the pathogenesis of dia-

betic nephropathy. J Am Soc Nephrol 7: 183-190.

32. Colaco, C.A.L.S. and C.R. Harrington (1994) Glycation: a pathological modification in neuropathies? a hypothesis. NeuroReport 5: 859-861.

33. Colaco, C.A.L.S. and C.R. Harrington (1996) Inhibitors of the Maillard reaction. Potential in the treatment of Alzheimer's disease. CNS Drugs 6: 167-177.

34. Colaco, C.A.L.S. and B.J. Roser (1994) Atherosclerosis and glycation. BioEssays 16: 145-147.

35. Conner, J.R., P.J. Beisswenger, and B.S. Szwergold (2004) The expression of the genes for fructosamine-3-kinase and fructosamine-3-kinase related protein apears to be constitutive and unaffected by environmental signals. Biochem Biophys Res Commun 323: 932-936.

36. Daneman, D. (1994) Glycated hemoglobin in the assessment of diabetes control. Endocrinologist 4: 33-43.

37. Deane, R., S.D. Yan, R.K. Submamaryan, B. LaRue, S. Jovanovic, E. Hogg, D. Welch, L. Manness, C. Lin, J. Yu, H. Zhu, J. Ghiso, B. Frangione, A. Stern, A.M. Schmidt, D.L. Armstrong, B. Arnold, B. Liliensiek, P. Nawroth, F. Hofmann, M. Kindy, D. Stern and B. Zlokovic (2003) RAGE mediates amyloid-ß-peptide transport across the blood-brain barrier and accumulation in brain. Nature Med. 9: 907-913.

38. Dickerson, T.J. and K.D. Janda (2003) Glycation of the amyloid ß-protein by a nicotine metabolite: A fortuitous chemical dynamic between smoking and Alzheimer's disease. Proc Natl Acad Sci USA 100: 8182-8187.

39. Dominiczak, M.H. (1997) The glycation hypothesis. In: The glycation hypothesis. Caloco, C.A.L.S. (ed) Heidelberg: Springer, 1-27.

40. Duby, J.J., R.K. Campbell, S.M. Setter, J.R. White, and K.A. Rasmussen (2004) Diabetic neuropathy: An intensive review. Am Health-Syst Pharm 61: 160-176.

41. Faist, V. and H.F. Erbersdobler (2002) Gesundheitliche Bedeutung von Maillardprodukten aus Lebensmitteln. Kieler milchwirtschaftliche Forschungsberichte 54: 137-147.

42. Gallicchio, M.A., E.A. McRoberts, A. Tikoo, M.E. Cooper and

L.A. Bach (2006) Advanced glycation end products inhibit tubulogenesis and migration of kidney epithelial cells in an ezrin-dependent manner. J. Am. Soc. Nephrol. 17: 414-421.

43. Gawlowski, T., B. Stratmann, R. Ruetter. C.E. Buenting, B. Menart, J. Weiss, H. Vlassara, T. Koschinsky, and D. Tschoepe (2009) Advanced glycation end products strongly activate platelets. Eur J Nutr 48: 475-481.

44. Gerrard, J.A. (2002) New aspects of an AGEing chemistry - recent developments concerning the Maillard reaction. Aust J Chem 55: 299-310.

45. Gillery, P., J.C. Monboisse, F.X. Maquart, and J.P. Borel (1988) Glycation of proteins as a source of superoxide. Diabete Metab *14*: 25-30.

46. Gonen, B., R. Go, and T. Quinn (1987) Nonenzymatic glucosylation of proteins Possible relevance to microangiopathy. Front Diabetes *8*: 1-15.

47. Guo, X., L. Wang, B. Chen, Q. Li, J. Wang, M. Zhao, W. Wu, P. Zhu, X. Huang and Q. Huang (2009) ERM protein moesin is phosphorylated by advanced glycation end products and modulates endothelial permeability. Am. J. Physiol. Heart Circ. Physiol. 297: H238-H246.

48. Hammes, H.-P., A. Alt, T. Niwa, J.T. Clausen, R.G. Bretzel, M. Brownlee, and E.D. Schleicher (1999) Differential accumulation of advanced glycation end products in the course of diabetic retinopathy. Diabetologia 42: 728-736.

49. Hammes, H.-P. and M. Brownlee (1996) Advanced glycation end products and the pathogenesis of diabetic complications. In D. Le-Roith, S.I. Taylor, and J.M. Olefsky (eds): Diabetes Mellitus. Philadelphia: Lippincott-Raven, pp. 810-815.

50. Hammes, H.-P., S. Modaber, and M. Brownlee (1992) Does prevention of protein glycation influence the course of diabetic microvascular disease in vivo? Pediatr Adolesc Endocrinol *22*: 55-66.

51. Harding, J.J. and E. Ganea (2006) Protection against glycation and similar post-translational modifications of proteins. Biochim Biophys Acta 1764: 1436-1446.

52. Harrington, C.R. and C.A.L.S. Colaco (1994) A glycation connection. Nature *370*: 247-248.

53. Hein, G.E. (2006) Glycation endproducts in osteoporosis – Is there a pathophysiologic importance? Clin Chim Acta 371: 32-36.

54. Horiuchi, S. (2002) The liver is the main site for metabolism of circulating advanced glycation endproducts. J Hepatol 36: 123-125.

55. Horiuchi, S. (1996) Advanced glycation end products (AGE)-modified proteins and their potential relevance to atherosclerosis. Trends Cardiovasc Med *6*: 163-168.

56. Horiuchi, S., T. Higashi, K. Ikeda, T. Saishoji, Y. Jinnouchi, H. Sano, R. Shibayama, T. Sakamoto, and N. Araki (1996) Advanced glycation end products and their recognition by macrophage and macrophage-derived cells. Diabetes *45 (Suppl 3)*: S73-S76.

57. Horiuchi, S., Y. Unno, H. Usui, K. Shikata, K. Takaki, W. Koito, Y. Sakamoto, R. Nagai, K. Makino, A. Sasao, J. Wada, and H. Makino (2005) Pathological roles of advanced glycation end product receptor SR-A and CD36. Ann NY Acad Sci 1043: 671-675.

58. Hudson, B.I., M.A. Hofmann, L. Bucciarelli, T. Wendt, B. Moser, Y. Lu, W. Qu, D.M. Stern, V. D'Agati, S.D.Yan, S.F. Yan, P.J.Grant, and A.M. Schmidt (2002) Glycation and diabetes: The RAGE connection. Curr Sci 83: 1515-1521.

59. Hudson, B.I. and A.M. Schmidt (2004) RAGE: a novel target for drug intervention in diabetic vascular disease. Pharmaceutical Research 21: 1079-1086.

60. Hunt, J.V. (1997) Glyco-oxidation of LDL: a biochemist's perspective. In C.A.L.S. Colaco (ed): The glycation hypothesis of atherosclerosis. Heidelberg: Springer, pp. 109-126.

61.Jenkins, A.J., J.D. Best, R.L. Klein, and T.J. Lyons (2004) Lipoproteins, glycoxidation and diabetic angiopathy. Diabetes Metab Res Rev 20: 349-368.

62. Kalea, A.Z., A.M. Schmidt, and B.I. Hudson (2009) RAGE: a novel biological and genetic marker for vascular disease. Clin Sci 116: 621-637.

63. Kesaniemi, Y.A. (1985) Pathophysiology of low density lipoprotein

and high density lipoprotein glucosylation. Monogr Atheroscler *13*: 63-73.

64. Kim, W., B.I. Hudson, B. Moser, J. Guo, L.L. Rong, Y. Lu, W. Qu, E. Lalla, S. Lerner, Y. Chen, S.S.D. Yan, V. D'Agati, Y. Naka, R. Ramasamy, K. Herold, S.F. Ycea, and A.M. Schmidt (2005) Receptor for advanced glycation end products and its ligands. Ann NY Acad Sci 1043: 553-561.

65. Kojro, E. and R. Postina (2009) Regulated proteolysis of RAGE and AbetaPP as possible link between type 2 diabetes mellitus and Alzheimer's disease. J Alzheimers Dis 16: 865-78

66. Koschinsky, T. (1992) Do lipoprotein glycation and peroxidation play a role in the development of macrovascular disease in young patients with diabetes mellitus? Pediatr Adolesc Endocrinol *22*: 32-43.

67. Koschinsky, T., C.-J. He, T. Mitsuhashi, R. Bucala, C. Liu, C. Buenting, K. Heitmann, and H. Vlassara (1997) Orally absorbed reactive glycation products (glycotoxins): An environmental risk factor in diabetic nephropathy. Proc Natl Acad Sci USA *94*: 6474-6479.

68. Krantz, S., R. Salazar, and R. Brandt (1994) A receptor recognizing epsilon-fructosyllysine in glycated albumin. In T.P. Labuza, G.A. Reineccius, V.M. Monnier, J. O'Brien, and J.W.Baynes (eds): Maillard reactions in chemistry, food and health. Cambridge, UK: R Soc Chem, pp. 305-308.

69. Kroner, Z. (2009) The rationship between Alzheimer's disease and diabetes: type 3 diabetes? Altern Med Rev 14: 373-379.

70. Ledl, F. and E. Schleicher (1990) Die Maillard-Reaktion in Lebensmitteln und im menschlichen Körper - neue Ergebnisse zu Chemie, Biochemie und Medizin. Angew Chem *102*: 597-626.

71. Lee, A.T. (1987) The nonenzymatic glycosylation of DNA by reducing sugars in vivo may contribute to DNA damage associated with aging. Age *10*: 150-155.

72. Lee, A.T. and A. Cerami (1992) Role of glycation in aging. Ann NY Acad Sci *663*: 63-70.

73. Lee, A.T. and A. Cerami (1996) Glycation. Encyclopedia of Gerontology *1*: 605-609.

74. Lee, A.T., A. Plump, C. DeSimone, A. Cerami, and R. Bucala

(1995) A role for DNA mutations in diabetes-associated teratogenesis in transgenic embryos. Diabetes 44: 20-24.

75. Logsdon, C..D., M.K. Fuentes, E.H. Huang, and T. Arumugam (2007) RAGE and RAGE ligands in cancer. Curr Mol Med 7: 777-789.

76. Lopes-Virella, M.F., R.L. Klein, and G. Virella (1996) Modification of lipoproteins in diabetes. Diabetes/Metabolism Rev 12: 69-90.

77. Lorenzi, M. (1992) Glucose toxicity in the vascular complications of diabetes: the cellular perspective. Diabetes/Metabolism Rev 8: 85-103.

78. Lukic, I.K., P.M. Humpert, P.P. Nawroth, and A. Bierhaus (2008) The RAGE-pathway: activation and perpetuation in the pathogenesis of diabetic neuropathy. Ann NY Acad Sci 1126: 76-80.

79. Lüth, H.J., V. Ogunlade, B. Kuhla, R. Kientsch-Engel, P. Stahl, J. Webster, T. Arendt, and G. Münch (2005) AGE- and stage-dependent accumulation of advanced glycation end products in intracellular deposits in normal and Alzheimer's disease brains. Cerbral Cortex 15: 211-220.

80. Lyons, T.J. and A.J. Jenkins (1997) Glycation, oxidation, and lipoxidation in the development of the complications of diabetes: a carbonyl stress hypothesis. Diabetes Reviews 5: 365-391.

81. Maillard-Lefebvre, H., E. Boulanger, M. Daroux, C. Gaxatte, B.I. Hudson, and M. Lambert (2009) Soluble receptor for advanced glycation end products: a new biomarker in diagnosis and prognosis of chronic inflammatory diseases. Rheumatology 48: 1190-1196.

82. McRobert, E.A., M. Gallicchio, G. Jerums, M.E. Cooper and L.A. Bach (2003) The amino-terminal domains of ezrin, radixin, andf moesin (ERM) proteins bind advanced glycation end products, an interactuion that may play a role in the development of diabetic complications. J. Biol. Chem. 278: 25783-25789.

83. Miyazaki, A., H. Nakayama, and S. Horiuchi (2002) Scavenger receptors that recognize advanced glycation end products. Trends Cardiovasc Med 12: 258-262.

84. Monnier, V.M. (1990) Nonenzymatic glycosylation, the Maillard reaction and the aging process. J Gerontol Biol Sci *45*: B105-B111.

85. Monnier, V.M., M. Glomb, A. Elgawish, and D.R. Sell (1996) The

mechanism of collagen cross-linking in diabetes. Diabetes *45 (Suppl 3):* S67-S72.

86. Monnier, V.M., D.R. Sell, S. Miyata , and R.H. Nagaraj (1990) The Maillard reaction as a basis for a theory of aging. In P.A. Finot, H.U. Aeschbacher, R.F. Hurrell, and R. Liardon (eds): The Maillard reaction in food processing, human nutrition and physiology. Basel: Birkhäuser, pp. 393-414.

87. Monnier, V.M., D.R. Sell, R.H. Nagaraj, S. Miyata, S. Grandhee, P. Odetti, and S.A. Ibrahim (1992) Maillard reaction-mediated molecular damage to extracellular matrix and other tissue proteins in diabetes, aging, and uremia. Diabetes *41 (Suppl 2):* S36-41.

88. Monnier, V.M. (2005) Bacterial enzymes that can deglycate glucose- and fructose-modified lysine. Biochem J 392: e1-e3.

89. Monnier, V.M. and D.R. Sell (2006) Prevention and repair of protein damage by the Maillard reaction in vivo. Rejuvination Research 9: 32-36.

90. Münch, G., J. Thome, P. Foley, R. Schinzel, and P. Riederer (1997) Advanced glycation end products in ageing and Alzheimer's disease. Brain Research Reviews *23*: 134-143.

91. Münch, G., W. Deuther-Conrad, and J. Gasic-Milenkowic (2002) Glycoxidative stress creates a vicious cycle of neurodegeneration in Alzheimer's disease - a target for neuroprotective treatment strategies? J Neural Transm 62: 303-307.

92. Nakamura, S. and T. Niwa (2004) Advanced glycation end-products and peritoneal sclerosis. Semin Nephrol 24: 502-505.

93. Nawroth, P.P., A.Bierhaus, G.E. Vogel, M.A. Hofmann, M. Zumbach, P. Wahl, and R. Ziegler (1999) Nicht-enzymatische Glykierung und oxidativer Stress bei chronischen Erkrankungen und Diabetes mellitus. Med Klin 94: 29-38.

94. Nawroth, P., A. Bierhaus, M. Marrero, H. Yamamoto, and D.M. Stern (2005) Atherosclerosis and restenosis: is there a role for RAGE? Current Diabetes Reports 5: 11-16.

95. O'Brien, J. (1997) Introduction to the Maillard reaction. In C.A.L.S. Colaco (ed): The glycation hypothesis. Heidelberg: Springer, pp. 30-56.

96. O'Brien, R. and K. Timmins (1994) The role of oxidation and glycation in the pathogenesis of diabetic atherosclerosis. Trends Endocrinol Metab 5: 329-334.

97. Peppa, M. and H. Vlassara (2005) Advanced glycation end products and diabetic complications: A general overview. Hormones 4: 28-37.

98. Ramasamy, R., S.J. Vannucci, S.S.D. Yan, K. Herold, S.F. Yan, and A.M. Schmidt (2005) Advanced glycation end products and RAGE: a common thread in aging, diabetes, neurodegeneration, and inflammation. Glycobiology 15: 16R-28R.

99. Reinauer, H. und W.A. Scherbaum (2009) Neuer Referenzstandard für HbA$_{1c}$. Dt. Ärzteblatt 106: 670-671.

100. Reiser, K. (1994) Influence of age and long-term dietary restriction on enzymatically mediated crosslinks and nonenzymatic glycation of collagen in mice. J Gerontol Biol Sci 49: B71-B79.

101. Reiser, K.M. (1990) Nonezymatic glycation of collagen in aging and diabetes. Proc Soc Exp Biol Med 37: 17-29.

102. Rosenfeld, M.E. (2000) An overview of the evolution of the atherosclerotic plaque: from fatty streak to plaque rupture and thrombosis. Z Kardiol 89, suppl 7: VII/2-VII/6.

103. Schalkwijk, C.G., C.D.A. Stehouwer, and V.W.M. van Hinsbergh (2004) Fructose-mediated non-enzymatic glycation: sweet coupling or bad modification. Diabetes Metab Res Rev 20: 369-382.

104. Schleicher, E. (1993) Glykierung von Proteinen: Pathobiochemische und diagnostische Aspekte. Lab med 17: 381-386.

105. Schleicher, E., V. Kolm, M. Ceol, and A. Nerlich (1996) Structural and functional changes in diabetic nephropathy. Kidney Blood Press Res 19: 305-315.

106. Schleicher, E. and A. Nerlich (1997) Atherosclerosis as a diabetic complication. In C.A.L.S. Colaco (ed): The glycation hypothesis of atherosclerosis. Heidelberg: Springer, pp. 151-166.

107. Schmidt, A.M., B. Sahagan, R.B. Nelson, J. Selmer R. Rothlein, and J.M. Bell (2009) The role of RAGE in amyloid-beta peptide mediated pathology in Alzheimer's disease. Curr Opin Investig Drugs 10: 672-680.

108. Sebekova, K. and V. Somoza (2007) Dietary advanced glycation endproducts (AGEs) and their health effects – pro. Mol Nutr Food Res 51: 1079-1084.

109. Sell, D.R., R.H. Nagaraj, S.K. Grandhee, P. Odetti, A. Lapolla, J. Fogarty, and V.M. Monnier (1991) Pentosidine: a molecular marker for the cumulative damage to proteins in diabetes, aging and uremia. Diab Metab Rev 7: 239-251.

110. Sell, D.R., K.M. Biemel, O. Reihl, M.O. Lederer, C.M. Strauch, and V.M. Monnier (2005) Glucosepane is a major protein cross-link of the senescent human extracellular matrix. J Biol Chem 280: 12310-12315.

111. Smith, M.A., M. Tabaton, and G. Perry (1996) Early contribution of oxidative glycation in Alzheimer disease. Neuroscience Letters *217*: 210-211.

112. Somoza, V. (2005) Five years of research on health risks and benefits of Maillard reaction products: An update. Mol Nutr Food Res 49: 663-672.

113. Stitt, A.W., A.J. Jenkins, and M.E. Cooper (2002) Advanced glycation end products and diabetic complications. Expert Opin Investig Drugs 11: 1205-1223.

114. Szwergold, B.S. (2005) Intrinsic toxicity of glucose, due to nonenzymatic glycation, is controlled in-vivo by deglycation systems including: FN3K-medited deglycation of fructosamines and transglycation of aldosamines. Med Hypotheses 65: 337-348.

115. Tamura, Y., H. Adachi, J. Osuga, K. Ohashi, N. Yahagi, M. Sekiya, H. Okazaki, S. Tomita, Y. Iizuka, H. Shimano, R. Nagai, S. Kimura, M. Tsujimuto, and S. Ishibashi (2003) FEEL-1 and FEEl-2 are endocytotic receptors for advanced glycation end products. J Biol Chem 278: 12613-12617.

116. The Diabetes Control and Complications Trial Research Group (1993) The effect of intensive treatment of diabetes on the development and progression of long-term complications in insulin-dependent diabetes mellitus. N Engl J Med 329: 977-986.

117. The Expert Committee on the Diagnosis and Classification of Diabetes mellitus (1997) Report of the expert committee on the diag-

nosis and classification of diabetes mellitus. Diabetes Care 20: 1183-1197.

118. Thornalley, P. (1996) Pharmacology of methylglyoxal: formation, modification of proteins and nucleic acids, and enzymatic detoxification - a role in pathogenesis and antiproliferative chemotherapy. Gen Pharmac 27: 565-573.

119. Thornalley, P.J. (1998) Cell activation by glycated proteins. AGE receptors, receptor recognition factors and functional classification by AGEs. Cell Mol Biol 44: 1013-1023.

120. Thornalley, P.J. (2002) Glycation in diabetic neuropathy: characteristics, consequences, causes, and therapeutic options. Int Rev Neurobiol 50: 37-57.

121. Thornalley, P.J. (2005) Glycation free adduct accumulation in renal disease: the new AGE. Pediatr Nephrol 20: 1515-1522.

122. Thorpe, S.R. and J.W. Baynes (1996) Role of the Maillard reaction in diabetes mellitus and aging. Drugs & Aging 9: 69-77.

123. Toth, C., J. Martinez, and D.W. Zochodne (2007) RAGE, diabetes, and the nervous system. Curr Mol Med 7: 766-776.

124. Tuohy, K.M., D.J.S. Hinton, S.J. Davies, M.J.C. Crabbe, G.R. Gibson, and J.M. Ames (2006) Metabolism of Maillard reaction products by the human gut microbiota – implications for health. Mol Nutr Food Res 50: 847-857.

125. UK Prospective Diabetes Study (UKPDS) Group (1998) Intensive blood-glucose control with sulfonylureas or insulin compared with conventional treatment and risk of complications in patients with type 2 diabetes (UKPDS 33). Lancet 352: 837-853.126. UK Prospective Diabetes Study (UKPDS) Group (1998) Effect of intensive blood-glucose control with metformin on complications in overweight patients with type 2 diabetes (UKPDS 34). Lancet 352: 854-865.

127. Vlassara, H. (1994) Recent progress in the biologic and clinical significance of advanced glycosylation end products. J Lab Clin Med 124: 19-30.

128. Vlassara, H. (1996) Advanced glycation end-products and atherosclerosis. Ann Med 28: 419-426.

129. Vlassara, H. (1996) Protein glycation in the kidney: role in diabetes and aging. Kidney Int 49: 1795-1804.
130. Vlassara, H. and R. Bucala (1995) Advanced glycation and diabetes complications: an update. Diab Ann 9: 227-244.
131. Vlassara, H. and M.R. Palace (2002) Diabetes and advanced glycation endproducts. J Intern Med 251: 87-101.
132. Vlassara, H. and J. Uribarri (2004) Glycoxidation and diabetic complications: modern lessons and a warning? Reviews in Endocrine & Metabolic Disorders 5: 181-188.
133. Vlassara, H. (2005) Advanced glycation in health and disease. Ann NY Acad Sci 1043: 452-460.
134. Vlassara, H., J. Uribarri, L. Ferrucci, W. Cai, M. Torreggiani, J.B. Post, F.Zheng, and G.E.Striker (2009) Identifying advenced glycation end products as a majot source of oxidants in aging: implications for management and/or prevention of reduced renal function in elderly persons. Semin Nephrol 29: 594-603.
135. Wautier, J.L. and P.J. Guillausseau (2001) Advanced glycation end products, their receptors and diabetic angiopathy. Diabetes Metab 27: 535-542.
136. Wautier, J.-L., C. Zoukourian, O. Chappey, M.-P.Wautier, P.-J. Guillausseau, R. Cao, O. Hori, D. Stern, and A.M. Schmidt (1996) Receptor-mediated endothelial dysfunction in diabetic vasculopathy. J Clin Invest 97: 238-243.
137. Westwood, M.E., and P.J. Thornalley (1997) Glycation and advanced glycation endproducts. In C.A.L.S. Colaco (ed): The glycation hypothesis of atherosclerosis. Heidelberg: Springer, pp. 57-87.
138. Witztum, J.L. (1997) Role of modified lipoproteins in diabetic macroangiopathy. Diabetes 46, suppl 2: S112-S114.
139. Wolff, S.P. (1993) Diabetes mellitus and free radicals. Br Med Bull 49: 642-652.
140. Yamagishi, S., T. Matsui, and K. Nakamura (2007) Kinetics, role and therapeutic implications of endogenous soluble form of receptor for advanced glycation end products (sRAGE) in diabetes. Curr Drug Targets 8: 1138-1143.
141. Yamamoto, H., T. Watanabe, Y. Yamamoto, H. Yonekura, S.

Munesue, A. Harashima, K. Ooe, S. Hossain, H. Saito, and N. Murakami (2007) RAGE in diabetic nephropathy. Curr Mol med 7: 752-757.

142. Yan, S.D., A. Bierhaus, P.P.Nawroth, and D.M. Stern (2009) RAGE and Alzheimer's disease: a progression factor for amyloid-beta-induced cellular pertubation? J Alzheimer's disease 16: 833-843.

143. Yan, S.F., S.D. Yan, K. Herold, R. Ramsamy, and A.M. Schmidt (2006) Receptor for advanced glycation end products and the cardiovascular complications of diabetes and beyond: lessons from AGEing. Endocrinol Metab Clin N Am 35: 511-524.

144. Yan, S.F., R. Ramasamy, and A.M. Schmidt (2009) The receptor for advanced glycation endproducts (RAGE) and cardiovascular disease. Expert Rev Mol Med 12: 11:ed.

145. Yu, P.H. (1998) Deamination of methylamine and angiopathy; toxicity of formaldehyde, oxidative stress and relevance to protein glycoxidation in diabetes. J Neural Transm 52 (suppl): 201-216.

146. Zhou, Z., D. Immel, C.-X. Xi, A. Bierhaus, X. Feng, L. Mei, P. Nawroth, D.M. Stern, and W.-C. Xiong (2006) Regulation of osteoclast function and bone mass by RAGE. J Exp Med 203: 1067-1080.

147. Ziyadeh, F.N. (1995) Mediators of hyperglycemia and the pathogenesis of matrix accumulation in diabetic renal disease. Miner Electrolyte Metab 21: 292-302.

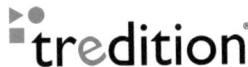

www.tredition.de

Über tredition

Der tredition Verlag wurde 2007 in Hamburg gegründet und ermöglicht Autoren das Publizieren von e-Books, audio-Books und print-Books. Autoren veröffentlichen ihre Bücher selbständig oder auf Wunsch mit der Unterstützung von tredition. print-Books sind in allen Buchhandlungen sowie bei Online-Händlern gedruckter Bücher erhältlich. e-Books und audio-Books können auf Wunsch der Autoren neben dem tredition Web-Shop auch bei weiteren führenden Online-Portalen zum Verkauf angeboten werden.

Auf www.tredition.de veröffentlichen Autoren in wenigen leichten Schritten ihr Buch. Zusätzlich bieten zahlreiche Literatur-Partner (das sind Lektoren, Übersetzer, Hörbuchsprecher und Illustratoren) ihre Dienstleistung an, um Manuskripte zu verbessern oder die Vielfalt zu erhöhen. Autoren können dieses Angebot nutzen und vereinbaren unabhängig von tredition mit Literatur-Partnern ihre Zusammenarbeit und partizipieren gemeinsam am Erfolg des Buches.